病気を **知る** **防ぐ** **治す**

健康医学キーワードでなっ得！

藤原大美
大織診療所院長
元・大阪大学医学部助教授

新・家庭の医学

現代書林

はしがき

　1つの卵子が1匹の精子と出会い、受精卵となり生命が始まります。1個の受精卵細胞が、10ヵ月の間、細胞の分裂と分化を続け、60兆個もの多彩な細胞集団から成る1つの個体を形成します。私達の体は何と神秘な起源と経過を辿って、生まれ、かつ育ってゆくことでしょう。まさに神様が創られた最高傑作といえるでしょう。

　生命体の生存は永遠ではありません。生まれた時の60兆個の細胞は、ゆるやかな分裂を続けながら生存しますが、分裂回数に限界があり、生後一定の時期に一つの個体は終焉を迎えます。これが寿命です。すべての細胞は生まれた時から、分裂回数券を使いながら、個体は寿命を迎えるのです。それは私達の体は生まれた時から、老化に向かって進んでいるということを意味します。生まれた時から死に至るまでの約80〜90年の間に、老化に向かいながら私達は実に様々な病気と遭遇します。お釈迦様の遺された言葉、仏語に「生老病死」という言葉があります。この仏語の「生」と「死」の間に、「老い」と「病気」が背中合わせに存在しています。私達の一生の苦難を端的に表している言葉です。

　さてそれではどのような病気があるでしょう。最も身近な病気は生活習慣病で、そして最も怖い病気はがんということになるでしょう。でも怖い病気はそれだけではありません。高齢化社会で大問題となってきた老化の代表的な病気である認知症や、病態としての要介護老化状態も、人々が恐れる病気です。さらに最近の知見では、これらの各々の病気が、互いに関連して他の病気の進行に悪影響を及ぼし合っていることがわかってきました。例えば、細胞や個体の老化によって、生活習慣病やがんの発症が上昇してゆきます。また、それと同時に生活習慣病は老化やがんを促進するといった具合です。それぞれの病気の原因を理解して対処するだけでも難し

い上に、私達の体は何と複雑な試練に立たされることになるのでしょう。

　本書は、私達の体について、まず生命体としての神秘という点から理解を始めます。次に、体が必然の経過として老化してゆく過程で、「老化」と背中合わせで迎えることになる、「生活習慣病」、「がん」や「老化関連疾患」に焦点を当ててゆきます。さらに、私達の体を護るはずの「免疫」と、体の身体的健康を大きく左右する「ストレス」にも枠を拡げ、それぞれの枠組みの中の代表的な病気を解説することを目指しています。それぞれの病気を理解する上で、「キー」となる言葉があります。健康医学としても重要となるこの「キー」を、キーワードとして病気に先んじて解説して、病気の理解が少しでもやさしくなるように考えています。

　やさしいことから奥深い所までの健康医学から、少し難解な病気の医学まで題材を幅広く取り上げています。なるほどと感じていただいてこそ、日々の健康の推進や病気の予防に努力の気持ちが湧き出るものです。テーマによってやさしいものから、理解に相当の努力が要るものまで多様です。ご自分の好みや都合で取捨選択してお読みください。

　本書が、生活習慣病、がん、免疫、ストレス疾患、老化についての知識を深めること、そしてその対処に少しでも役立つことになれば、著者にとってこの上ない喜びであります。

　2017年2月

藤原大美

目　次

はしがき ……………………………………………………………………………3

第1章
体の成り立ち ── マクロとミクロ

〔1〕生命体の進化と生命体の神秘 …………………………………… 10
〔2〕遺伝子と蛋白質が細胞の生命活動の根幹です ………………… 17
〔3〕蛋白質の知識 ……………………………………………………… 21
〔4〕脂質と脂肪………………………………………………………… 25
〔5〕ミトコンドリア、この偉大なる細胞内小器官の働き………… 28

第2章
健康維持と病気の理解に役立つ健康医学キーワード

〔1〕コレステロール ── その奥深～い知識………………………… 36
〔2〕中性脂肪と脂肪酸 ── EPAやDHAも脂肪酸 ………………… 43
〔3〕尿酸 ── そのミステリー ………………………………………… 48
〔4〕HbA1c ── 糖尿病の重要な血液検査 …………………………… 53
〔5〕内臓脂肪 ── メタボリックシンドロームの起点 ……………… 56
〔6〕動脈硬化 ── 生活習慣病の終着点 ……………………………… 62
〔7〕活性酸素 ── 生活習慣病、がん、老化でキーとなる物質 …… 68
〔8〕ポリフェノール ── 動物界が植物界から受け取るありがたい贈り物 … 73
〔9〕腸内細菌 ── なくてはならない同居人 ………………………… 79

〔10〕**食品添加物** —— 最も身近な発がん性化学物質？ ………… 85
〔11〕**がん遺伝子とがん抑制遺伝子** —— 知らずに済まされない遺伝子 … 90
〔12〕**がんの分子標的治療** —— 革命的ながんの化学療法………… 98
〔13〕**そもそも免疫とは？** —— 免疫の概念と神髄……………… 103
〔14〕**アレルギー** —— 暴走する免疫反応……………………… 109
〔15〕**自己免疫疾患** —— これはどんな病気なのですか？ ……… 115
〔16〕**アンチエイジング** —— 健康長寿を目指すことです！……… 120
〔17〕**長寿遺伝子** —— アンチエイジングのマスター遺伝子 …… 126
〔18〕**テロメア** —— 細胞の寿命、ひいては個体の寿命を決めるもの … 131
〔19〕**サルコペニア** —— 高齢者にみられる病的な筋肉減少 ……… 136
〔20〕**ストレスとストレス反応** —— ストレスチェックの意義がわかる… 143

第3章
不適切な生活習慣や肥満に伴って起こってくる病気

〔1〕高血圧症 ……………………………………………………… 150
〔2〕糖尿病 …………………………………………………………… 158
〔3〕脂質異常症 —— 高LDLコレステロール血症 ……………… 163
〔4〕脂質異常症 —— 高中性脂肪血症と低HDLコレステロール血症 …… 169
〔5〕高尿酸血症と痛風 …………………………………………… 175
〔6〕狭心症と心筋梗塞 …………………………………………… 180
〔7〕脳梗塞 …………………………………………………………… 185

第4章
ストレスが原因で起こってくる病気

〔1〕適応障害 ……………………………………………………… 192
〔2〕うつ病 ………………………………………………………… 198
〔3〕ストレスが原因となる胃腸障害 …………………………… 205

第5章
免疫システムの異常に伴って起こってくる病気

〔1〕アレルギー性鼻炎(花粉症) ……………………………… 212
〔2〕気管支喘息 …………………………………………………… 217
〔3〕アトピー性皮膚炎 …………………………………………… 221
〔4〕甲状腺機能亢進症(バセドウ病)と機能低下症(橋本病) …… 225
〔5〕関節リウマチ ………………………………………………… 231

第6章
加齢とともに起こってくる病気

〔1〕認知症 ………………………………………………………… 238
〔2〕ロコモティブシンドローム ………………………………… 245
〔3〕加齢とともに起こってくるありふれた病気 ……………… 254

第7章 がん

- 〔1〕加齢とともに発生頻度が増す、一般的ながんの原因 …… 262
- 〔2〕病原体の感染が原因で発症するがん …… 269
- 〔3〕遺伝するがん（遺伝性がん、家族性がん）…… 276
- 〔4〕がんの予防 …… 283
- 〔5〕がんの健診（検診）…… 294
- 〔6〕がんの治療 …… 309

参考図書と文献・記事 …… 311
あとがき …… 312

コラム

- 一口メモ● iPS細胞とは？ …… 16
- 生命科学コラム◆ オートファジー …… 34
- 骨休みの閑話一題　『孟嘗君と鶏鳴狗盗』…… 84
- 一口メモ● がんは遺伝するのですか？ …… 97
- 一口メモ● アナフィラキシーって何ですか？ …… 114
- 一口メモ● 抗加齢（アンチエイジング）医学の目指すところ …… 120
- 一口メモ● フレイル ─ 介護予防のためのキーワード …… 142
- 休憩がてら読んで役に立つ話　『食塩は高血圧の主犯です』…… 156
- 一口メモ● 神経伝達物質 …… 199
- 健康医学コラム◆ 健康のための運動のいろいろ …… 210、236、260
- 一口メモ● 食物アレルギー …… 216
- 一口メモ● 膠原病とは？ …… 235
- 一口メモ● 記憶のいろいろ …… 240
- 一口メモ●「健診」と「検診」はどう違うのですか？ …… 295
- 一口メモ● がんの年次的成長速度 …… 301

第1章
体の成り立ち
――マクロとミクロ

　私達の体は機能の異なる様々な臓器から構成され、各臓器はおびただしい数の細胞から成り立っています。それぞれの臓器は眼で見ることはできますが、細胞は眼では見えません。さらに細胞内はどのようになっていてどのような生命活動が展開されているのかは、顕微鏡でわかるかわからないような世界です。つまりこれがミクロの世界です。体を解剖して観察できるところは、可視、つまりマクロの世界です。

　体の健康や病気について知識を深めるためには、体のマクロ的な構造はもとより、ミクロの世界もある程度知っておく必要があります。第1章は地球上に神が創った最高傑作としてのヒトの体がどのような歴史をたどって生まれたのか、体の基本単位である細胞は何と精巧で、かつ神秘的なものであるかについて解説します。さあ、神秘の部屋のドアを開きましょう。

〔1〕生命体の進化と生命体の神秘

　ヒトの体は約60兆個の細胞で成り立っています。60兆個なんて、考えてもすぐに理解できる数字ではないですね。言うまでもなく、生物がいきなりこのような数の細胞より成る一個体として出現したのではありません。長い長い地球の歴史のなかで、偶然か必然かわかりませんが、ともかく地球上に生命体なるものが生まれ、進化して今日に至っているのです。

Q「地球が生まれたずっとあとから、地球上に生物が出現することになるのですね？」

A「そうです。しかも最初の生物というか、生命体は、1個の細胞、つまり単細胞生物です」

Q「単細胞生物が進化を続け、最終的に人類になるのですね。理屈でわかっていても何となく信じられない感じです」

A「それも何億年もかかって、そうなったのです」

Q「何億年も昔のことがわかっているのですか？」

A「地球の誕生と生物の進化の歴史は、表1-1のように考えられています」

表1-1　地球誕生と生物の進化の歴史

46億年前	地球誕生
35億年前	光合成をするバクテリアが生まれる
22億年前	細胞核を持つ真核生物が生まれる
5億年前	魚類が出現
4億年前	両生類が出現し、陸に上がる（陸生動物）
3億年前	最初の哺乳類が登場
10～20万年前	人類（ホモ・サピエンス）誕生

そもそも地球が誕生したのが46億年前で、バクテリアのような最初の原子生命体が生まれたのが35億年前です。22億年前になり、やっと今でいう細胞らしき生命体に進化しましたが、その生命体は一個の細胞、つまり単細胞生物でした。単細胞生物はそれ以後多細胞生物となり、どんどん進化し、5億年前に魚類が、4億年前には両生類が出現し、ここから陸生動物がスタートすることになりました。陸生動物は1億年の時間を経て、3億年前に哺乳類の登場を迎えますが、ヒトの祖先となる最初の人類（ホモ・サピエンス）が誕生したのは10〜20万年前です。何と長い歴史をたどってヒトは進化を遂げてきたことでしょう。眼がくらみそうな長さです。

Q「単細胞生物から進化がスタートした生物が、最終的に人類になりましたが、その進化ということをよく考えてみますとすごいことですね」

A「そうです。人類、今のヒトも同じで、その細胞の総数が60兆個です。1個から増えた60兆個という数だけでもピンとこないものです」

Q「すごいのは数だけではないですね。体の構造もいろいろな臓器があって複雑そうですから」

A「そうです。それではここで、60兆個の細胞から成り立つ私達の体を眺めてみましょう」

体幹を開いてみますと、多くの臓器が見えます。胸部には心臓と肺、それに食道と大きな血管などがありますが、おなかにはもっと多くの臓器があります（図1-1）。胃、小腸、大腸、肝臓、胆のう、膵臓、腎臓、膀胱、前立腺（男）、子宮と卵巣（女）などです。腎臓は重要な臓器ですが、おなかの背中側、つまり腸より背側にありますので、図1-1では隠れています。図1-2で腎臓の位置がわかるでしょう。前立腺は膀胱にくっついてその真下（P. 255に拡大図）に、子宮と卵巣は描けませんが、膀胱の下あたりの下腹部にあります。臓器の名前は、誰でも聞いたことがあるのでしょうが、各臓器がどのあたりに存在するのかはよくわかっていない人が多いのではな

いでしょうか。そのため、あえて図にしてみました（食道は気管の後ろ、膵臓は胃の後ろに位置し、図には描けません）。

図1-1　体を構成する様々な臓器

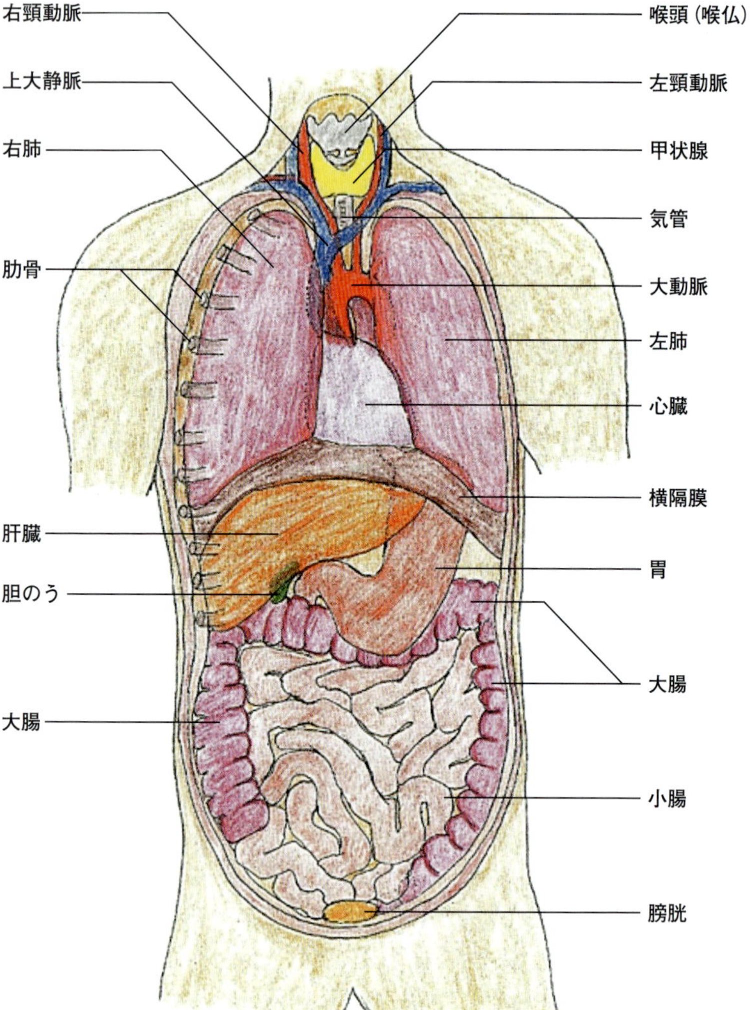

右頸動脈
上大静脈
右肺
肋骨
肝臓
胆のう
大腸

喉頭（喉仏）
左頸動脈
甲状腺
気管
大動脈
左肺
心臓
横隔膜
胃
大腸
小腸
膀胱

図1-2 腎臓と泌尿器（男性）

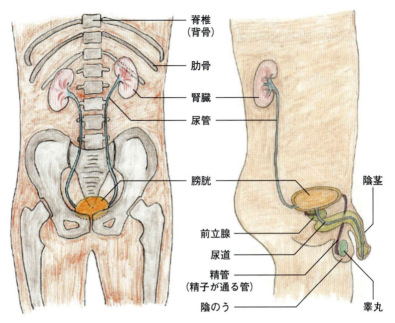

　当然、それぞれの臓器は、独自の働きを持っています。特有の機能を持つ細胞で構成されてそれぞれの働きができることは言うまでもありません。様々な機能を持つ臓器ですが、各臓器にはそれぞれの異なる機能を持つおびただしい数の細胞があるわけです。何と多くの細胞が様々な働きをして体を構成してくれていることでしょう。

·················· **チョット待って！** ··················

Q「機能の異なる60兆個もの細胞ですが、よく考えてみますとこれは1個の細胞から出発しているのですね」

A「そうです。卵巣から排卵された1個の卵と、射精で放出された多くの精子のうちの1匹の精子が、卵管でめぐり合って合体した受精卵からスタートしています」

Q「1個の細胞(受精卵)が、分裂を続けて60兆個の細胞になるのですね。"へぇ〜すごい"という気がします」

A「その上、細胞は分裂を重ねる途上で、特有の性質を持つ細胞に変化(これを分化といいます)して、肝臓や心臓など、図1-1にあるような多くの臓器を形成してゆくのです」

Q「どのようにしてそのようなことが可能になるでしょうか?」

A「まさに神様の技としかいいようがありません」

図1-3に、受精した後に受精卵が分裂し、さらに分裂を続ける細胞が、次には分化して個体を形成してゆく大まかなシナリオを描いています。受精卵が分裂を始めてしばらくの間は分裂細胞の1個1個はまだ分化していません。つまり特有の性質を示さず受精卵と同様に、先々でどのような細胞にも分化できる状態です。体を構成するどのような細胞にもなりうるという意味で、多能性幹細胞とか、万能性幹細胞と呼びます。英語で書けばpluripotent stem (PS) 細胞で、後で出てくるiPS細胞のPSです。

細胞の分裂が進み、ある程度以上の数になると細胞の分化が始まります。図1-3の一番右の、相当数の細胞の塊のそれぞれの部位の細胞が、専

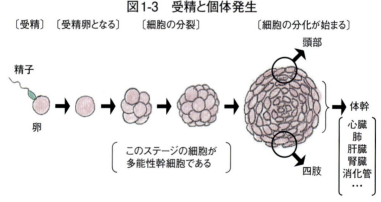

図1-3 受精と個体発生

1個の細胞(受精卵)から、細胞の分裂と分化によって1つの個体が生まれる

門的な機能を持つ細胞へ分化し、様々な臓器を構成してゆきます。受精卵という1個の細胞から、様々な専門性を持った細胞になってゆくのですが、これはまさに神秘です。

·· **チョット待って！** ··

Q「最初の受精卵と、分化して専門的な機能を持つに至った細胞、例えば皮膚や肝臓の細胞はどこがどう違うのでしょうか？」

A「50年前までは専門性のある細胞になってしまうと、もはや受精卵の状態に戻れない、つまり受精卵が持つ、どのような細胞にもなれる"万能性"が消失するというのが生物学の常識でした」

Q「万能性が消失するとはどういうことですか？」

A「分化して専門化するとその専門機能を営むのに必要な遺伝子だけが温存され、その細胞に不必要となった遺伝子が失われると考えられていました」

Q「話の展開からすると、ところがそうではないということになるのですね？」

A「そうです。2006年から2012年の6年間に発表された山中伸弥博士の研究結果で、その常識が完全に塗り替えられたのです」

　これから紹介する山中伸弥博士の偉大な業績につながる重大な発見は、ガードン博士（2012年、山中伸弥博士とともに、ノーベル医学生理学賞を受賞された）の50年前の実験で示唆されていたといえます。ガードン博士はまず、オタマジャクシの腸に分化した細胞の1つの核を取り出しました。これとは別にオタマジャクシの卵から、核を除いたものを作っておきます。腸の細胞から取り出した核を、あらかじめ核を除いておいたオタマジャクシの卵に入れると、その卵からオタマジャクシが生まれることを見出したのです。つまり、腸という専門性のある細胞になった後も、その腸の細胞の核には、初めの受精卵と同じく全遺伝子が保持されており、ある条件になると、眠っていた全遺伝子が活動を再開し、その核から完全な一個体ができることが証明されたのです。

核、つまりDNAにどのような刺激が加われば、すべての遺伝子が再び活動できるようになるのでしょうか？　山中博士は4つの遺伝子（山中因子）を、ヒトの皮膚の細胞に注入することにより、すでに皮膚という専門性に分化したはずの細胞を、再び受精卵のようにどんな細胞にもなりうる細胞、つまり万能性細胞に変化させることに成功しました。これが2012年のノーベル医学生理学賞のすばらしい業績です（一口メモ"iPS細胞とは？"を参照）。

受精卵から専門性のある細胞に分化した時、その細胞の機能に不要となった遺伝子は棄てられたのではないのです。使用する必要がないため、ロックをかけてDNAに保存されているのです。山中因子の刺激により、そ

一口メモ　iPS細胞とは？

iPS細胞のiPSは、induced pluripotent stemの頭文字をとって命名されています。inducedは人工的に作られたことを意味し、pluripotentは多能性または万能性で、stemは幹です。併せて人工的多能性幹細胞と略されます。多能性幹細胞は、受精卵のように、体の中のどのような細胞にも分化できる、元の根幹となる細胞という意味になります。

受精卵から、専門性のある体の細胞、例えば皮膚や肝臓の細胞に分化してしまうと、もはや後戻りができません。固定された専門機能を持った細胞として、分裂するのみで元の多能性幹細胞の性質はなくなってしまいます。山中伸弥博士らは、4つの遺伝子を皮膚の細胞に入れると、その皮膚の細胞は受精卵のような、どのような細胞にもなれることを発見しました。つまり、皮膚に分化した細胞を、図1-3の多能性幹細胞（PS）のステージに戻すことに成功したのです。この多能性幹細胞は人工的に作製（induced）されたので、iPSと呼ばれるのです。50年前のガードン博士の発見（本文参照）とともに、生物学の常識を覆す大発見なのです。

なお、IPSとせずiPSの略名でiを小文字にされたのは、iPadに準じたそうです。

のロックが外され、再び活動できるようになることが明らかとなりました。

　私達の体はなんと優れた構造物なのでしょう。1個の細胞（受精卵）から体を構成するに至る過程は未知の世界です。細胞とは何とすごい能力を秘めたものなのでしょう。次項では細胞のことをもう少し掘り下げてみることにしましょう。

〔2〕遺伝子と蛋白質が細胞の生命活動の根幹です

　前項では生命体の大いなる神秘を長々と述べました。1つの生命体をみても奇跡的な有機体ですが、細胞というものも何と神秘的なものかと感嘆させられます。細胞が体の基本構造ですが、一個一個の細胞はどのようにして生命活動をしているのでしょうか？　細胞は遺伝子を働かせ、蛋白質を作り、蛋白質によってそれぞれの細胞の機能を営んでいます。細胞、遺伝子、蛋白質、これが体の構造と機能の基本システムです。それではこの基本システムにつき、細胞から説明をスタートすることにしましょう。

　図1-4に示しますように、細胞は一辺が約10ミクロン（1ミクロンは1000分の1mm）のミクロの箱のようなもので、これが縦、横、前後に編み重なってヒトの個体を構成しています。細胞の中心部には1個の核があり、核の中に約3万個の遺伝子が収められています。

図1-4　1個の細胞

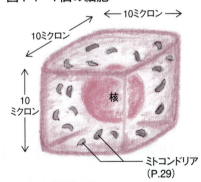

細胞の表面は細胞膜（赤紫で表す）で包まれている
（10ミクロンは1/100 mm）

·············· チョット待って！ ··············

Q「DNAや遺伝子はよく見聞きしますが、遺伝子って本体は何なのですか？」

第1章　体の成り立ち ── マクロとミクロ

Ⓐ「遺伝子とは体の中にある、ありとあらゆる種類の蛋白質を作るための設計図なのです」

Ⓠ「それでもまだピンときませんが」

Ⓐ「そうでしょうね。もう少し詳しく話しましょう」

　蛋白質はアミノ酸が横一列に数珠(じゅず)つなぎにつながったものです。何十、何百というアミノ酸がつながって1つの蛋白質になります。アミノ酸は20種類あります。20種類もあるアミノ酸が、どれがどのような順序でつながってゆくかが問題です。それは、20種類のアミノ酸のつながりの違いで、おびただしい種類の蛋白質ができることになるからです。それぞれの蛋白質は構造的にも機能的にも異なり、体の中で様々な働きをすることになります。蛋白質のいろいろについては次項 (P. 21) をご参照ください。

……………………………………… **チョット待って！** ………………………………

Ⓠ「私達の体はどのようにしてアミノ酸の並び方が違う、そのようなおびただしい種類の蛋白質を作れるのですか？」

Ⓐ「そこ、そこなんです。1つの遺伝子は、1種類の蛋白質を作る遺伝情報を持っています。遺伝子という設計図の中に、20種類のアミノ酸がどのような順番でつながっていくかという情報が収められています。この設計図に基づいて、蛋白質が作られています」

Ⓠ「核の中に3万個の遺伝子が入っているのなら、3万種類の蛋白質が作られるということになりますね」

Ⓐ「その通りです！　体の中には約3万種類の蛋白質があります」

　60兆個のすべての細胞が、常に3万種類の蛋白質を作っているのではありません。肝臓の細胞は肝臓の働きに必要な種類の蛋白質だけを作るというように、それぞれの臓器の細胞は、自分に課せられた役割に対応する蛋白質だけを作っています。つまり、それぞれの細胞は核の中の3万個の遺

伝子のうち、その細胞の役割を果たすための、ほんの一部の遺伝子を働かせて、それから必要な蛋白質を作っているのです。大部分の遺伝子は、その細胞の機能に必要がないためロックがかかり、仕舞い込まれています。

······················· **チョット待って！** ·······················

Q「ところで核の中に3万種類の遺伝子がゴチャゴチャ入っていれば大変ではないですか？」

A「そうですね。ある遺伝子を働かせようとした時、どこに仕舞い込んでいるかがわからなければ、その遺伝子をうまく使えないことになります」

Q「たくさんの衣類をゴチャゴチャにしてクローゼットの中に山積みにしてしまっておくと、さて今着たい服を探し出すのが一苦労です。でもクローゼットに箪笥を入れて、その引き出しに整理してしまっておけば、すぐに目的の服を着ることができますね。このように、全体の遺伝子をうまく整理する仕組みがあるのですか？」

A「そうですとも、遺伝子はうまく整理整頓されているのです」

　図1-5の「DNA、遺伝子と染色体の関係」を見ながら説明を読んでください。ヒトのどこの組織も、すべて細胞が縦横に並んでいます。1つの細胞には1つの核があります。この核の中には、23対の細長いヒモのようなものがあります。このヒモがDNAです。細くて顕微鏡では見えません。DNAのヒモを折りたたんでしまうと、顕微鏡で見られるくらいの太い棍棒状の構造を呈します。これが染色体です。図ではDNAの折りたたみを戻して、ヒモ状にして描いています。DNAの所々がポツンとピンクになっていますね。これが遺伝子です。つまり長いヒモ状のグレーのDNAの中の一部が遺伝子なのです。60兆個のすべての細胞に、同じDNAが収まっていて、どの細胞にも3万個の遺伝子が、DNAの定められた部位に存在しています。このように遺伝子はDNAのヒモに整理されて収められています。ある細胞で、ある蛋白質が必要となった時、その蛋白質を作るための遺

図1-5 DNA、遺伝子と染色体の関係

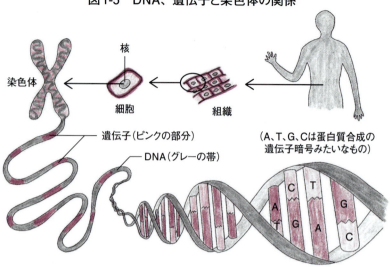

伝子が働くのです。遺伝子が持つ情報、これが蛋白質を作る設計図で、それが作動します。DNAの構造、つまり遺伝子の構造ですが、図には模式的に描いています。新聞や雑誌の記事ではこのように描かれていますが、このような難しいことはこの時点でわからなくてもよいでしょう。興味のある方は、参考図書（1）を参照してください。

さて、体の基本システムとしての細胞と遺伝子について概説しました。各細胞の生命活動を営む直接の物質が蛋白質です。蛋白質については次項で解説することにします。また、図1-4には核の他に、ミトコンドリアというものが描かれています。細胞の中には、核やミトコンドリアの他にも様々な構造物があります。そのなかにあって、ミトコンドリアはものすごく重要な細胞内の小器官です。健康も生活習慣病やがんなどの病気も、さらに老化にもすべてミトコンドリアが関与してくるのです。そのため、この図ではミトコンドリアだけをとりあえず描き、それをP.28で説明しています。

〔3〕蛋白質の知識

蛋白質という言葉は2つのまったく異なる状況で使われます。1つは、「糖分や脂肪だけでなく、蛋白質を充分摂り入れる、栄養バランスを考えた食事をしましょう」というように、三大栄養素の1つとしての蛋白質です。もう1つは、前項で述べましたように、「生命活動は約3万種類の様々な働きを持つ蛋白質によって担われています。この3万種類の蛋白質は、それぞれに対応する3万種類の遺伝子の情報に従って体の中で作られます」という場合の蛋白質です。

Q「栄養源として食事で摂り入れる蛋白質も、体の中で作り出す蛋白質も、蛋白質としては同じですよね？」

A「もちろんそうです。蛋白質は、20種類のアミノ酸が横1列に数珠つなぎにつながっています。栄養素の蛋白質も、体が作り出す蛋白質も組成としては同じで、アミノ酸がつながった数珠みたいなものです」

Q「では蛋白質を食べて、それからまた、体で蛋白質を作るのですか？」

A「蛋白質源としての肉、魚や卵を食べて、胃腸で消化酵素の働きでアミノ酸に分解し、そのアミノ酸を吸収して、血流で全身の細胞にアミノ酸を供給します。このアミノ酸から60兆個の細胞は、それぞれの細胞の必要性に応じた蛋白質を作るのです。図1-6にまとめているような具合にです」

私達の体の60兆個の細胞は、全体として約3万種類の蛋白質を作っています。しかし一個一個の細胞がすべて3万種類の蛋白質を作るのではありません。細胞がいかなる臓器にあり、どのような働きをするかということによって、必要な蛋白質が異なります。そこで体は蛋白質の原料のアミノ酸を供給して、蛋白質の合成は各細胞に任せているのです。すべての細胞は等しく3万種類の遺伝子を持っていて、その細胞の必要性に従って、必要な遺伝子が働いて、その蛋白質を作るのです。うまい仕組みです。

図1-6 蛋白質摂取、アミノ酸への分解、蛋白質合成へのプロセス

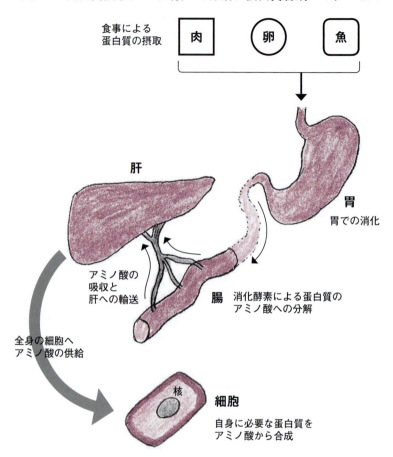

なお、蛋白質の合成の仕組みは、かなり専門的になりますので、ここでは述べません。詳しく知りたい方は参考図書(1)をお読みください。

Q「ところで蛋白質は、一口で蛋白質と言って片づけられないほど、いろいろな種類があるのですね？」

A「なにしろ3万種類ですから。アミノ酸のつながる配列はもとより、つなが

る個数、つまり10個ぐらいのアミノ酸のつながりから、何百という個数のアミノ酸がつながっているものまでいろいろです」

Q「当然機能もすべて違うのでしょうが、少しまとめて、こういうものが蛋白質ですというように説明できますか？」

A「ごく簡単に、わかりやすくまとめて表1-2に示しておきましょう」

表1-2 蛋白質の種類と働き

①体の構成成分として働く：(例) コラーゲン
②酵素として働く：(例) アミラーゼなどの消化酵素
③ホルモンとして働く：(例) インスリン
④酸素やコレステロールなどの運搬に働く：(例) Hb、HDLやLDL
⑤免疫反応を担う：(例) 免疫グロブリン (抗体)

Q「1番目のコラーゲンですが、皮膚の潤いとの関係で女性にとっては非常になじみの深い"アレ"ですね？」

A「そう。細胞や組織の構造を保つために働く繊維状の巨大な蛋白質です。骨もコラーゲンという繊維状蛋白質にカルシウムが沈着しているものと考えてください」

Q「2番目からは、何らかの機能を持ったものが出てきますね。まずは酵素ですね？」

A「酵素で一番なじみの深いのは消化酵素ですね。膵臓で作られ、腸に分泌されて、食物の蛋白質、糖質、脂質を分解します。前述のように蛋白質はアミノ酸に、糖質のデンプンはブドウ糖にといった具合にです」

Q「消化酵素の他にも私達が知っている酵素がありますか？」

A「健診を受ければ肝機能検査の血液検査項目で、GOT、GPT、γ-GTPなどが出てくるでしょう。これらはすべて肝細胞の中で働いている酵素です」

少し脱線しますが、ここで肝臓の働きを少し理解しておきましょう。主に3

つの大きな働きがありますが、いずれも多数の酵素によってその働きを成し遂げています。①まず、食事で摂り入れる栄養分は、図1-6で示しますように腸から肝臓に流れ込んできますが、肝臓はこれの処理に働きます。②体の中の老廃物や体外から入ってきた薬のような物質を分解処理します。アルコールも肝臓で分解処理されます。③体の中で必要な物質を合成します。例えば、肝臓はコレステロールを作っています。何と、食事で摂り入れる4倍ぐらいの量のコレステロールを作っているのです。

　以上のように肝臓は実に多くの働きをしていますが、すべて肝細胞が蛋白質である酵素を作って、その酵素の働きによってそれができるのです。体の中には5000を越える種類の酵素があります。

Q「次はホルモンですね。ホルモンといえば、まず男性ホルモンや女性ホルモン、それに副腎皮質ホルモンというものが浮かびます」

A「ええ。それらはコレステロールが原料となって作られる非蛋白質性のホルモンです。それと違って、アミノ酸から作られる蛋白質性のホルモンがあり、その代表はインスリンです」

Q「次はその働きが、私達はよく知らない蛋白質ですね」

A「体の中で大切なものを運搬する重要な蛋白質ですね。まずヘモグロビン(Hb)という蛋白質ですが、この蛋白質は赤血球の中に存在して、酸素を肺から全身の細胞に届けています。赤血球の中にヘモグロビンがないと酸素は運ばれません」

　また、脱線して貧血症について学んでいただきましょう。貧血症とは赤血球が減少する病気です。酸素を運ぶ赤血球が少なくなるわけですから、息切れしたり、ドキドキしたり少しの運動でしんどくなります。立ちくらみやフラーッとする症状を貧血と間違える人が多いのですが、この症状の多くは低血圧症で貧血ではありません。血圧と違って、貧血症は赤血球の問題なのです。健診を受けますと、貧血の血液検査項目に、赤血球(RBC)

の数の欄と、その下にヘモグロビン（Hb）の欄があります。赤血球数が少なければもちろん貧血症なのですが、赤血球数が正常でヘモグロビンが少ないというケースがあります。酸素を運ぶヘモグロビンが少なく、赤血球の本来の働きが低下するのですから、これも貧血症です。鉄分が不足するとヘモグロビンという蛋白質は作られなくなりますので、これを鉄欠乏性貧血といいます。健診で圧倒的に多い貧血症が若い女性の鉄欠乏性貧血です。子宮筋腫などが原因となる、生理の過多によって起こります。男性では痔の出血が続いた場合、女性の過多月経と同じようにみられます。

Q「LDLコレステロールやHDLコレステロールは、悪玉コレステロールや善玉コレステロールとしてよく聞きます。LDLやHDLとはコレステロールを運ぶ蛋白質のことなのですね？」

A「そうです。コレステロールそのものに悪玉と善玉があるのではなく、それを運んでいる蛋白質の種類で悪玉、善玉と呼ぶのです」

Q「コレステロールに2種類あるような呼び方で誤解を招きかねませんね」

A「いずれにしてもコレステロールは生きていく上でなくてはならない重要な体の一成分です。コレステロールは単独で血液の中で存在できず、蛋白質にくっついて体の中を移動するのです。HDL蛋白質、LDL蛋白質についてはコレステロールの項（P. 36）で詳しく述べます」

Q「最後は抗体ですね。ワクチンを打って抗体を作ってインフルエンザを予防するという抗体ですね？」

A「そう、抗体は病原菌から体を護る重要な蛋白質です」

Q「蛋白質の知識を知るだけでも、実にいろいろなことを学ぶことができるものだとつくづく思いました。知っておいて役に立つことばかりですね」

〔4〕脂質と脂肪

蛋白質、糖質と並んで脂質（脂肪）は三大栄養素の1つであることは誰

でも知っています。脂肪といえば、皮下脂肪や内臓脂肪という肥満に関係する医学用語を知っているだけに、蛋白質や糖質よりもなじみが深い栄養素でしょう。でも脂質と脂肪の2つの言葉がありますと、「脂質と脂肪は同じですか？」という質問がまず出てきます。また、EPAとDHAは、最近サプリメントの広告に出現回数が増えていますが、これも脂肪なのですか？等々。脂肪にしろ、脂質にしろ、日常的な言葉である割には、意外と知識として身についていないことが多いのです。ここで、"体の成り立ち"に関連する、「脂質」と「脂肪」の知識の概要を述べておくことにします。脂質の個々の知識については、各キーワードの項で個別に解説しています。

Q「早速ですが、脂質と脂肪は同じ言葉ですか？ 少し意味が違うのですか？」
A「医学的には少し違うということになります。脂肪という言葉は皮下脂肪や、健診の項目に中性脂肪というのがあり、よく使いますよね」
Q「ええ、それに比べ、脂質という言葉はあまり使いません」
A「一方、コレステロールは言葉としてよく知っているでしょう。また、コレステロールは中性脂肪とは別物であることもね。健診項目では、中性脂肪がどうの、コレステロールがどうのというように別々に扱われますからね」
Q「ええ、そうですが、コレステロールも脂肪ですよね？」
A「コレステロールは、脂肪系または脂肪様の脂質です」
Q「脂肪系、脂肪様の脂質？ 何か脂質ってピンときませんが」
A「そこで脂質という言葉の説明をすることにしましょう」

脂質とは脂肪や脂肪系のものをすべて合わせた呼び名です。主な脂質にはコレステロール、中性脂肪、リン脂質があります（表1-3）。このうち病気に関係するのはコレステロールと中性脂肪の増加によるものです。リン脂質という言葉はほとんどの人が聞いたこともないと言われるでしょうが、60兆個の細胞の細胞膜を形成する重要な成分です。

表1-3 血液中の脂質のいろいろ

脂　質	主な働き
コレステロール	①細胞膜の構成成分 ②副腎皮質ホルモンや性ホルモンの原料 ③脂肪の消化・吸収に必要な胆汁酸の原料
中性脂肪	①貯蔵型エネルギー ②成分の脂肪酸は生理活性物質の材料
リン脂質	①細胞膜の主たる構成成分

Q「ところで脂質と脂肪という言葉ですが、脂質はやはりなじみが薄いです」

A「でも医学的によく使われるのですよ。気が付いていないだけで」

Q「えっ、そうですか」

A「最近まで、コレステロールが高かったり、中性脂肪が高かったりする病気を高脂血症と呼んでいました。ところがメタボリックシンドロームが注目され、メタボ健診が始まる頃から、高脂血症は脂質異常症と医学病名が正式に変更されたのです」

Q「そういわれれば脂質異常症という病名は聞いたことがあります。なるほどそこで"脂質"は出てきていましたね。そして脂質異常はコレステロールも中性脂肪も両方の異常を含むわけですね」

　ここで表1-3に戻って脂質の生体における役割を学んでおきましょう。まずコレステロールです。細胞膜を構成する脂質の主たる成分はリン脂質ですが、コレステロールも膜の重要な構成成分となっています。コレステロールがないと健全な細胞膜はできませんので、細胞として成り立ちません。次に、生命維持に必須の副腎皮質ホルモンや性ホルモンはコレステロールが原料となって作られます。また、胆のうで胆汁酸が作られます。胆汁酸は腸での脂肪の消化・吸収に必須で、胆汁酸がないと脂肪は腸から吸収できません。コレステロールから胆汁酸ができます。

以上のようにコレステロールは非常に重要な脂質として働いています。コレステロールが多すぎると血管に溜まって動脈硬化を起こすので良くないのですが、少なすぎても駄目であることは、コレステロールの重要な働きを知れば納得されるでしょう。この他、コレステロールは悪玉、善玉の区別があるなどもっともっと奥深い知識が必要です。そこでコレステロールについては、独自の項で知識を深めていただくことにします。

　次は中性脂肪です。私達の体は何をするにもエネルギーが必要です。いざという時のために体はエネルギーを貯蔵しておかなければなりません。エネルギーは中性脂肪という形で貯蔵されているのです。つまり中性脂肪は貯蔵エネルギーです。脂質はもとより、糖質からも、過剰の栄養は肝臓で中性脂肪に変換され、皮下脂肪、内臓脂肪、脂肪肝となって蓄えられます。また、中性脂肪の主たる成分は脂肪酸（P. 43）ですが、脂肪酸は免疫反応やアレルギーを制御する生理活性物質の材料になります。コレステロールに比べ、中性脂肪は影がうすいですが、中性脂肪についてもキーワードの項でまとめてあります。EPAやDHAもそこで出てきます。

　最後はリン脂質です。細胞膜の主たる構成成分として重要です。他にもコレステロールの体内運搬のところで働きます（P. 38）。

Q「脂質と脂肪の関係、脂質の大まかな種類と働きは一応わかりました」
A「それぞれについては、それぞれの項で知ってて得する知識をまとめていますから、そこを読んでください」

〔5〕ミトコンドリア、この偉大なる細胞内小器官の働き

　ミトコンドリアって何ですか？　まったく聞いたことがないという人から、昔どこかで聞いたことがあるという方まで様々かもしれません。中学か高校の生物の授業で習っているはずですが、30年以上もすると、すっかり忘れて

いてもおかしくはありません。

人の体の細胞の数は約60兆個。その一つひとつに約1000個ものミトコンドリアという小器官があります。細胞と遺伝子の項に1個の細胞の模型図（P. 17）を描いてありますが、そこに小さなミトコンドリアが出ています。いろいろな本では、図1-7のようなイメージでミトコンドリアが描かれています。こんな図はどうでもよいことで、重要なことはこのミトコンドリアが、人体の活動に欠かせないエネルギーを作っているということです。体の中のどんな細胞も、その細胞の役割を果たすためにはエネルギーが必要です。その細胞のエネルギーはミトコンドリアで産生されているのです。ミトコンドリアはいわば細胞の発電所として働きますので、とても重要な細胞の小器官なのです。加えて、ミトコンドリアが、健康や様々な病気、老化に深く関わることが、最近次々と明らかにされるに至り、医学界では、重要度が益々増している小器官なのです。病気もがんや生活習慣病など、ほとんどの病気に関係していますので、家庭の医学としてもミトコンドリアを知らないでは済まされないのです。

図1-7　ミトコンドリア

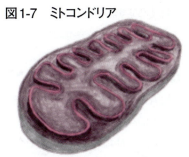

P.17の図1-4の細胞の中のミトコンドリアのイメージ図

·········· **チョット待って！** ··········

Q「人が動くためにエネルギーが必要ということは、なんとなくわかりますが、エネルギーの実体も、どのようにしてエネルギーを作るのか、どのように使われるのかはよくわかりません」

A「まずエネルギーの実体ですが、細胞のエネルギーは物質レベルですっきりわかっています。イメージではなく、実体的なものなのです」

Q「へぇ〜、これがエネルギーですというように、物質でエネルギーを示すことができるのですか？」

Ⓐ「そうです。一言で言うとATPという物質のことになります。詳しく言うとアデノシンという物質にリン酸が3つくっついたものですが、このような細かいことはどうでもよいでしょう」

Ⓠ「ATPというものがエネルギーなのですか？」

Ⓐ「ATPの3つのリン酸の1つが離れる時にエネルギーが生まれます。細胞内にATPを作っておき、細胞が何かエネルギーを要する作業をする際、ATPが使われるのです。ATPはリン酸を1つ離すことによってエネルギーを供給し、その作業ができるのです」

Ⓠ「ATPとはお金みたいなものですね。何か物が欲しい時、または何か作業をしてほしい時、お金を出せば手に入る、またはしてくれるというように、細胞の中ではATPを渡せば細胞の必要な作業ができるということですね」

Ⓐ「そう。細胞の中での諸々の活動に使われるお金みたいなものと例えればわかりやすいですね」

　1個の細胞にある、約1000個のミトコンドリアが昼夜を問わず、せっせとATPを作ってくれて、このATPなる"お金"で細胞が様々な働きをすることができるのです。ではミトコンドリアはどのようにしてATPを作っているのでしょうか？　図1-8を見ながら、次のQ&Aを読んでください。

Ⓠ「細胞がミトコンドリアでATPを作るのには当然、材料が必要でしょうね？」

Ⓐ「そうです。その材料はブドウ糖です。栄養素として摂取したデンプンのような糖分を胃と腸で分解してブドウ糖にします。ブドウ糖は腸から吸収され、全身の細胞に供給されます。細胞はこのブドウ糖を使ってATPエネルギーを作ります」

Ⓠ「ブドウ糖を材料として、それを加工する際にATPができるのですね」

Ⓐ「そう。いろいろな酵素を使ってブドウ糖を化学反応させ、その過程でATPができるのです。この化学反応には酸素が必要で、ここが"ミソ"です」

Ⓠ「酸素は呼吸で肺から取り入れるのですね？」

Ⓐ「そうです。肺で取り込んで、血液中の赤血球が酸素を全身の細胞に運んでくれて、それを利用してATP合成へ向けた化学反応が達成されます。酸素がなければこの化学反応が成り立ちません」

Ⓠ「ブドウ糖と酸素がキーポイントとなるわけですね」

Ⓐ「そう。ですから細胞にブドウ糖と酸素を供給できない病気では、ATPが作られず、体はエネルギー不足となり大変なことになります」

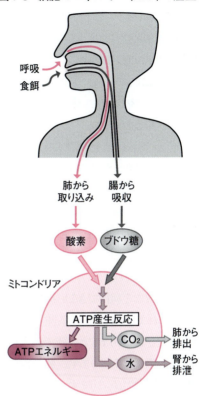

図1-8 細胞のエネルギー(ATP)の産生

細胞がブドウ糖と酸素を利用できない病気は、非常によく知られている身近な病気です。まず細胞にブドウ糖が供給されない状態を知りましょう。食料不足で糖分を摂れない時、これは病気ではなく、事故的なケースですが、原料がないのですから細胞にブドウ糖が届きません。また、過度のダイエットやメンタル障害としての拒食症でも、ブドウ糖の供給不足となります。しかしもっと本質的に、病気によるケースとしては糖尿病です。

……………………………… チョット待って！ ………………………………

Ⓠ「糖尿病は血糖値が高くなる病気ですね」

🅐「そうです。糖尿病の本態は、細胞が血液中のブドウ糖を利用できないところにあります。ブドウ糖は腸から吸収されて血液中にたくさんあっても、勝手に細胞の中へ入ってゆくのではありません。膵臓で作られるインスリンというホルモンの働きによって、ブドウ糖が血液中から細胞に入れるようになるのです」

🅠「ではインスリンがないとブドウ糖を利用できずに血液中に溜まり、血糖値が高くなるのですね」

🅐「そう。糖尿病という病気の本態は、膵臓がインスリンというホルモンを作れなくなるか、作れてもインスリンの働きが悪くなるかのいずれかで、つまりインスリンの適切な働きがなくなるために、細胞がブドウ糖を利用できず、ATPエネルギーを作れない状態なのです」

🅠「血液中のブドウ糖を測定して、血糖値が高いことばかり考えていました。糖尿病は60兆個の細胞の、原料不足に基づくエネルギー不足なのですね」

　細胞が酸素を利用できない病気も身近な病気です。主に喫煙が原因で肺がつぶれてゆく病気に肺気腫（今ではCOPDと言われます）があります。肺気腫がひどくなりますと、肺で酸素を充分摂り入れられず、全身への酸素供給の不足が起こります。肺の病気でなくとも、酸素の供給不足はもっと身近な病気でも起こります。それは貧血症です。

🅠「貧血になると、どうして酸素の供給が悪くなるのですか？」

🅐「肺で取り入れられた酸素は赤血球の中身のヘモグロビンという蛋白質によって、全身の細胞まで運ばれます。貧血症は、赤血球が減るか、または赤血球自体は充分あっても中身のヘモグロビンが少ないことをいいます」

🅠「どうして貧血が起こるのですか？」

🅐「貧血症の原因についてはP.24で簡単に述べています。ここでは貧血でヘモグロビンが減り、酸素の運搬量が低下して酸素供給不足が起こると、ATPエネルギーの産生が低下すると理解してください」

ミトコンドリアは食事として摂取した糖分（ブドウ糖）と、呼吸で摂り入れた酸素を使ってATPエネルギーを作ります。これによって人の体は動いています。細胞がブドウ糖と酸素を充分利用できない場合、ATPエネルギーの産生不足となります。生命活動の元となるエネルギー不足ですから、体に重大な影響が生じるのは当然のことです。

.... **チョット待って！** ....

Q「ミトコンドリアの働きはよくわかりました。生命活動の元となるエネルギーを作ってくれているのですから、その働きは偉大なものですね。ところで最初に、ミトコンドリアが様々な病気や老化に関わるとありましたが、そのことと、これまでのミトコンドリアの働きはどうつながってゆくのですか？」

A「ミトコンドリアは酸素を使って、ブドウ糖からATPエネルギーを作るのですが、酸素とブドウ糖がATPに変換されるのではなく、CO_2と水に変換され、その過程でATPエネルギーが生まれるのです。この時、酸素が100％変換されずに、2％ぐらいの酸素が『活性酸素』というものになってしまいます。この活性酸素がとんでもない悪い作用をすることになります」

Q「『活性酸素』が病気や老化に関わるのですか？」

A「そうです。ミトコンドリアが生命活動に必須のATPエネルギーを作る際、必然的に一部の酸素が『活性酸素』に変換され、それが生活習慣病やがんの発生の原因となったり、老化を促進するように働いたりするのです」

　私達の健康の維持、様々な病気の原因、さらには老化のしくみなどについて理解するには、活性酸素の作用について知ることが大前提です。活性酸素がどのようにして病気や老化に関わるかについては活性酸素の項でまとめてありますが、それぞれの病気や老化の項でもそのつど説明しています。本書の「キーワード」中の「キーワード」みたいな医学用語です。

◆ 生命科学コラム ◆ **オートファジー**

　2016年の医学・生理学部門のノーベル賞は、大隅良典博士が受賞されました。受賞対象となった業績は、「オートファジーの解明」です。

　ノーベル賞決定の第一報をテレビで聞かれた方は、「オートファジーって何ですか？ よく知らない」というのが実情でしょう。オートファジーは1990年頃から大隅博士らによって急速に解明されるようになった細胞内の生命現象です。「オートファジー」とは、細胞が不要になった自分自身の蛋白質をアミノ酸に分解し、新しい蛋白質を作る材料として再利用する仕組みのことです。「オートファジー」のオートは"自己"で、ファジーは"食べる"というギリシャ語で、それを組み合わせて作られた言葉です。

　体の中には約3万種類の蛋白質があります。1日に体全体で200gぐらいの蛋白質が合成されています。ところが私達が日々摂取する蛋白質は70gぐらいで、食事で摂り入れる量の蛋白質では必要量が賄えません。どうなっているのでしょうか？ 実は不足分の蛋白質材料は、細胞が自分の細胞の中から調達しているのです。細胞は古くなって新しい細胞に置き換わってゆきます。細胞内の蛋白質も古くなったり、傷んだりしますが、その蛋白質を分解して、それを再利用して蛋白質の新陳代謝が行われているのです。

　本書は「ミトコンドリア」という細胞内の小器官が、がんや老化に関連して重要であると再三述べています。このミトコンドリアは細胞の老化とともに傷んできます。本来の機能ができなくなったミトコンドリアを細胞は、自分の中で"ファジー"して、つまり分解して、蛋白質の再利用の材料にしています。そして蛋白質のみならずミトコンドリアも新調しているのです。まさにオートファジーは生命現象のすごい仕組みなのです。

　現在では、オートファジーは基礎医学での研究が主ですが、オートファジーの失調が認知症、がん、老化に関連すると考えられ、その基礎研究が、これら病気の原因解明と治療に結びついてゆくことが期待されています。

第2章
健康維持と病気の理解に役立つ健康医学キーワード

　本書は主として、(1)最も身近な病気である生活習慣病(高血圧症、糖尿病、脂質異常症と心筋梗塞・脳梗塞)、(2)免疫システムの異常や老化に伴う病気、(3)がん、について述べることになります。それぞれの病気を簡単に述べれば、わかったようなわからないような平べったい理解になります。病気の原因も対処もそれほど簡単なものではありません。でも病気以前の基礎的なことから深い所まで一気に述べようとしますと、知識が膨大過ぎて消化不良になるかもしれません。

　そこで本書は一つの特色を出すため、一計を案じました。それぞれの病気の解説で「キー」となる言葉、つまり「キーワード」を病気の対処や治療の前に解説する方法を採り入れることにしたのです。1つ例を挙げれば、「コレステロール」です。コレステロールが多いと高脂血症で、治療しなければならないというのが学会の大勢意見です。しかし、コレステロールは少な過ぎると寿命が短くなって悪いという意見もあり、混乱しています。なぜこのような論争が起こるのかと考えた時、そもそもコレステロールは体の中で何をしているのかということが疑問として湧き上がってきます。そこから理解しなければ、病気はもとより、なぜ論争が起こりうるのかがわかりません。つまり、病気の理解以前に、健康医学の基礎的な知識が必要となるのです。

　本書は第3章から病気の解説を始めますが、その前に、病気の理解の中心となるキーワードを健康医学の知識としてまとめることにしました。複雑な病気のシナリオも、あらかじめキーワードを読んでおけば、納得できる所まで、病気の概要をわかっていただけるものと信じて書いています。

〔1〕コレステロール —— その奥深〜い知識

　健康コラムではとかく話題となることの多いコレステロールですので、コレステロールという言葉を知らない人はいないでしょう。しかし、コレステロールについての、しっかりした医学的知識を持っている人は少ないのではないでしょうか。また、正しい知識を持ちたいと思っても、「コレステロールが多いと心筋梗塞になりやすいから危険だ」「いやいや、コレステロールが少ない方が平均寿命が短いので悪いのだ」という相矛盾することを別々の医学会が主張することもあり、一般の人は「どうすりゃいいの?!」という気持ちになることでしょう。さらに、「悪玉コレステロールと善玉コレステロールがあるらしいが、どこがどう違うの？」から、「コレステロールの多い食品を摂っていない私がコレステロール値が高く、コレステロールの多い肉や卵料理をガバガバ食べている主人の方がコレステロール値が低いなんて、わけがわからない」などという素朴な疑問を持たれる方も多いようです。一般の人にとっては、コレステロールはなじみが深い割に、理解しにくいもののようです。そうです。コレステロールは謎だらけなのです。この謎を1つずつ解きほぐしてゆきましょう。

Q「そもそもコレステロールって体の中で何をしているのですか？ 体に必要なものなのですか？」

A「必要性がとても高いものです。コレステロールがないと生命が成り立ちません」

Q「私達の体のどこでどのように使われているのですか？」

A「私達の体は60兆個の細胞の集合体ですが、すべての細胞は一個一個、細胞膜で包まれています。この細胞膜は蛋白質、脂質と糖質からできており、コレステロールは細胞膜を構成する脂質の重要な一成分です」

Q「コレステロールがないと？」

A「細胞膜が潰れて、細胞がとろけてしまいます」

Q「とても重要ですね。他にも重要な働きがありますか？」

A「ホルモンの原料となります。副腎で作られる副腎皮質ホルモン（ステロイド）です。ステロイドホルモンは生命維持に必須のホルモンです。他に男性ホルモンも女性ホルモンもコレステロールから合成されます」

Q「コレステロールは悪い面ばかり喧伝されるきらいがありますが、非常に重要な脂質の一員なのですね。よくわかりました」

　とかく悪者のイメージの強いコレステロールですが、本当は生物にとって体の基本単位である細胞が1つの構造を維持するために必須のものなのです。生命に必須の成分ですね。ですからコレステロール値は、高過ぎると良くないとはいえ、低すぎても良くないということになります。さて多過ぎる、少な過ぎるという量の問題の前に、まず善玉コレステロールと悪玉コレステロールという言葉を正しく理解しましょう。

Q「悪玉コレステロールが多いのが悪いので、善玉コレステロールは多くても悪くない、むしろ少し多いぐらいの方が良いと言われます。悪玉、善玉と分けて言われれば、何かコレステロールに2種類あるように聞こえます」

A「一瞬そう聞こえますね。もちろんコレステロールは1つしかありません」

Q「では悪玉と善玉の言葉はどこから来るのですか？」

A「善玉、悪玉という言葉は、元を正せばコレステロールを運搬している蛋白質からきています。肝臓が体の中のコレステロールの分布、流れを制御しています。コレステロールの体の中での流れと、コレステロールを運んでいる蛋白質のことを説明しましょう」

　コレステロールは水になじめないため、コレステロール単独では水分である血液中に存在できません。水と油が混ざり合えないことと同じです。そのためコレステロールは、図2-1に示すように、蛋白質と水になじむ脂肪（リン脂質）に包まれて、その中に存在しています。いわば饅頭の外皮が蛋白質

で、コレステロールが中のあんこみたいな関係です。この外皮の蛋白質には、役割が真逆になる「悪」と「善」の2つがあります。つまり悪い役回りと善い役回りの2種類の蛋白質があり、それぞれLDLとHDLと呼ばれます。つまり悪い役回りのLDL蛋白質に包まれて存在するコレステロールが悪玉コレステロールで、善い役回りのHDL蛋白質に包まれたコレステロールが善玉コレステロールなのです。

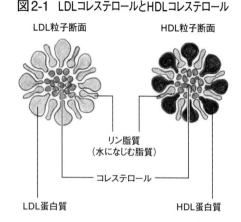

図2-1　LDLコレステロールとHDLコレステロール

────────────── チョット待って！ ──────────────

Q「なぜ2つの蛋白質が悪い役回りになったり、または善い役回りになったりするのですか？」

A「LDL蛋白質とHDL蛋白質が、まったく逆の作用をするからなのです」

Q「LDL蛋白質の作用は？」

A「図2-2を見てください。食事で摂られて腸から肝臓に集まるコレステロールと、肝臓で一(いち)から合成して作るコレステロール（後述）を、肝臓はコレステロールプールに入れてまとめて管理します。肝臓はそのプールからコレステロールを体全体に配給する流通制御センターとして働きます。LDL蛋白質は肝臓からコレステロールを体の隅々の細胞まで供給する運搬役として働いています。LDL蛋白質がないと、つまりLDLコレステロールが少な過ぎると、細胞はコレステロールを使えず、大変なことになります」

Q「でも多過ぎるといけないのですね」

A「そう、多過ぎると供給過剰のコレステロールが、血管に溜まって動脈硬化

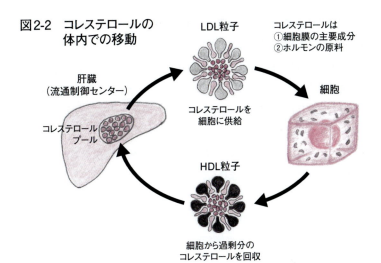

図2-2 コレステロールの体内での移動

を起こします」

Q「HDL蛋白質の役割は?」

A「LDL蛋白質とは逆に、HDL蛋白質は体の各部位で余った過剰のコレステロールを肝臓へ回収すべく運んでいます。HDL蛋白質が少ないとコレステロールの回収が悪くなり、動脈硬化が進みます」

Q「LDLコレステロール値が高いということは、LDL蛋白質によって運ばれているコレステロールが多い、つまり体の各部位へのコレステロールの供給過剰であること、HDLコレステロール値が低いということは、HDL蛋白質によって肝臓へ回収しているコレステロールが少なく、組織に余分なコレステロールが溜まっているという意味ですね」

A「その通り! 単にLDLコレステロール値だけを取り上げて、どうのこうのいうのではなく、LDLコレステロールもある程度は必要なこと、HDLコレステロールとの兼ね合いで考えねばならないことを理解すべきです」

.... **チョット待って!** ....

Q「LDLとHDLの両方を見ることが重要であることはわかりますが、でもやは

りそれぞれの基準値や数値目標みたいなものは必要なのでは?」

A「そりゃそうですね。基準値としては、LDLコレステロールは140以上、HDLコレステロールは40以下が脂質異常症となっています。でも実際に患者さんに対して、治療を含めた管理をしてゆくのはかなり複雑です」

Q「例えばLDLコレステロール値が140でなくとも、この数値以上なら即治療というような単純なものではないということですか?」

A「そうです。コレステロール値単独で診断基準値異常は指摘できても、治療基準値は簡単に決められません」

Q「なぜですか?」

A「例えば、日常生活(運動や食事面)に大きな問題がなく、LDLコレステロールが160の場合、正常基準値を明らかに越えています。しかしこの人を治療するかどうかは、高血圧や糖尿病(またはその予備軍)を併発しているか否かで異なります。それぞれの病気や予備軍でない前者の場合は、食事・運動努力下での経過観察でも良いことが多い一方、後者の場合は服薬治療が必要と考えられるからです」

図2-3 動脈硬化の主犯と共犯

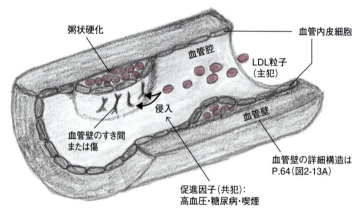

コレステロールは血管壁のすき間、または傷口から侵入し、粥状に溜まる。コレステロールは主犯で、沈着を促進させる共犯は高血圧・糖尿病・喫煙である

動脈硬化は血管の壁にコレステロールが溜まり、血管が硬く、内腔が狭くなって詰まりやすくなる病態です（図2-3）。溜まるのはコレステロールですので主犯は高脂血症です。しかし、コレステロールの溜まりを促進する、つまり動脈硬化を助長するのは高血圧や糖尿病なのです。それと病気ではありませんが喫煙です。高血圧、糖尿病、喫煙は脇役ですが、この脇役は相当な悪者です。世の中、組織ぐるみの悪事が露見した時、主犯がマスコミに大きく取り上げられます。しかし、その影に隠れて巨悪の脇役（本当の悪者）がいることはよくあることで、これと同じことです。

　高脂血症としての診断基準値に異常がある場合、単にLDLコレステロール値のみでなく、HDLコレステロール値も見ること、さらにその人が糖尿病や高血圧の病気はもとより、それらの病気の傾向がないかどうか、総合的にその人の状態を見て管理を考えてゆかねばならないのです。

Q「数値の問題は何となく少し理解が深まりました。次は最後の質問です。冒頭でも出てきていますが、やせて粗食の人のコレステロール値が高かったり、肉をガツガツ食べる肥満気味の人のコレステロール値が必ずしも高くなかったり、よくわからないことがしばしばありますが」

A「そうですね。コレステロール値はその人の食生活と必ずしも相関しません」

Q「それはどうしてですか？」

A「それを理解するには体内のコレステロールの由来を知る必要があります（図2-4）。体内のコレステロールの2割が食事由来で、大部分の8割は、肝臓が合成している自家製のコレステロールなのです。肝臓

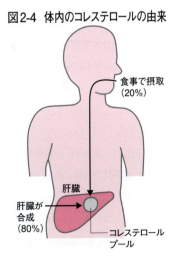

図2-4　体内のコレステロールの由来

が自己生産するコレステロールの量には個人差があり、必要以上にたくさん作る人、ほどよい量を作る人、少な目に作る人がいるようです。体の中のコレステロール全量の8割を占める自己生産量が、その人の体質、つまり遺伝子の差で決まるとすれば、食事の差はコレステロール値に必ずしも反映されないことも起こりうるのです」

Q「食事などで努力していてもコレステロール値が高いことがあるのは、体質の問題が大きいとすれば仕方ないのですね」

　上の文章を「その人のコレステロール値を決めるのは食事や運動などの生活スタイルでなくて、体質だから仕方ない」と早合点してはいけません。食事・運動努力で対処できないことがあると理解すべきです。そうはいっても食事制限でLDLコレステロール値が非常に下がる場合があるのも事実です。したがって、LDLコレステロール値が高脂血症の診断基準値を20～30以上アップすれば、とりあえず食事と運動を中心にした生活スタイルを見直すことです。食事や運動努力については、「脂質異常症」（P.163）で述べることにします。

　コレステロールについてまとめますと次のようになります。
（1）LDLコレステロールは悪玉という意味でのみとらえるのではなく、生命維持に必須のコレステロールという観点からも考える。したがって過剰になると動脈硬化につながる一方、少な過ぎると細胞がもろくなり、血管が切れやすくなることもありうる。ほどほどの量が良いのです。あえていうなら、100～140ぐらいのところでしょうか。
（2）LDLコレステロール高値に対する対処は、糖尿病や高血圧症、またはその傾向などの、動脈硬化を促進するリスク因子を含めて包括的に決めるべきことです。
（3）体内のコレステロールは自己生産分の比率が大きいため、食事の努力をしても必ずしもコレステロール値が下がらないことを知り、治療必要の判

断が下ればそれに従うことです。

〔参考項〕「動脈硬化」(P. 62)
　　　　「脂質異常症」(P. 163)

〔2〕中性脂肪と脂肪酸 —— EPAやDHAも脂肪酸

　コレステロールが多すぎるとよくないことは誰でも知っています。しかし、多すぎても少なすぎても駄目とか、薬で下げないといけない、いや下げ過ぎるとよくないとか、とかく最近学会で喧々諤々の論争があります。それに対して、同じ脂質の仲間である中性脂肪にスポットが当たることは非常に少ないようです。しかしコレステロールは正常でも、中性脂肪が多いこともやはり高脂血症（今は正式には脂質異常症）となります。動脈硬化が促進され、心筋梗塞や脳梗塞のリスクが高まるため、中性脂肪高値は治療対象の立派な病気になります。どのような原因で中性脂肪が血液中に増えるのか、どう対処するのかについては第3章の高脂血症（脂質異常症）で述べてあります。ここでは治療うんぬんの前に中性脂肪とは脂質の中でどんなものか、どのような働きをしているのか、まずこのような基本的なことを知っていただくための解説をします。

Q「同じ脂質でも中性脂肪とコレステロールでは、役割はもとより、構造は根本的に違うものなのですね？」

A「そうです。一般に脂質は炭素、水素と酸素からなる、水に溶けない有機化合物と定義されます」

Q「ちょっと難しくなりましたね」

A「ええ、こんな定義はどうでもよいことです。ただ炭素がどのようにつながっているのかの違いで脂質が違ってくるのです」

Q「コレステロールにもいろいろあるみたいですが？」

🅐「いいえ。コレステロールは炭素が環状につながったものがいくつか連結しているというような構造をしています。コレステロールは1つしかありません。悪玉コレステロール、善玉コレステロールといって別々のコレステロールがあるのかと誤解されやすいのですが、コレステロールは1つです。コレステロールを運ぶ蛋白質の違いでそう呼ばれるのです。詳しくは、コレステロールの項 (P.36) を参照してください」

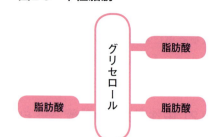

図2-5　中性脂肪

🅠「コレステロールは1つであることを強調されるということは、中性脂肪にはいろいろあるということですか?」

🅐「そうです。その前にまず中性脂肪の構造について述べます。中性脂肪は、4つのコンポーネントから成り立っています。1つのコンポーネントはグリセロールというアルコール様の物質で、これに脂肪酸が3つ結合したものが中性脂肪です (図2-5)」

🅠「脂肪酸? また新しい言葉ですね」

🅐「脂肪酸は中性脂肪の本体で、脂肪の脂肪たるようなものです。コレステロールは炭素が環状につながっているものであるのに対し、脂肪酸は炭素が鎖状につながっています。炭素の横並びの棒みたいなものですので、コレステロールとは構造的にまったく異なります」

🅠「中性脂肪のいろいろは、どのコンポーネントの違いで生じるのですか?」

🅐「脂肪酸にいろいろあるのです。体に良い脂肪酸、さらには体になくてはならない必須の脂肪酸から、摂り過ぎると体に良くない脂肪酸までです」

🅠「コレステロールのようにあまり情報が多くないですが、奥深いのですね」

　中性脂肪という言葉自体はほとんどの人は知っているでしょうが、脂肪酸

は逆に知らない人がほとんどでしょう。でも最近は新聞の健康医学の記事にも脂肪酸の種類、脂肪酸の効果やリスクについて述べられるようになってきました。単なる脂肪酸ではなく、飽和脂肪酸、不飽和脂肪酸から、一価または多価脂肪酸まで、とても詳細すぎて一般の人が理解できないのではないかと危惧されるような解説が載っています。このような難しい脂肪酸の種類よりも、体に良いもの、多すぎると良くないもの、体の中で合成できるもの、合成できず、必ず食事で摂り入れなければならない重要なものまで、脂肪酸にはいろいろあると知ることだけでよいでしょう。

Q「脂肪酸を摂り入れるといっても、食品としては中性脂肪の形で摂り入れるのですね」

A「そうです。中性脂肪を食べて、腸で脂肪を分解する消化酵素で、脂肪酸とグリセロールに分解して、脂肪酸を吸収するのです」

Q「私達は日頃、中性脂肪、つまり脂肪酸をいろいろな食品から摂り入れているのですね?」

A「そうです。脂肪酸が由来する食品は、肉類、乳製品(バター、チーズ)、植物油(オリーブ油、大豆油、エゴマ油など)、魚介類に大きく分類されます」

Q「由来する食品によって、脂肪酸の種類が違うんですね?」

A「そのとおりです」

それぞれの食品に含まれる脂肪酸にはリノール酸、リノレン酸等の名前がついていますが、こんな名前もどうでもよいでしょう。大事なことは、脂肪酸はエネルギー源となるだけでなく、免疫反応や炎症・アレルギーを制御する生理活性物質の材料になります。そしていくつかの脂肪酸はヒトの体の中では作られないため、必ず食品として摂取せねばならないものがあるということです。これを必須脂肪酸といい、脂肪に関する食事についての大切なところです。

また、重要なことは摂り過ぎて、高中性脂肪血症をきたすのはよくないこ

とで、これは、コレステロールは体に必須の脂質ですが、多過ぎると動脈硬化につながるので、良くないということと同じです。実際、中性脂肪高値は、動脈硬化を促進し、心筋梗塞や脳梗塞のリスクを高めます。

.... **チョット待って！** ....

Q「EPAやDHAという名前はサプリメントの広告で近年よく聞きます。これも脂肪酸みたいですが？」

A「そうです。脂肪酸です。しかも、私達の体の中では作れない、生体にとって必須の脂肪酸です」

Q「青魚に多く含まれるので、魚を食べるとよいという話の脂肪酸ですね」

A「そう、魚油に多く含まれます」

Q「EPAなどの魚由来の脂肪酸はどのような働きがあるのですか？」

A「まずEPAは心筋梗塞のリスクを下げることに効果ありと証明されています。また、DHAは脳の神経細胞の活性化によいと言われています」

Q「それはすごいことですが、効果のメカニズムはわかっているのですか？」

A「ええ、EPAについてはかなり詳しく説明できるところまでわかっています」

　血管の一番内側、つまり血液と接する部分は血管内皮細胞という一層の細胞で被われています。EPAを日々たくさん摂取していますと、血管内皮細胞の細胞膜の脂肪成分にEPAが多く含まれるようになります。EPAの多い血管は、血液が固まりにくいことがわかっているのです。つまり、血管内で血液が固まることによる心筋梗塞や脳梗塞が起こりにくくなります。

　実は、EPAが心筋梗塞の予防によいことは、次のような研究結果より推測されていたのです。かつては北極圏に住むイヌイット（エスキモー）の人の食事は、魚やアザラシの肉が中心でした。アザラシは魚を食べていますので、アザラシの体の脂肪は魚の脂肪と同じと考えてよいのです。つまりイヌイットの人々が食事で摂る脂肪は魚由来の脂肪（魚油）が中心でした。イヌイットの人は欧米人並みに大量の脂肪を摂っているのに心筋梗塞が非

常に少ないことが知られていました。そこでイヌイットの人の血管を調べてみますと、血管の細胞膜の脂肪成分にEPAが多く含まれていることが見つかったのです。

·· チョット待って！ ··

Q「日本人は昔は魚をよく食しましたが、最近は欧米風に肉食が多く、魚を食べなくなっています。この食生活の変化と、日本人に心筋梗塞や脳梗塞が急増していることと関係ありますか？」

A「大いに関係あります。肉由来の脂肪酸の摂り過ぎは心筋梗塞リスクを高めることがわかっています。また、一昔前までの日本人の脳卒中は脳出血が主でしたが、最近では脳出血が減り、多くは脳梗塞です。心筋梗塞と併せて、血管が詰まる、つまり梗塞が多くなったのは食生活の変化と深く関係していると考えられます」

Q「食事で肉が多くなり、魚を食べることが少なくなるという、近年の食生活の変化ですね。世界で今、かつての日本伝統の食事が見直されているようです。日本人自身も魚を食べることをもっと見直さねばならないですね」

A「その通りです。でも一旦変わった食生活を元に戻すのは大変です。どうしても魚油の摂取が充分でない人のために、EPAをサプリメントとして補給するようにという流れが生まれています。さらにその流れに沿って、EPAは医薬品として確立されており、心筋梗塞リスクのある人の一次予防に、また心筋梗塞を起こした人の再発（二次）予防に、EPA製剤が使われています」

なお、DHAは神経細胞に対して良い働きをするといわれます。しかしその作用の仕組みはEPAの作用ほど、いまだ明確ではありませんので、ここでは述べるのを控えます。

EPA、DHAに限らず、中性脂肪を構成する様々な脂肪酸には、エネルギー源となるだけでなく、前述のように免疫反応やアレルギーの制御等

の役割があります。体で合成できないが、体に必須の脂肪酸もあります。したがって、肉食が主の食事を続けて、摂取脂肪酸が肉由来の脂肪酸に偏るのはよくありません。脂肪酸の種類や学術的な名前を覚えるのは難しすぎます。前述のように、肉、魚、乳製品や植物油には様々な脂肪酸が含まれていることを知るだけで充分でしょう。その上で、肉、魚、それに植物由来の脂肪酸を万遍なく摂取することが望まれます。

なお、血液中に中性脂肪が高値となる原因やその対処については、脂質異常症の項（高中性脂肪血症と低HDLコレステロール血症）でまとめます。

〔3〕尿酸 —— そのミステリー

尿酸という名前から、尿の中に含まれる酸のことだと勘違いされている人が時々います。でもほとんどの人は、「足の親指に激痛が起こる、痛風とかいう病気を引き起こす悪いやつでしょう」という具合に、尿酸を知っているようです。尿酸が血液の中に溜まり過ぎると、痛風という激烈な関節痛が急に起こって苦しむ、その通りです。しかし、尿酸はそのような単純なものではないのです。この10年、「メタボ」が急増してきたことと同様に、血液中に尿酸が溜まり過ぎる、つまり高尿酸血症を呈す人が急増してきました。なぜでしょうか？ さらに高尿酸血症が痛風につながるだけでなく、もっともっと、体全体を徐々にむしばんでゆく病態を引き起こすことが明らかになっています。尿酸は元々どこから生まれるのでしょうか？ 尿酸は実にミステリーに富む物質なのです。そこで尿酸の知識をここで勉強しましょう。

Q「尿酸——そのミステリーというタイトルがついています。どこがミステリーなのかということの前に、尿酸ってそもそもどのようなものなのですか？」

A「そうです。そこから理解することが大切です。尿酸は体内でプリン体が分解されて生じることは知っていますね」

Q「ええ、プリン体をたくさん含む食品を摂ると血液中の尿酸が高くなるとい

いますね。特にビールはプリン体が多いので悪いのですよね」

Ⓐ「そうです。尿酸はプリン体が体の中でいろいろな酵素で次々と分解されて生じる物質です。しかし、摂取した食品の中のプリン体だけから尿酸が生じるのではないのです。ここがまずもって重要なところです」

Ⓠ「食事のプリン体だけでなく、体の中の何らかの物質からプリン体が生じるのですか？」

Ⓐ「そうです。遺伝子は構造的にはDNAですが、遺伝子の新陳代謝や、傷ついた遺伝子を修復した時の古いDNAが分解代謝されてプリン体ができます。また、体の中のエネルギーは物質としてATPですが、ATPの新陳代謝で、その分解産物としてもプリン体が生じます」

プリン体は食品に含まれるものだけでなく、体の中からDNAやATPの分解産物として生じます（図2-6）。プリン体を多く含む食品、例えばビールをたくさん飲みますと、ビールのプリン体が分解され、血中に尿酸が増えます。でも食品から多量のプリン体を摂らなくとも、過度の運動でエネルギー（ATP）を消費しますと、ATPの分解でやはり尿酸が増えます。運動以外にも、尿酸が増える原因は多々あります（P. 175の高尿酸血症の項参照）。一般の人は、この点をよく理解されていないので、「自分はビールはもとよりアルコールを飲まず、食事も気をつけているのに尿酸値が高いのはおかし

図2-6　体内でつくられるプリン体と尿酸

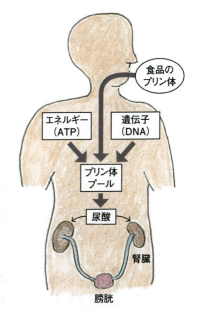

い」と、検査に不信感を持つことがあります。でも検査が間違っているのではなく、尿酸値が高くなるのはそれなりの原因があるのです。

·· **チョット待って！** ··

Q「アルコールや食事に気をつけていても尿酸値が高くなることがあるのが、尿酸のミステリーですか？」

A「いえいえ、それは医学的には当たり前のことで、何ら不思議ではありません。尿酸のミステリーはそんな単純なことではありません」

Q「ではミステリーとはどんなことですか？」

A「尿酸の溜まり過ぎは、霊長類（ヒトやチンパンジー）以外の哺乳動物には起こらず、ほとんどヒト特有の現象なのです。例えば、チーターですが、全速力で走ったり激しい運動をすれば、ATPエネルギーが過剰に使われて分解産物の尿酸が体の中にたくさん生じますが、尿酸が溜まり過ぎになることはありません」

Q「どうしてヒトなどの霊長類だけに尿酸の溜まり過ぎが起こるのですか？」

A「ええ、それは尿酸の分解代謝が霊長類とそれ以外の動物の間で異なることより説明できます」

図2-7　尿酸の分解における種差

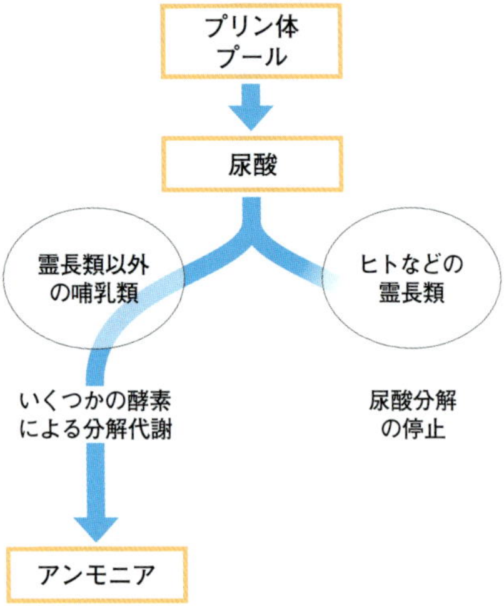

```
        プリン体
         プール
           ↓
          尿酸
         ／   ＼
    霊長類以外   ヒトなどの
    の哺乳類      霊長類
       ↓           
  いくつかの酵素    尿酸分解
  による分解代謝     の停止
       ↓
     アンモニア
```

食事で摂取したプリン体の他に、遺伝子のDNAやATPエネルギーが分解されてプリン体となり、このプリン体がさらに分解代謝されて尿酸になることはすでに述べました。プリン体の分解代謝はいくつもの酵素によってなされますが、

尿酸までの代謝経路はヒトを含むすべての動物で共通です。ところが尿酸から先の分解が動物で違っているのです。

霊長類以外の動物では、尿酸はさらに分解代謝されます。まずウリカーゼという酵素で分解され、さらにいくつかの酵素が働いて、最終的にはアンモニアになって体外へ出ます。ところが霊長類では尿酸を分解するウリカーゼという酵素が作られなくなっているのです（図2-7）。そのためDNAやATPの分解産物は、尿酸の形で腎臓から尿へ排泄しなければなりません。一時的にDNAやATPの分解が亢進すると尿酸が血液中にどっと増えますが、尿酸は速やかに酵素で分解されませんので血液中に溜まるのです。

―――――――――――――――― チョット待って！ ――――――――――――――――

Q「尿酸を分解する酵素が霊長類では作れないため、尿酸がプリン体の最終代謝産物となっているのですね」

A「そうです」

Q「だから尿酸がたくさん生じた際、尿へ排泄が追いつかないままに、ヒトなどでは血液中に尿酸が溜まるのですね」

A「そうです。ヒトでは尿酸を分解する酵素がない点が尿酸の第1のミステリーです」

Q「なぜ、ヒトで尿酸を分解する酵素がないのですか？　美食家や大酒家の贅沢を痛風で懲らしめるため、神様がそのように仕組んだのですか？」

A「そうではないと思います。ヒトも何千年も前は、アルコールを楽しむこともなく、ただひたすら食料を追い求め、さまよう生活を長い間続けていました。美食や飽食というのは2000年ぐらい前のローマの貴族からですからね」

Q「ではなぜ、人はウリカーゼという酵素を作れなくなったのでしょうか？」

A「まだ明快な答えはありませんが、尿酸という物質の特殊性に関連しているようなのです。そしてこの点が尿酸の第2のミステリーにつながってゆくことになるのです」

活性酸素の項で述べていますが、動物の体の中では呼吸で摂り入れた酸素を使うことによって、ミトコンドリアで常に活性酸素が生じます。活性酸素は大変な有毒物質で、活性酸素をいかに処理するかということは、動物にとって重大な問題でした。活性酸素を処理する機能がなければ動物の命はすぐに絶えてしまうのです。ミトコンドリアは活性酸素を発生させますが、同時にそれを処理する仕組みも発達させています(P. 71)。実は尿酸も活性酸素を処理できる抗酸化物質としての作用を持っているのです。ヒトでは大量に生じる活性酸素を処理するため、尿酸まで動員して活躍できるように、尿酸をすぐに分解せずに、ある程度常に溜まっているように仕組んでいると考えるのが1つの仮説です。とりわけ、急速に発達した大脳のATPの消費は他の動物に比し、相当なものです。ヒトの脳の活動では大量のブドウ糖が消費され、大量のATPエネルギーが使われます。ATP利用のために大量の活性酸素が生まれる傍ら、ATP分解産物の尿酸もできます。この尿酸が活性酸素の消去に一役買って、脳を活性酸素の害から護るように仕組んでいるのかもしれません。

Q「尿酸って奥が深いですね。尿酸が救世主のように見えてきました」
A「でも手放しで尿酸を崇め奉るのも問題です」
Q「あ、そうでした。尿酸は多すぎるといろいろな弊害が出てくるのでした」
A「尿酸は実にミステリアスな物質で、活性酸素の害を減らす一方、活性酸素の産生を促すという二面性を持っています。このわけのわからないところが、第3のミステリーです」

図2-8　尿酸の生物学的作用の二面性

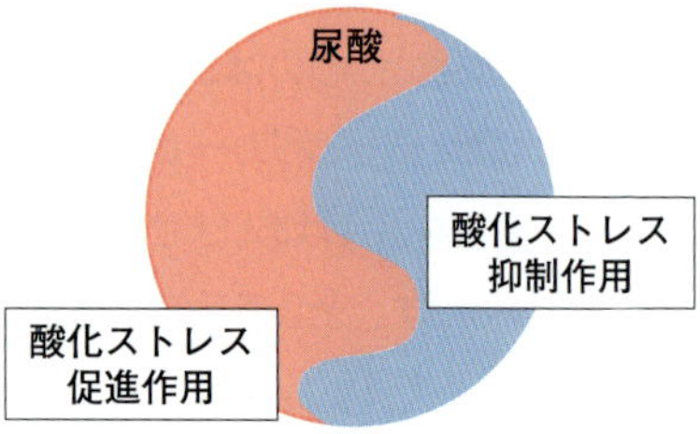

　尿酸は抗酸化物質として酸化ストレスから体を護ってくれる一方、酸化ストレスを生み出すようにも働くという二面性を持っています(図2-8)。一見矛盾したこの現

象を理解するのは困難ですが、尿酸が働く場所、例えば細胞や血管の内と外、または尿酸の濃度が高いか低いか等によって、両刃の剣となっているらしいのです。難しいことはさておき、尿酸は程よくあって良い働きをしてくれる一方、多すぎるといろいろな弊害が出ると単純に考えればよいでしょう。コレステロールがないと生命が成り立たないのに、多過ぎると血管に弊害が出てくるのと同じことですね。すべて、程よくあることが大切なのです。

〔参考項〕「高尿酸血症と痛風」(P. 175)

〔4〕HbA1c ── 糖尿病の重要な血液検査

糖尿病の検査は主に血中のブドウ糖の量、つまり血糖値を測定します。人間ドックや健診ではほとんどの場合、血糖値と同時にHbA1cという項目も測定します。成績書に血糖値とHbA1cが併記されますが、HbA1cは何であるかを理解していない人が多いようです。HbA1cとは何であるか、なぜ血糖値の他にこの検査項目を測定するのかを知ることは、糖尿病の状態を正しく理解する上で必須のこととなります。とりわけ人間ドックや健診で早期糖尿病を発見する場合や、糖尿病管理中の治療効果をみる上で、なくてはならない重要な検査なのです。その観点より、ここでHbA1c検査の意味を学んでいただきましょう。

Q「HbA1cとは何ですか？」
A「HbA1cのHbとは、赤血球の中のヘモグロビンという蛋白質のことです。HbA1cは、そのヘモグロビン蛋白質のうちでブドウ糖と結合したものを指します。血中のブドウ糖濃度が高くなると、HbA1cがたくさんできますので、HbA1c量の測定は血糖値測定とは別に、糖尿病検査の一項目になります」
Q「なぜこんなややこしいHbA1c検査をしなければならないのですか？ 血糖値測定だけでは駄目なのですか？」

A「結論から言うと、駄目で、HbA1c値を検査する必要性があります。なぜHbA1c値が必要なのかを理解するためには、血糖値が日中どのように変化しているかを知らねばなりません」

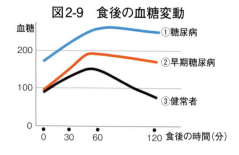

図2-9　食後の血糖変動

血糖値は食事の前後で大きく変動します。食事を摂ると食物中の糖分は腸で分解、吸収され、食後の血糖値は一気に上昇します。血糖値（ブドウ糖濃度）が高くなると、それを感知して膵臓からインスリンというホルモンが分泌されます。健常者では食前の血糖値は90～110で、食後30～60分をピークに120～130、高くて150ぐらいまで上昇します。すぐにインスリンが分泌され、血中のブドウ糖が消費されるので、食後2時間もすれば、もとの90～110ぐらいに戻ります（図2-9グラフの③）。

Q「血糖値は食事で変化することは大体知っていました。でもまだHbA1cがなぜ必要なのかに対する答えは出ていませんが」

A「それにはもう少し話を進める必要があります。健診や人間ドックの血液検査は、健診当日の朝、空腹状態で採血された血液で判定されますね」

Q「ええ、この状態での血糖の正常範囲は90～100ぐらい、正常上限値は110ということになっていますね」

A「その通りです。長年明らかな糖尿病になっている人は、空腹状態での血糖値が高いので、これのみですぐ異常がわかります。もちろん食後はさらに高くなりますが。ところが問題なのは、早期糖尿病、つまり糖尿病になりかけている人の血糖値なのです」

空腹時の血糖値が90～110の正常範囲、または110を少し超えている

程度の人の中に、食後血糖が健常者より高くなる人がいます。つまり健診時の空腹血糖値が健常者とさほど違わないのに、食後1～2時間の血糖値が高いという人達です。この人達は早期（初期）糖尿病の可能性が高いのです。図2-9のグラフの②のような血糖変動を示す人達です。空腹時の血糖は110前後で大したことがなくても、食後180～200ぐらいまで上昇し、2時間経っても高値が続きます。食後1時間、または2時間目に血糖検査をすると、異常がわかりますが、健診や人間ドックの場合のように、空腹時採血における血糖検査だけではわかりません。

　まとめると、(1)健常者は空腹時の血糖値は90～110で、食後120～130ぐらいまで上昇し、2時間後には空腹時レベルに下がります。(2)明らかな糖尿病の人は、空腹時から高く、食後さらに高い状態が食後2時間後も続きます。(3)初期の糖尿病、または糖尿病になりかけている人は、空腹時ではそれほど高くないのに食後は健常者より高くなり、食後高血糖が続くのです。

Q「HbA1cは健常者と早期糖尿病を区別できることになるのですか？」

A「そうなのです。空腹時血糖値ではさほど差のない両者に違いが出るのです。健常者のHbA1cの上限値は6.2で、ほとんどの健常者は5台です。一方、早期糖尿病の人のHbA1cは6.2を超え、6.5～7.0ぐらいになります」

Q「HbA1cは、空腹時血糖値がさほど変わらない両者でどうして差が生じるのですか？」

A「血糖の量に応じて生じるHbA1cは、いったん作られると1～2ヵ月間、血中に居続けます。したがってHbA1cの量は過去1～2ヵ月間の総合的な血糖の量を反映することになります。総合的な血糖の量とは、1～2ヵ月間の食事で高くなる血糖値が含まれているという意味です」

Q「なるほど、単なる血糖は1回の採血時点の瞬間値で、HbA1cは何回もの食後の血糖のピーク値を含む結果が出る仕組みになっているのですね」

　空腹時血糖値がそれほど高くないのに、HbA1cが正常範囲を超えてい

る場合は、食後の血糖値を測定する必要があります。より正式には、ブドウ糖負荷試験をします。ブドウ糖を飲み、飲む前（空腹時）と、飲んで30分、60分、120分後の血糖値を調べます。これらの方法によって、早期糖尿病や予備軍を見つけ、食事・運動療法の指導を受けてもらうことが目的です。これでHbA1c検査の重要性がおわかりでしょう。

〔5〕内臓脂肪 ── メタボリックシンドロームの起点

　昨今、肥満症と診断される人は何と増えたことでしょう。肥満という言葉は嫌な響きをもたらします。それを狙って、痩せるための自宅トレーニングマシーンのCMが、テレビ（とりわけBS放送）の画面に毎日出てきます。「おなかがデブデブの私（女性）が2ヵ月でこんなにスリムになりました」という生々しい声が聞かれます。スタイルが良くなるのはうれしいことでしょうが、この変化が健康面での改善につながっていることはコメントされていません。肥満は外見上の問題とは別に、症状がまだ出ていない1つの病気で、健康上の大問題をきたしているのです。

　肥満は体の中に必要以上の脂肪が溜まることです。肥満で溜まる脂肪は中性脂肪です。中性脂肪は貯蔵型のエネルギーで、大量のエネルギーが必要になった時、溜めておいた中性脂肪を引き出してエネルギーにします。コレステロールのように血管に溜まって動脈硬化を起こしたりはしませんが、貯蔵型エネルギーの中性脂肪が溜まりすぎは、体によくありません。

　健康診断や人間ドックでは、従来より身長と体重が計測され、そこから肥満度（BMI）が計算され、BMIが25以上で肥満と診断されます。それとは別に、2008年度からメタボリックシンドローム（メタボ）健診が始まりました。「メタボ」健診では腹囲が測られ、男性で85cm以上、女性では90cm以上で、「メタボ」肥満の判定となります。なぜ従来の肥満度だけでなく、メタボ健診で腹囲を測定するようになったのでしょうか。これを理解するためには、肥満をきたす体の脂肪の溜まり方について知らねばなりません。

·················· **チョット待って！** ··················

Q「脂肪は皮下に皮下脂肪として溜まるだけでなく、体のあちこちに溜まるのですか？」

A「ええ、体に蓄積する脂肪には、身体全体の皮下に溜まる皮下脂肪と、おなかの中（腸と腸の間）に溜まる内臓脂肪の２つのタイプがあります」

Q「2つのタイプということは、同じ中性脂肪が溜まるのに何か違いがあるのですね？」

A「同じ脂肪でも内臓脂肪は、糖尿病、高脂血症、高血圧症と密接に関係する危険な脂肪であることがわかってきました。内臓脂肪の蓄積は、胴回りが大きくなるタイプの肥満にみられ、腹囲で大まかにわかるため、腹囲を測定することになったのです」

Q「なるほど、メタボ健診の意味が少しわかってきました。メタボ健診のポイントの１つは、脂肪が体に溜まるとしても、内臓に溜まる、つまり内臓脂肪は生活習慣病を引き起こしやすい危険な脂肪であることによるのですね」

A「そうです」

Q「その内臓脂肪の溜まり過ぎを、おおまかに腹囲測定で推定するということですね」

A「その通りです」

　脂肪はエネルギーの定期預金みたいなものです。食糧不足の際、貯めた脂肪を分解して飢えを凌ぎます。しかし、脂肪組織は単に脂肪を蓄える倉庫の働きをしているだけではないのです。血圧の上昇に働いたり、糖や脂質の代謝に働くホルモンのような調節物質を、脂肪組織は多数作っていることがわかってきました。そして、この調節物質には善玉と悪玉があります。脂肪組織のうちでも内臓脂肪組織に脂肪が溜まり過ぎると、善玉調節物質の産生が低下し、逆に悪玉調節物質がたくさん作られるという異常が起こります。悪玉調節物質がたくさん作られると、血圧が上昇したり、血糖値、中性脂肪などの血中脂質値が高くなったりするのです。さらに進行して高

血圧症、糖尿病、高脂血症になりますと、これらはいずれも協調して動脈硬化（P. 62）を促進させ、最終的には致死的な心筋梗塞や脳梗塞につながってゆきます（図2-10）。これがメタボの本態で、溜まりすぎた内臓脂肪が諸悪の根源となるのです。悪玉調節物質とはどのようなものか、その典型的な例は、コラム『食塩は高血圧の主犯です』（P. 156）で解説しています。

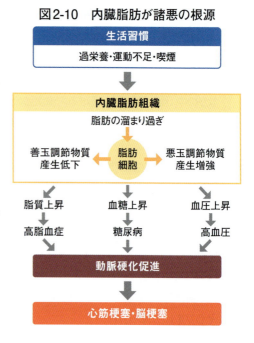

図2-10　内臓脂肪が諸悪の根源

────── チョット待って！ ──────

Q「内臓脂肪が溜まり過ぎるのに特別の原因がありますか？」

A「皮下脂肪と同じで、摂取カロリーが多いのに、それを消費する運動量が少なく、余剰の栄養が中性脂肪となって蓄積される、当たり前のことが原因です」

Q「食べ過ぎず、体をよく動かすこと、これは高血圧症、糖尿病、高脂血症などの生活習慣病の基本的な生活指導でもあるようですが、その注意と同じですね」

A「そうです。カロリーを摂り過ぎてそれを消費しきれない運動不足の生活習慣によって、内臓脂肪が溜まり、いろいろな生活習慣病が起こってくるのです。つまり生活習慣病をきたすメタボリックシンドローム（メタボ症候群）は、栄養過剰・運動不足症候群ということになりますね」

·· **チョット待って！** ··

Q「糖尿病、高血圧症や高脂血症は、悪しき生活習慣だけが原因となって発症するのですか？」

A「いえ、そうではありません。ほとんどの病気がそうですが、糖尿病、高血圧症をはじめ、生活習慣病の原因には遺伝、つまり体質の要素があります」

Q「生活習慣の問題と体質（遺伝）がからまって発症するのですか？」

A「そうです。いくら生活習慣を乱して暴飲暴食を続けても、糖尿病にならない人、逆に本当に真面目な生活習慣を続けても糖尿病や高血圧が出てくるというケースも多々あります。これらは極端なケースですが、一般的には、生活習慣病になるにはそれなりの体質がある上に、生活習慣の乱れが重なって発症すると考えるべきです」

Q「生活習慣病が発症しやすい遺伝子はある程度わかっているのですか？」

図2-11　遺伝的素因と生活習慣による生活習慣病の発症

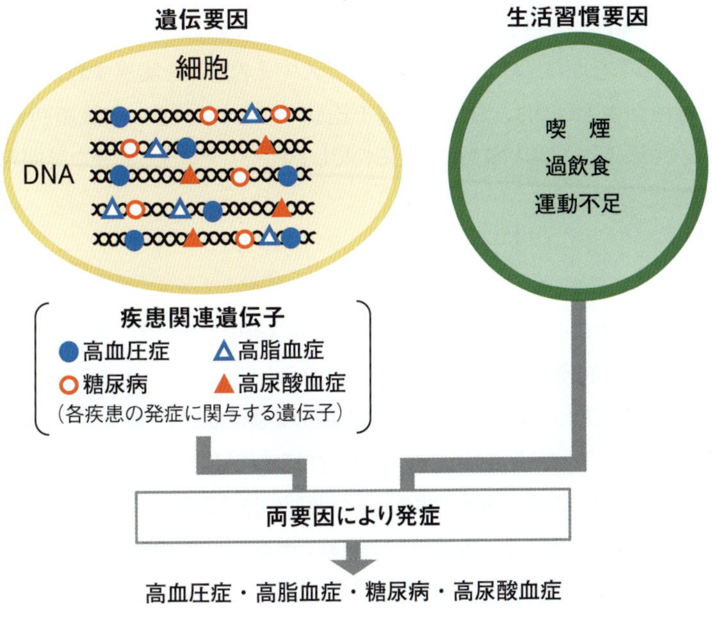

遺伝要因　　　　　　　　**生活習慣要因**

細胞
DNA

喫　煙
過飲食
運動不足

疾患関連遺伝子
● 高血圧症　　△ 高脂血症
○ 糖尿病　　　▲ 高尿酸血症
（各疾患の発症に関与する遺伝子）

両要因により発症

高血圧症・高脂血症・糖尿病・高尿酸血症

🅐「まだよくわかっていません。高血圧症、糖尿病などそれぞれ1つの病気につき、いくつもの遺伝子が複雑に関与していると考えられます（図2-11）」

🅠「まじめな生活習慣でも発症したり、好き放題の生活習慣で病気が出ないこともある。それが体質、つまり遺伝子の差であるなら、何となく不公平な感じを拭えませんね」

🅐「人は誰でも、いろいろな面で、良い遺伝子、または悪い遺伝子を持っています。生活習慣病になりやすい悪い遺伝子を持っていても、他の点では良い遺伝子を持っていることはいくらでもあります。例えば、背が高い、顔立ちが良い、性格が良いとかいう具合にです。生活習慣病リスクをきたしやすい遺伝子を親から受け継いだことだけをボヤくよりも、他の良い点もあることを見出して、生活習慣の努力を続け、病気のリスクを減じることが賢明でしょうね」

さて、「メタボ健診」の2つ目のポイントは、腹囲を測定することでした。メタボの元凶となる内臓脂肪が溜まると腹囲が増すことがその根底にあります。しかしながら、おなかの皮膚をつかんでその厚みを実感すれば、「私の腹囲が大きいのは、おなかの皮下脂肪ではなくて、悪い内臓脂肪が溜まっていることによると本当に言えるのでしょうか？」という、素朴な疑問も当然湧くことでしょう。

···················· **チョット待って！** ····················

🅠「腹囲が大きいと必ず内臓脂肪が多いと言えるのですか？　本当に腹囲で内臓脂肪の溜まりすぎがわかるのですか？」

🅐「大まかに言って腹囲の測定で内臓脂肪の蓄積は推定できます」

🅠「何となくすっきりしません。もっと説得力のある検査はないのですか？」

🅐「それはあります。腹囲が大きいのは腹部の皮下脂肪ではなく、内臓に悪性脂肪が実際に多く溜まっているためであることは、腹部のCT検査で証明できます」

Q「CTで脂肪の蓄積を写し出せるのですか？」

A「おなかのお臍あたりのCT断面像で、皮下脂肪と内臓脂肪を別々に写し出すことができます。以下に例を示しましょう」

　図2-12に4例の腹部断面CT画像を示します。それぞれの画像の上が腹側で、下が背中側です。背中側の中心に背骨が写っています。腹回りの皮下脂肪は青で、内臓脂肪は赤で描出されていますので一目瞭然です。また、コンピューターで内臓脂肪の程度（VFA）が数値で表されます。肥満の尺度のBMIの上限は25で、内臓脂肪の尺度のVFAの上限は100です。Aさん（女性）は肥満も内臓脂肪もありません。Bさん（女性）は女性特有の皮下脂肪がありますが、BMIが20.7で肥満にはなっていませんし、内臓脂肪もほとんどありません。Cさん（男性）は、BMIとVFAが上限ギリギリです。Dさん（男性）は皮下脂肪が少ないのに、内臓脂肪がびっくりするほど多いのがわかるでしょう。内臓脂肪の多いD氏のおなかは、内臓脂肪のすき間に、申し訳なさそうにグレーの小さい島状の腸がいるという感じです。この内臓脂肪から、生活習慣病リスクを高める悪い物質が産生

図2-12　CT検査による内臓脂肪の検出

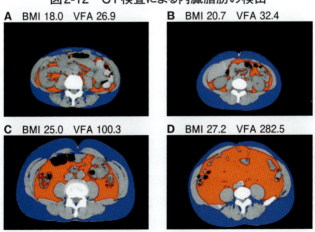

第2章　健康維持と病気の理解に役立つ健康医学キーワード

されるのです。まさに、「クワバラ、クワバラ」です。

最後は内臓脂肪・メタボの改善についてです。何も難しいことも、特別なこともありません。食事療法、運動療法というありふれたことを根気よく続けてゆくだけです。都合の良いことに、内臓脂肪は皮下脂肪より、溜まるのも早いけれど、食事療法と運動療法に反応がよく、減るのも早いのです。

内臓脂肪を減らせばメタボが改善され、糖尿病、高脂血症、高血圧の発症が抑えられ、心筋梗塞や脳梗塞も減り、医療費の抑制につながります。そこで厚労省が、2008年4月から特定健診としてメタボ対策を打ち出したのです。すでに治療を受けている人でも内臓脂肪を減らすことにより、治療薬を減らしたり、なくしたりすることも可能な場合があります。

〔参考項〕「中性脂肪と脂肪酸」(P. 43)

〔6〕動脈硬化 —— 生活習慣病の終着点

私達の体の血管系は、心臓から大動脈を経て、徐々に枝分かれしつつ大血管から小血管になり、体の隅々に至るまで血液を送るべく綿密に張り巡らされています。心臓から体の各臓器・組織までの血管が動脈で、その末端は毛細血管となります。毛細血管は再び小血管から大血管になり、そこを通って血液が心臓に戻りますが、これは静脈です。動脈硬化は血液の「往路」の動脈に起こる病的変化で、静脈には起こりません。静脈には静脈瘤（下肢静脈でよく見られるように、太く蛇行する）や静脈血栓（静脈内で血が固まる）が起こりますが、これは原因も病態もまったく別の病気です。

Q「動脈硬化という言葉はよく聞きますが、実態はよくわかりません。生活習慣病を放置していると動脈硬化が起こるという知識しかありません」

A「その通りです。メタボリックシンドロームの項の図2-10をもう一度見てください。生活習慣病のいずれもが動脈硬化を促進させ、最終的には血管

が梗塞、つまり詰まってしまう事態になります」

Q「心臓の血管が詰まれば心筋梗塞、脳の血管が詰まれば脳梗塞ですね」

A「そうです。この2つは生活習慣病の成れの果ての、致命的な病気ということになります」

Q「動脈硬化とは動脈が硬く変化することですか？」

A「いえいえ、動脈（の壁）が硬く変化すると書きますが、実態はこんなものではありません。かなり複雑な変化が起こるのです」

　それでは動脈硬化とは、動脈がどのように変化するのでしょうか？　原因は何なのでしょうか？　動脈硬化が起こればなぜ、どのような問題が生じるのでしょうか？　本項で理解を深めてゆきましょう。

　さて動脈硬化の実態を理解するには、正常の動脈の壁から理解を始めねばなりません。図2-13のAに示しますように、動脈の壁は、血液の通る内腔から外側に向かって数層からできています。一番内側は一層の血管内皮細胞（青色）で、次が何層もの平滑筋からなる中膜（茶色）、その外側は外膜（黄土色）です。内皮細胞と筋肉層の間には線維成分からなる隙間（緑色の内皮下線維層）があります。緑色で示すこの隙間に動脈硬化として、2つの変化が起こってきます。

……………………………… **チョット待って！** ………………………………

Q「動脈壁の線維層に起こる2つの変化とは？　線維層という同じところに、2つの異なる変化が起こるのですか？　ややこしいですね」

A「そうです。まず血圧が高いと、動脈が高い血圧に対抗するため、線維蛋白（緑色）を分厚くして血管を補強しようとします。何年もかかって線維層が分厚く、かつ硬くなる、これが1つの変化です。この変化は動脈が硬く変化するという表現がピッタリします」

Q「もう1つの変化は？」

A「高脂血症でコレステロールが高いと、線維層にコレステロールが溜まります。

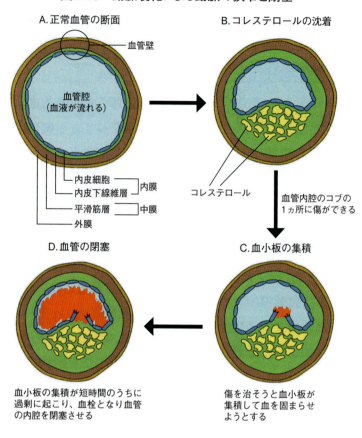

図2-13 動脈硬化による動脈の狭窄と閉塞

これが2つ目の変化です」

Q「2つの変化は、別々に起こるのですか？ または共存しているのですか？」

A「一方だけのこともありますが、最近はほとんどの場合、後者優位の状態での両者共存です」

　一昔前、高血圧症の人は単に血圧が高いという人がほとんどで、今日のようにメタボ肥満があり、糖尿病や脂質異常症を併せ持つ人は少なかっ

たのです。そのような高血圧症の人の動脈硬化は、主に線維層の肥厚が中心で、動脈が硬化する1つ目の変化でした。

ところがメタボ時代とともに、高血圧、血糖高値、コレステロール高値の3つを併存する人が急に増えてきました。血圧が高いだけでなく糖尿病の傾向があり、さらにコレステロール値も高いというような人々です。このような場合は、過剰のコレステロールが血管内皮細胞の外側の線維層に部分的にコブのように溜まります。血圧が高いので、線維層も全体に分厚くなりますが、コレステロールが局所的に大量に溜まるというタイプの動脈硬化になります（図2-13B）。このタイプの動脈硬化は、血管が硬いというよりもむしろブヨブヨといった方が当たっています。メタボ時代の動脈硬化は、主にコレステロールがみっちりコブ状に溜まる、ブヨブヨ型の動脈硬化となりました。いわばメタボ型動脈硬化です。

·················· **チョット待って！** ··················

Q「溜まるのはコレステロールですね。コレステロールだけが高い人と、コレステロール高値の他に高血圧や糖尿病を抱えている人の間に、メタボ型動脈硬化のできやすさに差がありますか？」

A「非常に良い質問です。実は大きな差があります。純粋な高コレステロール血症よりも、コレステロール高値が血圧、または血糖高値と共存している方が、圧倒的にメタボ型動脈硬化が起こりやすいのです」

Q「高血圧や糖尿病は、コレステロールの沈着を促進させるのですね？」

A「そうなのです。溜まるのはコレステロールですから、コレステロールは動脈硬化の主犯ですが、主犯よりも強力な共犯者がいます（図2-14）。それが高血圧、または血糖高値です。P.40の図2-3にも示しています」

Q「だからメタボは良くないのですね」

A「そうです。それに加えて、喫煙ですね。タバコはびっくりするぐらい、メタボ型動脈硬化を促進させます。また、最近は高尿酸血症も共犯者になることがわかってきました」

メタボ型の動脈硬化の進展については、「コレステロール」の項（P. 36）と「内臓脂肪」の項（P. 56）でも述べてあります。内臓脂肪肥満、生活習慣病、動脈硬化、そして最終的な心筋梗塞や脳梗塞への進展について、それぞれの項と併せて読んでください。

図2-14　動脈硬化を引き起こす主犯と共犯

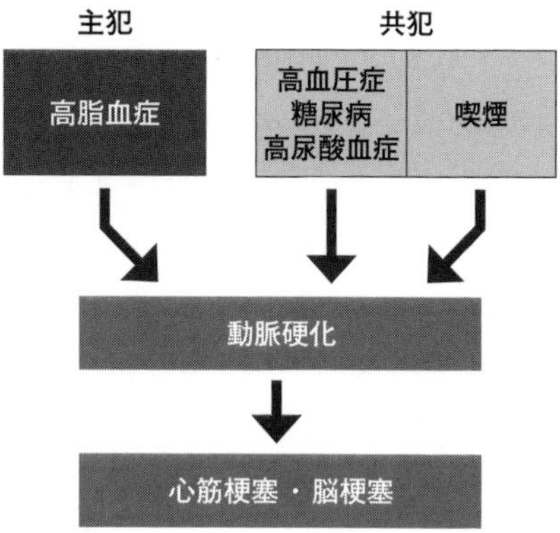

Q「2つの動脈硬化のタイプはかなり性状が違うようですが、メタボ型の動脈硬化は何か特色がありますか？」

A「2つのタイプには大きな差があります。従来の動脈硬化では、線維層の硬いベルトが長年徐々に分厚くなるとともに、時間がかかって血管内腔がゆっくり狭くなってゆきます」

Q「血管が狭くなってゆき、最終的に詰まるまで時間がかかるのですね？」

A「そうです。血管内腔がある程度まで狭くなると狭心症が起こるようになります。狭心症は、いわば心筋梗塞のアラームです」

Q「アラームが鳴る、つまり狭心症が起こって心筋梗塞の予防を考える時間的余裕があるのですね」

A「そうです。一方、メタボ型の動脈硬化では、アラームなしでいきなり心筋梗塞が起こるということもあります」

Q「心臓の血管が動脈硬化でそんなに狭くなっていなくても突然閉塞、つまり心筋梗塞が起こるのですか？」

A「そうです。コレステロールのコブで心臓の血管が局所的に30〜50％狭くなっている場合、アラームなしに、突然詰まることが起こりうるのです」

Q「いきなり詰まるって怖いですが、どのようなことが起こるのかわかっている

のですか?」
🅐「ええ、よくわかっています」

　最近のメタボ型の動脈硬化では、コレステロールがアンコのようになって動脈の局所にコブのように溜まります。コブのように突き出た部分は血流で傷がつきやすくなっています。いったん傷がつくと傷を治すために、そこに血中の血小板が集積します(図2-13C)。皮膚を怪我して出血した時、血を固まらせようとするのと同じことが血管の中で起こるのです。コブ状動脈硬化を起こしている血管に傷ができた時、それに様々な悪条件が重なって、一気に血の塊(血栓)ができて血管を詰まらせてしまう事態になります(図2-13D)。これが最近の動脈硬化の恐ろしいといわれる所以です。

·················· **チョット待って!** ··················

🅠「ものすごく恐ろしいことですが、それほど狭くなっていない血管でも、突然完全に詰まったりするのですか?」

🅐「そうです。何かの引き金があり、血管のコブの内腔面に傷ができ、そこに血栓ができて、あっという間に血管が詰まることになります」

🅠「引き金とは何ですか? わかっていますか?」

🅐「一応次のようなことが誘因となると言われています。過労、睡眠不足や脱水傾向という状況下に、喫煙、精神的ストレス、運動、寒冷刺激などが加わることです。でもすべて日常生活で常にありうることで、特別の引き金、つまり"これを注意すればよい"というような特別なことではありません」

🅠「では引き金に注意をするというよりも、メタボの人はメタボ型動脈硬化を事前に予防することが大切ですね」

🅐「まったくその通りです」

　心筋梗塞や脳梗塞にならないためには、動脈硬化を予防する、進行させないことが肝要です。繰り返しになりますが、最後に動脈硬化の要点を

まとめます。動脈硬化で血管に溜まる物質はコレステロールです。主犯はコレステロールですが、コレステロールを溜まりやすくさせる多くの共犯者がいます。しかも主犯より共犯者の方が悪者です。血圧、血糖や中性脂肪が高いとコレステロールが非常に溜まりやすくなります。また、タバコは動脈硬化を著しく促進させます。これらが悪者の共犯者です。このように生活習慣病は、いずれも動脈硬化を促進させます。生活習慣病を治療しなければならないのは、血管閉塞による心筋梗塞や脳梗塞を引き起こす動脈硬化を予防するのが目的なのです。

〔参考項〕「コレステロール」(P. 36)　「内臓脂肪」(P. 56)

〔7〕活性酸素 ── 生活習慣病、がん、老化でキーとなる物質

　21世紀に入り、新聞や雑誌の健康医学の欄で、「抗酸化作用」「ポリフェノール」「活性酸素」という言葉をよく目にするようになりました。また、健康ブームに乗って増えてきた健康食品の広告記事でも、これらの用語がよく見られます。このうち、「活性酸素」は様々な病気の原因となったり、老化と深く関わる点で極めて重要な医学用語となります。ところが、この言葉は一般の人には充分理解されていない場合が多いようです。そこで本項では「活性酸素とは何者なのか」「どこからどのようにして現れてくるのか」「病気や老化にどのように関係するのか」について解説することにしましょう。

Q「活性酸素とは何ですか？　呼吸で吸う普通の酸素とどう違うのですか？」
A「空気中に存在するのは酸素です。活性酸素は空気中には存在せず、私達の体の中で発生する毒性のある酸素です」
Q「どのようにしてこの有毒酸素が体の中で発生するのですか？」
A「いろいろな状況で発生しますが、まず酸素を吸う呼吸によって常時発生しているのです」

Q「えっ！ 息をすれば吸った酸素が体の中で有毒な活性酸素に変わるのですか？ でも息をしなければ死んでしまいますし……」

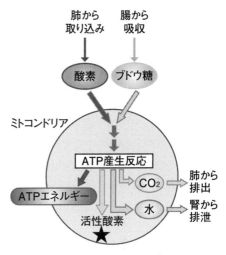

図2-15 呼吸による活性酸素の発生

「ミトコンドリアの働き」の項(P. 28)で説明しましたように、人類を含め動物は、呼吸で吸った酸素と食事で摂った糖分を使ってエネルギーを作り、それで体を動かして生きています。このエネルギーはATPという物質であることも説明しました。さて、利用した酸素と糖分は炭酸ガスと水となってそれぞれ肺と腎臓から排出されます。酸素が100%きっちり炭酸ガスに変われば問題ないのですが、2%ぐらいの酸素は不完全燃焼で変化した特殊な形の酸素になってしまいます。それが「活性酸素」です(図2-15)。この図はP. 31の図1-8と同じように見えますが、活性酸素が出てくることが描き足されていますね。息をすれば必ず体の中に有毒な形の酸素が発生しているとはびっくりするような、怖い話ですが、事実なのです。

Q「活性酸素といえば、活性化されて生き生きした酸素というイメージが湧きますが、有毒酸素なのですか？」

A「そうです。元来、酸素は物にくっつくという性質をもっています。活性酸素は活性化されてこの性質が非常に強くなっています」

Q「ふつうの酸素より格段に強力なその"くっつき"作用で、いろいろな有害なことを引き起こすのですね」

A「その通りです」

　酸素が物にくっつくことを酸化といいます。身近な例では、長い間空気にさらされた釘に赤さびができます。これは鉄分に空気中の酸素がくっついて、鉄分が酸化されて赤サビができるのです。これと同じようなことが体の中で起こるのです。口から吸い込む酸素というのは、そう簡単に物質にくっつきません。ですから空気中で釘に赤サビができるのには時間がかかります。ところが、細胞の中でできる「活性酸素」は、活性化された酸素ですので、短時間のうちに細胞の中でいろいろな物にすぐにくっつき、とんでもない悪いことをします。

·· **チョット待って！** ··

Q「活性酸素は、具体的には体の中で何にくっつくのですか？」

A「まず細胞の中のいろいろなたんぱく質にくっつきます。そうしますと、たんぱく質が変性して、老化が進みます。顔にしわが寄ってくる、しみができる、これすべて、活性酸素の悪行の結果です。それから、DNA、つまり遺伝子にくっつきますと、遺伝子を変異させて、がんを引き起こします」

Q「老化も困りますが、がんの原因になるなんて、とても怖いことですね。まだ他にもありますか？」

A「もっと日常的な身近な病気の原因にも深く関わります。生活習慣病の原因物質として関与するコレステロールにもくっつき、動脈硬化を引き起こします。コレステロールには悪玉（LDL）と善玉（HDL）があります。本当に悪いのは悪玉コレステロールに活性酸素がくっついてできる超悪玉コレステロールで、これが血管に溜まりやすいのです」

Q「動脈硬化で血管が細くなった結果、脳梗塞や心筋梗塞、いわゆる生活習慣病のなれの果ての致命的な病気が起こるのですよね。そうしますと、脳梗塞や心筋梗塞を起こりやすくする張本人が活性酸素ということですか？」

A「その通りです」

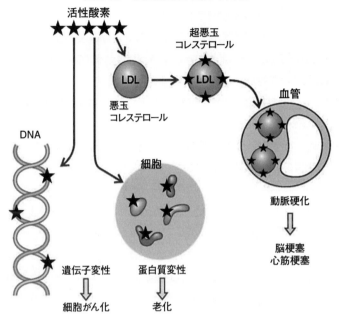

図2-16　活性酸素が及ぼす障害

　上で述べた内容を図2-16にまとめます。これでおわかりでしょう。体の中で生じる「活性酸素」が、体のいろいろな成分と結合して、老化、がんや生活習慣病を引き起こすことになるのです。

──────────── チョット待って！ ────────────

Q「健全な生活をしていても、息をすれば必ずすべての細胞で活性酸素が発生するということですが、吸った酸素の2％が活性酸素になっても大丈夫なのですか？」

A「いい質問です。酸素を吸って息をしている以上、活性酸素は必ずできます。ところが人間の体はよくできたもので、同時にその活性酸素の害をなくすような蛋白質も、自分で作っているのです」

Q「えっ、そんな都合のよい蛋白質があるのですか？」

🅐「活性酸素を分解する酵素です。代表的な酵素が3つぐらいあります。この酵素がなかったら、生きてはおれません。老化やがん化などと言う前に、すぐに生命の危険に曝(さら)されてしまうのです。生物の進化の過程で、この酵素を作ることができるようになった動物が活性酸素の害を免れ、生き続け、進化を遂げてきたのです」

🅠「へぇ〜、活性酸素を分解する酵素は生命にとり重要なものですね。でもそれがあって私達は元気でピンピンなのですね」

🅐「ええ。若い時はピンピン元気です。ところが年齢とともにそうでもなくなってゆくので問題が生まれます」

　ミトコンドリアでATPエネルギーを作る過程で活性酸素ができます。しかしミトコンドリアは、同時に活性酸素の害をなくす酵素を作って、その害を未然に消してくれるため、私達は生き続けられるのです。ところが難儀なことに、この酵素を作る能力というのは40歳を越えますと、ドーッと減っていくのです。ということは、40歳を越えると活性酸素を消去する力が弱くなり、活性酸素が溜まりやすくなる、活性酸素による害が出やすくなるということです。さらに、加齢とともにミトコンドリアのATP産生プラントに劣化が起こってきます。自動車を長年使っていると徐々に傷みがあちこちに出てくるようなものです。ATPプラントの劣化でATP産生効率が低下し、逆に活性酸素の発生が増加します。二重に活性酸素の害に悩まされることになります。この点は加齢に関するキーワード項の「アンチエイジング」と「長寿遺伝子」でも充分述べることになります。だから40歳を越えると老け始めるし、がんや生活習慣病の脳梗塞、心筋梗塞が起こりやすくなるのです。

　なお、活性酸素は呼吸によって常時産生されるだけではなく、次のような状況で大量に発生します。激しい運動などの肉体的ストレス、精神的ストレス、喫煙、深酒など、日常的によくある状況です。特殊な状況として放射線被曝や紫外線を浴びた時などが挙げられます。

　過激な運動、精神的ストレスや喫煙などを避けるべきことは言うまでもあ

りません。しかしそのような状況を避けても、呼吸によって溜まる活性酸素はどうしようもありません。40歳を過ぎますとどうしても溜まりやすくなる活性酸素をどう処理するか、外から何かを摂り入れて活性酸素を減らしてくれるようなものはないだろうかという期待が生まれます。実はあるのです。それが抗酸化食品なのです。これは「ポリフェノール」の項で述べられます。

〔参考項〕「ミトコンドリア、この偉大なる細胞内小器官の働き」(P. 28)
　　　　「ポリフェノール」(P. 73)　　　「アンチエイジング」(P. 120)
　　　　「長寿遺伝子」(P. 126)

〔8〕ポリフェノール ── 動物界が植物界から受け取るありがたい贈り物

　人は生きるために、酸素を摂り入れ、炭酸ガスを吐き出す呼吸をします。60兆個の細胞は酸素を使ってATPエネルギーを作ることができ、生命活動が成り立ちます。しかし、ATPを作る際、酸素がすべて消費されずに、2%ぐらいの酸素が不完全燃焼的に活性酸素になってしまいます。この活性酸素が、がんの最大の原因となったり、生活習慣病を促進させて動脈硬化を引き起こしたり、諸悪の根源になることを、前項の「活性酸素」で述べました。

　細胞は活性酸素を消去する酵素を作り、活性酸素の害を免れる仕組みを作動させます。ところが活性酸素を消去する酵素を作る力が、40歳を過ぎると年齢とともにどんどん低下してゆきます。60歳を過ぎると、20代の3分の1ぐらいになってしまい、細胞の中で生じる活性酸素を処理し切れず、活性酸素の弊害が現われ始めることも前述しました。

　40歳を過ぎるとどうしても溜まりやすくなる活性酸素をどう処理するか。これは大問題です。外から何かを摂り入れて、活性酸素の害をなくす、または減らすことはできないだろうかという期待が生まれます。溜まり過ぎの活性酸素を処理することができるもの、それが健康食品の中の抗酸化物質

を含む抗酸化食品です。

Q「抗酸化物質と言われれば、何か難しい響きがありますが？」

A「そうですね。まず酸化ということから説明する必要がありますね。酸化というのは、酸素がくっつくことです。活性酸素は酸化という反応によって、DNAや蛋白質にくっついて悪さをするのです」

Q「普通の空気中の酸素には酸化作用はないのですか？」

A「もちろんあります。一例を挙げると、鉄釘が空気中に放置されていると赤サビがつきます。これは鉄が酸素と結合して生じるのです」

Q「鉄サビが生じるのには時間がかかりますが」

A「そうです。酸素は酸化力があっても、弱いものです。それに比べ活性酸素の酸化力は強烈で、秒単位で酸化反応が起こります」

Q「なるほど。だから呼吸で摂り入れる酸素については酸化反応を気にせずともよく、活性酸素の酸化について考えねばならないのですね」

A「その通り。DNAや蛋白質などを活性酸素による酸化から護るのが『抗酸化作用』で、抗酸化作用を発揮できる物質が、『抗酸化物質』なのです」

Q「ところで、健康サプリメントの広告で、豊富な『ポリフェノール』を含んでいるとか、がんを引き起こす『活性酸素』を除去するといった文面を見たことがあります。ポリフェノールとは、抗酸化物質のことですか？」

A「そうです。抗酸化物質というと、難しい言葉に聞こえますが、抗酸化物質の中の代表的な物質で、かつ最も耳慣れた言葉がポリフェノールです」

表2-1 ポリフェノールを含む食品（代表例）

食品	ポリフェノール
赤ワイン	エニン
緑茶	カテキン
コーヒー	フェノール酸
ココア・チョコレート	カカオポリフェノール
大豆食品	イソフラボン
ブルーベリー	アントシアニン
トマト	リコピン
ブロッコリー	スルフォラファン
ピーマン	フラギン
緑黄色野菜	ベータカロテン
ヒジキ・ワカメ・昆布	フコキサンチン

ポリフェノールは健康サプリメントから摂り入れねばならないわけではありません。自然界にポリフェノールは満ちています。ほとんどの植物は何らかのポリフェノールを含んでいますので、どのような植物からでも何らかのポリフェノールを摂ることができます。ポリフェノールを含む代表的な食品を表2-1に紹介します。ポリフェノールというのは1つの物質ではなくて、"ポリフェノール"という共通の構造を持っていて、細かい構造が少しずつ違う物質の総称です。少しずつ構造も性質も異なるので、ポリフェノールにもいろいろ名前がついているのです。

---------------------------------- チョット待って！ ----------------------------------

Q「ポリフェノールはその辺にある普通の野菜や果物から摂れるとのことですが、そんなありふれたもので本当に活性酸素対策になるのですか？」

A「ありふれた野菜や果物で十分大丈夫です」

Q「何かあまりにもありふれ過ぎた物ばかりだから、マユツバみたいですが」

A「そう感じるのも無理もないですね。そこでありふれた野菜・果物でこれだけの効果があるということについての有名な話をしておきましょう。"フレンチパラドックス"と"スコットランドの悲劇"という話です」

Q「それは野菜や果物による効果についての話ですか？」

A「そうです。野菜や果物のポリフェノールの抗酸化作用で、心筋梗塞の発症が大きく違っているという話です」

　「フレンチパラドックス」と「スコットランドの悲劇」はフランス人とイギリス人の食生活の違いが、両国民の心筋梗塞の発症頻度に大きな差があるという話です。フレンチ、またはフランス人の食事の、あのこってりしたイメージから、心筋梗塞はフランス人の方が多いと予想しがちです。ところが実際は、フランス人は、ヨーロッパでも心筋梗塞の発生率が最低で、心筋梗塞はイギリス人、特に北のスコットランド人に多いのです。

　その原因を考えた論文があります。2つの国の食事を比べますと、両方

とも肉を食べるけれども、フランスの方は赤ワインをたくさん飲みます。イギリス（スコットランド）の場合は、ビールやスコッチウイスキーが伝統的に多い。まずアルコール飲料が違います。

　それから、フランスはヨーロッパ有数の農業国です。農業による食物生産率も自給率も高く、十分な野菜があります。ところが、スコットランドは気候の関係上、野菜が獲れにくい。赤ワイン対ビール、生野菜の「多」対「少」などから、摂取ポリフェノールに相当の差があることが想定されます。

　フランス人がこってりしたソースの洋食を食べていても、赤ワインと野菜をたくさん摂るので、動脈硬化で心筋梗塞になるのが予想外に少ないということから、「フレンチパラドックス」と言われるようになりました。一方、スコットランドでは、ワインを飲むことが少なく、野菜の摂取も少ないため、心筋梗塞の発生率が非常に高いのではないかと考えられ、「スコットランドの悲劇」という言葉が生まれました。こうして2つの言葉が、野菜や果物摂取の意義を説明すべく定着しているのです。

―――――――――――――――― チョット待って！ ――――――――――――――――

Q「ポリフェノールはどのようにして活性酸素の障害作用を消すのですか？」

A「その説明には、ポリフェノールの構造を知ることが必要です。ポリフェノールの基本構造はフェノールです。フェノールは図2-17に示してありますが、ベンゼン環（◯）と水酸基（OH）を持っています。代表的なポリフェノールとして、赤ワインのエニンと緑茶のカテキンを図に示しています。ポリフェノールとは、名前の如くフェノールが『ポリ』、つまりたくさんあるということです」

Q「エニンにもカテキンにもフェノールのベンゼン環と水酸基がたくさんありますね。だからフェノールがポリになって、ポリフェノールなのですね」

A「ベンゼン環という特殊な構造は、フェニルアラニンというアミノ酸が持っています。フェニルアラニンからすべてのポリフェノールが合成されます」

Q「植物でのみ合成されて、動物の細胞はポリフェノールを作れないのですね」

図2-17 フェニルアラニンから様々なポリフェノールが合成される

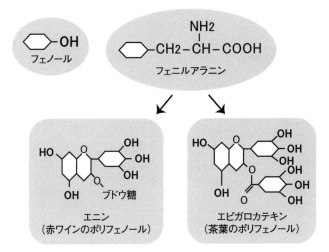

- **A**「そうです。それからもう一つ大事なことは、ポリフェノールはベンゼン環の他にたくさんの水酸基（OH）があります」
- **Q**「その水酸基が意味を持つのですか？」
- **A**「そうなのです。この水酸基は酸素との反応性がものすごく高いのです。普通の空気中の酸素ともくっつきますが、活性酸素とはすぐに結合します」
- **Q**「そうしますと、ポリフェノールが細胞内にたくさんあると、活性酸素ができても、その活性酸素をすぐに結合処理してくれるのですか？」
- **A**「そうです。活性酸素がDNAや蛋白質と結合する前に、自身が身代わりに活性酸素と反応してくれるのです」
- **Q**「なるほど、身代わり自殺みたいなものですね」

ここで動物と植物のすばらしい関係を図2-18に示します。動物は酸素を吸って糖分を摂って、ATPという効率の良いエネルギーを作って自由に動き回れるようになりました。ここでエネルギー源となる糖分と酸素、これはどこから来るかを考えましょう。まず酸素ですが、46億年前に地球が生まれ

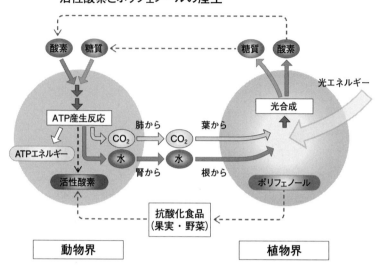

図2-18 動物界と植物界における酸素とCO₂の循環および活性酸素とポリフェノールの産生

たとき、酸素はなかったのです。一番最初、生まれた生物はバクテリアです。この微生物が大量の酸素を作り出してくれて、地球上に酸素が溢れるようになりました。そして酸素を利用して、効率がものすごく良いエネルギー（ATP）を産生することに成功して、動き回れる動物ができたのです。動物が酸素を吸うようになって、動物と植物が分かれました。

ATPエネルギーを作るために使った糖分と酸素は、水と炭酸ガスになり、それぞれ尿と呼気で排泄されます。植物は、その水と炭酸ガスを摂り入れ、光エネルギーを利用する光合成によって糖分と酸素を作ります。それをまた、動物がいただく、何とすばらしい循環が動物界と植物界で起こっていることでしょう。

しかし、酸素を使うと活性酸素がどうしてもできてしまいます。活性酸素の害をなくしてくれるポリフェノールも、何らかの植物が提供してくれています。ですから、人類も含め動物は、生存に必須の酸素と糖分の両方を植物からもらっているのみならず、健康の維持に役立つポリフェノールも植物からも

らって、植物の恵みで生かしていただいているのです。

　ポリフェノールががんの発生や生活習慣病の進展をどの程度抑えるのかについては正確なデータがなく、完全に実証されているわけではありません。しかしながら、厳密なところはどうであれ、図2-18を見ていますと、私達は"植物の恵みに感謝するところからすべて始まる"と感じることが大切なのではないでしょうか。

〔参考項〕「活性酸素」（P. 68）

〔9〕腸内細菌 —— なくてはならない同居人

　人は60兆個の細胞から成り立つ、一つの生命体です。しかし人の体の中には60兆個の細胞とは別に、一個の細胞からなる無数の生命体が棲みついています。それは細菌です。口腔（口の中）、気道や消化管に常時存在する常在菌です。汚染された食品で食中毒になるのは外部から食品とともに胃腸に侵入する病原菌です。それとは違い、元々体に棲みついている常在菌は、体に特別な病気を引き起こすことなく、逆に良好関係を保って、人体と共存しています。常在菌の棲息部位は腸で最も多く、腸内細菌として何と100兆個以上（最近では600〜1000兆個）と言われ、人体を構成する細胞の数（60兆個）をはるかに上回ります。このような膨大な数の細菌が何のために腸内に棲みついているのでしょうか？よく考えてみれば非常に不思議なことです。最近、健康維持やある種の病気との関連で、この腸内細菌の役割が新聞の健康記事や健康食品の広告などによく載るようになってきました。そこで意外と知らない腸内細菌の知識をここでまとめます。

Q「腸内細菌については、乳酸菌や善玉菌などとして、名前だけは新聞広告でよく見かけます。いろいろな種類があるのですか？」

A「そうです。約1000種類以上の細菌がありますが、種類などはどうでもい

いことです。善玉菌と悪玉菌、それとどちらでもない中間菌の3つのグループがあるというくらいの区別で腸内細菌を理解すればよいでしょう」

Q「善玉菌は乳酸菌などですね」

A「そうです。善玉菌の代表が乳酸菌とビフィズス菌です。この2つぐらいの名前を知っておくだけで充分です。悪玉菌の代表は大腸菌とウェルシュ菌です。比率的には善玉菌が20％、悪玉菌が10％、それに中間菌が70％ということになります」

Q「乳酸菌という名前はヨーグルトなどの宣伝でよく聞きます。ビフィズス菌も乳酸菌食品に含まれているようで、乳酸菌とビフィズス菌の関係が少しややこしいのですが」

A「そうですね。少し混乱がありますので、整理しておきましょう」

乳酸菌には2つの意味があるようです。1つは狭い意味での乳酸菌で、正確には乳酸桿菌です。もう1つの意味での乳酸菌は、乳酸を作る菌を総称して乳酸菌と呼ぶようです。こちらは広い意味での乳酸菌、つまり乳酸菌グループの意味での乳酸菌です。ビフィズス菌も乳酸を作りますので、乳酸菌グループの一員になり、ビフィズス菌主体のヨーグルトも乳酸菌製品と表示されています。本来の乳酸菌、つまり乳酸桿菌とビフィズス菌の間には

図2-19 ビフィズス菌と乳酸菌

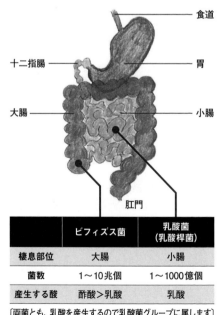

	ビフィズス菌	乳酸菌 (乳酸桿菌)
棲息部位	大腸	小腸
菌数	1〜10兆個	1〜1000億個
産生する酸	酢酸＞乳酸	乳酸

〔両菌とも、乳酸を産生するので乳酸菌グループに属します〕

少し違いがあります（図2-19）。乳酸菌（正確には乳酸桿菌）は主に小腸に、ビフィズス菌は大腸に棲息しています。大腸でのビフィズス菌は、小腸の乳酸菌より圧倒的に菌数が多いのです。さらに乳酸菌はもっぱら乳酸を作りますが、ビフィズス菌は乳酸を作るとともに、乳酸よりも多量の酢酸も併せて作ります。そしてこのビフィズス菌が酢酸を作ることに、この菌の健康増進における大きな役割があるのです。

---------- チョット待って！ ----------

Q「腸内細菌といっても小腸と大腸で棲息する善玉菌が違うようですし、どちらが重要なのですか？」

A「小腸にも大腸にもそれぞれ善玉菌が棲息していて、それぞれの役割があるのは間違いないですが、どちらかというと大腸の腸内細菌の状態が、病気との関係でより重要ということになります」

Q「そういえば病名に大腸がつく名前が多いですね。大腸ポリープ、大腸がん、大腸炎など。小腸のつく病名はあまり一般的ではないですね」

A「そうなんです。小腸の病気もないことはないですが、大腸に比べて少ないですね。それに便秘も大腸の機能で決まりますからね」

大腸における腸内細菌となりますと、善玉菌はビフィズス菌ということになります。最近はとりわけビフィズス菌という名前が、新聞の健康記事の乳酸菌製品の宣伝でよく出てきます。乳酸菌グループのこの善玉菌は、年齢と

表2-2　善玉菌と悪玉菌の作用

善　玉　菌	悪　玉　菌
腸内でビタミン（B_1、B_2、B_6、B_{12}）を産生	蛋白質を分解して発がん物質を産生
悪玉菌の増殖抑制	細菌毒素の発生
整腸作用・便秘予防	便通不良
免疫・アレルギーへの好影響	

ともに減少してゆくことがわかっています。老年期になると、成年期の100分の1以下に減少し、逆に悪玉菌が増加します。そうなると、腸内細菌バランスが崩れて健康障害が出るため、ビフィズス菌を補給してバランスの改善を図りましょうというのが乳酸菌製品の謳い文句なのです。

……………………………………… **チョット待って！** ………………………………………

Q「健康のために腸内細菌のバランスを図るといっても、善玉菌と悪玉菌がどのように作用しているかを知らなければ、迫力が出ないですね」

A「それはそうですね。それぞれの菌の作用を表2-2にまとめます」

Q「悪玉菌は食事で摂った蛋白質を分解して発がん物質を産生したりする一方、善玉菌は体に必要なビタミン（Bグループのいくつか）を作ってくれるなど、悪玉作用と善玉作用の差はわかりやすいですね」

A「それと便通に対してもまったく逆の作用を及ぼすことです」

Q「どうして作用が相反するのですか？」

A「善玉菌が多いと乳酸や酢酸がたくさん作られ、大腸内は酸性になり、酸で腸の働きが程よく刺激されて快便になります。一方、悪玉菌は蛋白質を分解してアンモニアをたくさん作るため、腸内がアルカリ性になります。そうしますと便通が悪くなります」

Q「便通が悪くなると、悪玉菌の発がん物質産生亢進など、何か悪いことが起きそうですね」

A「そうです。便通がよいほど大腸がんの発生が防げると考えてよいでしょう。そのためにも善玉菌を増やしておくことです。善玉菌が多いと悪玉菌の増殖が抑えられ、好循環が生まれます」

ビフィズス菌の酢酸産生作用は、大腸内を酸性にして大腸の蠕動(ぜんどう)運動を促します。それとともに、悪玉菌は酸に弱く、増えにくくなり便通が良くなります。反対に便秘がちになると、腸内の腐敗が進み、アンモニアの発生で大腸内がアルカリ性に傾き、善玉菌が減少し悪玉菌が増えるという悪循

環に陥ります。

·· チョット待って！ ··

Q「大腸内が酸性になれば便秘にならないのなら、ビフィズス菌の酢酸産生の代わりに"お酢"を飲んで酢酸を補給すればよいのでは？」

A「それではまったく駄目なのです。口から飲んだ酢は途中で小腸で吸収されて大腸には届きません。お酢は酢なりの効用がありますが、便秘対策にはなりません」

Q「なるほど、大腸でビフィズス菌に頑張ってもらわねばならないのですね」

A「そうなのです」

Q「最後の免疫・アレルギーとの関係は難しそうですね」

A「この分野は最近どんどん研究が進んで、新しい知見が生まれつつある、非常にホットなところです。腸内細菌を健全に保つことは、平たく言えば免疫力を高め、余計なアレルギー反応を抑えるという体にとって都合の良いことにつながってゆきます」

　腸管の内面、つまり腸管の粘膜面の総延べ面積はテニスコートの一面くらいの広さになります。腸管には100兆個以上の腸内細菌が棲息しています。その上に、粘膜面を含む腸管の壁にはこれまた多数の免疫系の細胞が常在し、腸管は体内最大の免疫臓器として働いています。これまで、腸内細菌のバランスの乱れが、食物アレルギーをはじめ、様々なアレルギー性疾患や糖尿病などの代謝性疾患と関連することがわかっていました。さらに最近の研究により、個体の免疫系が腸内細菌のバランスを良好に保つことが明らかになってきました。つまり免疫系と腸内細菌は、双方向に影響しあって、個体の健康維持に働いていることがわかってきたのです。このようにして、本項で述べてきた腸内細菌はまさしく非常に重要な同居人で、同居人との健全な関係を維持して健康の増進を図ることが大切なことになります。

骨休みの閑話一題　『孟嘗君と鶏鳴狗盗(もうしょうくん　けいめいくとう)』

　話は健康医学からそれて大脱線します。中国の有名な史実から一話。

　時は春秋・戦国の中国の動乱時代（紀元前200〜300年頃）で、「斉」の国で国王の孫として生まれた孟嘗君の話です。国王の孫でも直系ではないため、王位を継ぐことはできませんでした。しかし相当有能な人であったため、その名声を聞きつけて、中国各地から孟嘗君の元に人々が集まりました。その数、何と数千人。当時の中国では、名声高く優れた人物は、自分の元に集まる人に対し、自己の財力から住まいと食事を与える処遇をして共同生活をしていました。このような処遇を受ける人を食客といいます。食客待遇の人達は、なんらかの面に秀でた人で、その面で「主」を助けました。でも食客のなかには、変な特技を持つ人もいました。例えば、鶏の鳴きまねをする名人、盗人の特技を持つ人といった具合です。

　秦の国王が孟嘗君の名声を聞き、自国の首相にすべく、招待しました。そして孟嘗君は家来や食客とともに秦国入りしました。孟嘗君は、一旦宰相の地位につきました。しかし彼があまりにも有能であることがわかった秦国は、将来の秦国には危険すぎる人物と見なし、殺害を企図しました。事前に危険を察知した孟嘗君と食客は、急遽(きゅうきょ)夜の間に秦国を逃れることになりました。この大危機からの逃避行を可能にしたキーマンが、鶏の鳴き声名人と、盗みのプロの2人の食客だったのです。

　『鶏鳴狗盗』はこの故事から生まれ、何と2000年も語り伝えられ、今日でも四字熟語として生き続けているのです。「主」と「食客」は主従の関係でなく、共同生活者で、「食客」は衣食住を供され、平時においても非常時においても、「主」に報いる関係であったのです。我々の個体と腸内細菌の持ちつ持たれつの関係のようだと思いませんか？　えっ？　鶏の鳴きまねと盗人名人の特技はどのように逃避行を可能にしたのかですって？　興味があれば、ご自分で孟嘗君の本を読まれては。

〔10〕食品添加物 —— 最も身近な発がん性化学物質？

がん細胞は、正常細胞の遺伝子に傷ができる結果生まれます。遺伝子に傷ができるというのは、遺伝子のDNAに突然変異が起こり、DNAが変化することです。体の中の60兆個の細胞のどの細胞にも、またどの遺伝子のDNAにも傷ができる可能性があります。そのうちの"がん遺伝子"と"がん抑制遺伝子"に傷が積み重なった時、正常細胞ががん細胞になることを、次項の「がん遺伝子とがん抑制遺伝子」で述べています。

では、何が遺伝子の傷となる突然変異を引き起こすのでしょうか？ 私達の身の回りには、直接的に、あるいは間接的に、遺伝子に傷をつけ、がん細胞を生み出す"原因となるもの"で満ちています。その原因となるものとしては、①化学物質、②過度の放射線と紫外線、③感染性病原体（ウイルス、細菌）、④活性酸素、などが挙げられます。それぞれについて、P.264の(C)項でまとめています。化学物質の代表はタバコの煙に含まれる

表2-3 発がん性が濃厚、または疑われている食品添加物

添加剤名	化学物質名	使用されている食品名
①発色剤	亜硝酸ナトリウム	ハム・ベーコン・ソーセージ・イクラ等
②合成着色料	食用赤色2号（アマランス）	菓子・清涼飲料・洋酒
	食用赤色3号（エリスロシンB）	福神漬け・イチゴ・かまぼこ・和洋菓子
	食用赤色104号（フロキシン）	かまぼこ・ソーセージ
	食用赤色105号（ローズベンガル）	かまぼこ・ソーセージ
	食用赤色106号（アッシッドレッド）	ハム・ソーセージ・福神漬け・味噌漬け
	食用緑色3号（ファーストグリーン）	菓子・清涼飲料
	食用青色1号（ブリリアントブルー）	菓子・清涼飲料
	食用青色2号（インジゴカルミン）	あん類・和焼菓子
③酸化防止剤	ジブチルヒドロキシトルエン	食用油脂・バター・ガム・魚介乾製品
	ブチルヒドロキシアニソール	バター・マーガリン・食用油脂
④防カビ剤	オルトフェニルフェノール	グレープフルーツ・レモン・オレンジ
	イマザリル	輸入柑橘系果実
	チアベンダゾール	バナナ・レモン・オレンジ
⑤小麦粉改良材	臭素酸カリウム	パン・イースト
⑥殺菌・漂白剤	亜塩素酸ナトリウム	かまぼこ・ちくわ・はんぺん・数の子

発がん性化学物質ですが、食品添加物にも注意が必要です。本項は食品添加物など食品関連について述べることになります。

さて食品添加物ですが、これはあまりにも身近過ぎて、大問題です。食品添加物について、発がん性濃厚なものと強く疑われているものを表2-3にリストします。なんとたくさんの危険な添加物があることでしょう。しかも、あまりにも身近な食品に使用されているので、食生活が不安になります。

.... **チョット待って！** ....

Q「何か空恐ろしいことですが、本当に発がん性が証明されているものはあるのですか？」

A「ええ、亜硝酸ナトリウムはまず間違いなく発がん性を持つと考えられます」

Q「表2-3によると、その物質はハムやソーセージなど日頃よく口にするものに含まれているようです。本当にそれに発がん性があるのですか？」

A「亜硝酸ナトリウム自体は発がん物質とは言えないのですが、胃の中で発がん物質を作るのです」

Q「どのような発がん物質ができるのですか？」

図2-20　食品添加物（亜硝酸ナトリウム）が胃の中で発がん物質を作る

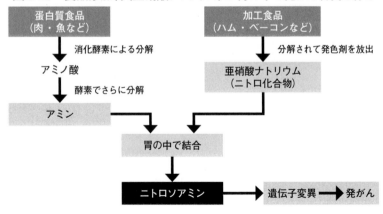

🅐「ニトロソアミンという強力な発がん物質ができるのです」

🆀「どうしてそのような危険な物質が胃の中でできるのですか？」

🅐「それについては、図2-20に示しておきます。まず蛋白質が分解されてアミノ酸になって、さらにアミノ酸が分解されてアミンという物質になります。このアミンが亜硝酸ナトリウムと結合して、ニトロソアミンという化学物質ができます。このニトロソアミンが強力な発がん物質なのです」

🆀「なぜ、胃の中でそのような反応が起こるのですか？」

🅐「アミンと亜硝酸ナトリウムの化学反応は、酸性条件で起こります。胃の中は胃酸で強い酸性になっているので、その反応が起こりやすいのです」

ニトロソアミンが発がん物質であることは証明されており、また発色剤の亜硝酸ナトリウムが胃の中でニトロソアミンを作ることは充分考えられます。したがって亜硝酸ナトリウムは間接的な発がん物質となります。元々、この物質自体の急性毒性は非常に強いため、使用許容量は厳しく制限されています。一方、発がんに至る遺伝子変異は長い年月の間に起こるもので、一種の慢性毒性です。急性毒性を回避できる許容量でも慢性毒性を起こさないという保証はないでしょう。したがって、発がんの可能性を持つ食品添加物を避けるに越したことはないと考えるべきでしょう。

················· **チョット待って！** ·················

🆀「なぜ、ハムやベーコンの加工食品に亜硝酸ナトリウムが添加物として入れられるのですか？」

🅐「豚肉などに含まれる色素が、時間が経つと酸化されて黒っぽく変色してしまいます。汚く見えて商品価値が下がるのを防ぐため、亜硝酸ナトリウムを添加してピンク色を保とうとしているのです」

🆀「ハム、ベーコン、ソーセージ、イクラなどの加工食品はいろいろな会社から、いろいろな食品として流通していますが、すべて亜硝酸ナトリウムが使われているのですか？」

図2-21 加工食肉製品に含まれる亜硝酸ナトリウム (Na) の含有

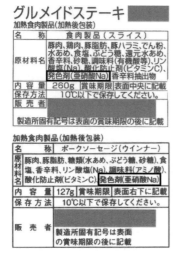

Ⓐ「いいえ。亜硝酸ナトリウムを使用している商品と、使用していない商品があります。図2-21に前者の商品の表示をコピーしています」

Ⓠ「同じハムでも亜硝酸ナトリウムを使用していないものもあるなら、それを購入した方がよいですね」

Ⓐ「その点ではそうした方が賢明なのですが、実は加工肉には食品添加物以外にも問題がなくもないのです」

加工肉が「がんリスクを高める」という記事が、2015年10月27日のメジャーな新聞に載りました。前日、WHOが「ベーコンやハム、ソーセージなどの加工肉を1日50gずつ食べると、大腸がん発症リスクが18％高くなる」とする研究結果を発表したのを受けた報道です。元々、加工肉を製造する工程で、いくつかの発がん性化学物質が発生すると言われています。この点を検討すべく、加工肉摂取を続けた調査結果のデータを医学専門誌に発表したわけです。これが本当なら大変なことです。食肉業界団体は、この研究結果に反発を強めているようです。今後どのように展開してゆくか、

リスクが受け入れられて危険性が定着するか、あるいは反論が出てくるのか見守ってゆかねばなりません。いずれにしてもWHOの発表ですから、現時点ではむげに無視することはできないでしょう。

Q「加工肉の製造工程自体に問題があるとすれば、亜硝酸ナトリウムを添加剤として使用している商品は、二重の危険性をはらむことになりますね？」

A「そういうことになります」

Q「さて、次は添加物の合成着色剤ですが、たくさんありますね？」

A「着色剤はかなり多種類あります。色合いでおいしく見せる工夫ですが、合成着色剤によってそれを行っていることになります」

Q「食品のなかには、漬物、菓子、清涼飲料水など、ケバケバしい色をしたものがあります。以前から何か良くないのではないかと思っていましたが」

A「亜硝酸ナトリウムほど危険性がはっきりしていないようですが、発色剤や合成着色剤などは、危険性を考えておくべきでしょうね」

Q「一般に食品添加物に対する国の規制はないのですか？」

A「あります。食品添加物の安全性は実験動物を使って詳しく調べられ、長期間投与する毒性試験をクリアーしたものが使われているのですけど……」

Q「……けど、と歯切れが悪いのは、何か問題があるのですか？」

A「これまでいくつかの食品添加物が長年使われ続けた後に、毒性が明らかになって使用禁止になったものがあります。よく考えますと、使用禁止になるまでは厚労省の安全基準を満たしていたことになるわけです。そうしますと、現時点で使用規制を受けていないものでも、将来禁止されるという事態はないとは言えなくなりますね」

Q「なるほど。それなら少なくとも表2-3にリストされているような疑わしきものは、できるだけ避けるに越したことはないということですね」

　食品添加物に使用されている化学物質は、一般に一筋縄ではいかないところもあります。化学作用は複雑で、まだまだ人智の及ばぬことも多いと

考えられます。がん予防のためには、いずれにしても「君子危うきに近寄らず」が無難と考えるべきでしょう。

　私達の身の回りの環境には、実に様々な化学物質が存在します。おそらく、何万何十万という種類があるでしょう。太古の昔、自給自足の暮らしをしていた頃には、合成化学物質はなく、食事は天然の食料を自分の必要な分だけ調達していました。また、タバコや排ガスも大気汚染もなく、きれいな空気を吸って日々ゆったりとした生活を営んでいたことでしょう。文明が起こり、文化が進んでゆくとともに、次第に人間社会に変化が起こってきました。さらに科学の進歩により、自然界には存在しなかった物質が作り出されることになりました。人間が切り拓いた科学的知識と、利便性を追求する欲求によって、化学的に合成された様々な物質が身の回りの環境に溢れることになりました。今では否応なしに多くの化学物質との接触なしでは生きてゆけない生活になっています。果たして文明や科学が人類を幸せにすることになっているのか、このあたりで私達は一度立ち止まって考えてみるべきかもしれません。

〔11〕がん遺伝子とがん抑制遺伝子 —— 知らずに済まされない遺伝子

　「がん遺伝子」という言葉を聞けば、誰でも一瞬ギョッとなるのではないでしょうか。同時に、「がんになる遺伝子のことですか？」とか、「そんな怖い遺伝子はどこからどうやって出てくるのですか？」などの疑問も生じることでしょう。話は飛びますが、がんの治療で抗がん剤を使います。肺がんや白血病などにおける抗がん剤は一昔前からは劇的に進歩し、別項で述べる「分子標的治療薬」の時代を迎えています。この分子標的治療薬の主な標的となるのが、「がん遺伝子」なのです。したがってがん遺伝子についての知識は、今後必要になってゆくでしょう。実際、2015年には、「がん遺伝子」も、新聞の健康・病気のコーナーに載っています。

この項は難しいかもしれません。がん細胞の本質を知りたいという、向学心旺盛な方もおられるため、あえて設けました。

Q「がん遺伝子なるものは新しくできるのですか？ はじめからというか、生まれた時から存在しているのですか？」

A「60兆個の細胞はすべて、はじめからがん遺伝子を持っているのです」

Q「へぇ〜。がん遺伝子があるからがんになるというわけではないのですね。それならがん遺伝子とはどんな遺伝子というか、何をしているのですか？」

A「がん遺伝子は今わかっているだけで200個ぐらいありますが、細胞が分裂してゆく上で必須の遺伝子で、無いと細胞は生存できないのです」

Q「なんか超重要な遺伝子で、しかもがんとは関係ないみたいですけど」

A「細胞の生存・分裂に必須な上に、がんと大きく関わる遺伝子なのです」

Q「よくわかりません」

A「そうでしょう。だからまず正常の細胞の分裂の仕組みから話を始めましょう」

私達の体は60兆個の細胞から成り立っています。元は1個の卵が1匹の精子と合体して生じたところからスタートし、分裂を続けて60兆個になります(P. 14)。一旦60兆になると増えも減りもせず、同じ細胞のままでその後何十年間も生き続けるのではありません。例えば皮膚の細胞は、表面では古くなって死んでアカとなって消えてゆきます。皮膚表面より下の方で細胞が分裂して、新しい細胞が供給されていることはイメージできるでしょう。

なお、細胞が分裂することを増殖とも言います。分裂は1つが2つ以上に分かれるという意味で、増殖とは増えることです。細胞は分裂して増える、つまり増殖できることになり、分裂と増殖は同じような意味です。これから述べる分裂の仕組みでは増殖という用語が同義に使われますが、しばしば分裂・増殖というように一緒に使われることも多々あります。

Q「細胞が分裂することはなんとなくわかりますが、どうして分裂が始まるので

すか？ 分裂の指令はどこからどのように出てくるのですか？」

A「細胞は自分で勝手気ままに分裂するのではなく、細胞の外からの刺激で分裂するのです」

Q「外からの刺激とは？ まさか何かにひっぱたかれるような刺激ではないですよね」

A「ええ、科学的に説明できるものです。分裂・増殖を指令する刺激は、増殖因子という蛋白質です。増殖刺激因子という方が意味合いがはっきりしますが、医学領域では増殖因子ということになっています」

Q「その増殖因子なる蛋白質はどのように細胞を刺激するのですか？」

A「すべての細胞は、細胞の表面に増殖因子を受け取る装置をもっています。この装置も蛋白質で、増殖因子受容体と呼ばれます（図2-22）」

Q「増殖因子は増殖因子受容体に結合して細胞を刺激するのですか？」

A「その通り！ そして増殖因子受容体から、分裂を促す刺激が細胞に伝えられるのです」

Q「ところで細胞表面の増殖因子受容体からの刺激は、どこに向かってどのように伝えられてゆくのですか？」

A「分裂・増殖を促すための刺激は一連のシグナルとなって、そのシグナルは核に伝えられます」

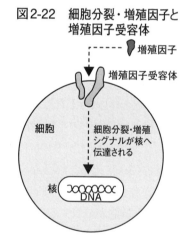

図2-22 細胞分裂・増殖因子と増殖因子受容体

　細胞分裂の主な作業は核が2つに分裂することなのです。核には1セットの遺伝子が納められています。ただ単に核が2つに分かれれば、遺伝子は半分ずつに分かれてしまいます。1つの細胞として機能できない核になってしまいます。そこで、細胞分裂のシグナルは、まず核に伝えられるの

です。シグナルが核に伝えられると、次に核の中ではすべての遺伝子を含むDNA鎖が、すべて同じコピーを作り倍になります。つまり、すべてのDNA鎖が複製され、一時的に2セットの遺伝子が存在することになるのです。そういう状態で、1つの細胞の中でDNAが2つに分かれ、次に核全体が2等分され、分かれた核を拠点に細胞が2つに分裂することになります。

.... **チョット待って！** ....

Q「細胞の分裂・増殖のシグナルですが、そのシグナル伝達のイメージが湧いてきません。シグナルが伝達される仕組みは説明できるのですか？」

A「ええ、科学的に説明できますが、シグナルの伝達の実態は超科学的で、説明も理解も非常に難しいのです」

Q「やさしく、大まかに説明できますか？」

A「簡単に、かつ平たく言うと、細胞の中には分裂・増殖シグナルの伝達作業に働くたくさんの蛋白質があり、1つの蛋白質が刺激されて興奮すると、それは次の蛋白質を興奮させるという具合に、次々に蛋白質を刺激してゆき、最後の蛋白質が核に分裂の指令を出すのです（図2-23）」

Q「何個かの蛋白質が順次分裂のためのシグナルを伝えてゆくとのことですが、シグナルが強すぎたり、弱すぎたりする心配はないのですか？」

A「鋭い質問ですね。実はこの分裂を促すシグナルに対し、それにブレーキをかけるシグナルもあるのです。ブレーキをかけるシグナルを伝えるのもやはり蛋白質です」

Q「分裂を促すシグナル系と、それを抑えるシグナル系の2本立てで、分裂の速度が調整されるのですね」

A「そうなのです。車の進行にアクセルとブレーキがあるのと同じです」

　増殖因子、増殖因子受容体、分裂・増殖シグナルを伝える分子、分裂・増殖シグナルの伝達にブレーキをかける分子、これらはすべて蛋白質です。

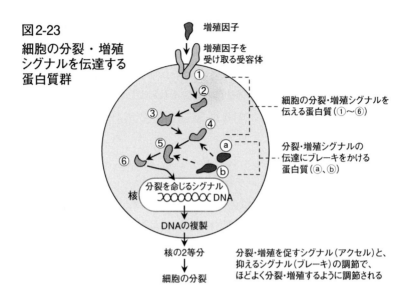

図2-23
細胞の分裂・増殖シグナルを伝達する蛋白質群

すべてそれぞれの蛋白質を作らせる遺伝子がすべての細胞の核の中にあって、その遺伝子によってこれらの蛋白質が作られています。

.... チョット待って！ ....

Q「ところで、なかなかがん遺伝子の話にならないのですが」

A「細胞の分裂・増殖のシグナルを伝えるためにたくさんの蛋白質があり、その蛋白質のそれぞれを作らせる遺伝子があります。この遺伝子がすべてがん遺伝子になるのです」

Q「えっ、ちょっと整理させてください。『正常細胞にはたくさんのがん遺伝子があり、がん遺伝子が作るいくつもの蛋白質によって、正常細胞は分裂・増殖できるようになっている』でいいですか？」

A「その通りです。細胞は生まれた時から、200個ぐらいのがん遺伝子を持っていて、そのがん遺伝子が作る蛋白質で細胞が分裂できるのです。図2-23には簡略化して6個の蛋白質だけ描いています。つまり細胞が生きてゆくために必須の役割をしてくれているのが、がん遺伝子なのです」

Q「まったくがんと関係ないではないですか！ わけがわからないですね」

　ここまでの説明ではがん遺伝子はがんと何の関係もないように思ってしまいます。ところがここからがん細胞の話になります。がんは正常細胞の遺伝子のどこかに傷がつき、その傷が積み重なって起こる病気です。傷とは遺伝子が変化（変異）することです。3万個の遺伝子のあちこちのどこにでも変異が生じる可能性があります。さて、がん遺伝子に傷ができ、がん遺伝子が変異したらどうなるでしょう。

Q「がん遺伝子が変異すれば、その変異した遺伝子が元とは違う蛋白質を作ることになりますね」
A「そうです！ 元の蛋白質の働きとは違う、とんでもない作用を持った蛋白質が作られることもありうるわけです」
Q「とんでもない作用とは？」
A「とんでもなく強い分裂・増殖のアクセルシグナル作用を持つ蛋白質がいくつもできたら、細胞の分裂・増殖のスピードはどうなりますか？」
Q「そのような細胞はものすごく速い分裂・増殖をすることになりますね。あれ、ひょっとしたら、それががん細胞ですか？」
A「そうなのです。いくつものがん遺伝子に変異が積み重なって、細胞分裂のシグナルを伝えるいくつもの蛋白質が変異して、とんでもなく強いアクセル作用が生じている、それががん細胞なのです」
Q「なるほど。やっと話がつながってわかってきました。ところで、話の流れからしますと、がん抑制遺伝子というのは、細胞分裂シグナルにブレーキをかける蛋白質を作るものになるのですか？」
A「その通りです。図2-23の蛋白質ⓐとⓑです」
Q「そのがん抑制遺伝子も傷がついて変異が起こることがありますか？」
A「はい、がん抑制遺伝子にも変異が起こります。そして元の働きとは違う蛋白質、なかにはブレーキ能を持たない蛋白質ができることもあります」

Q「ブレーキ作用のない蛋白質ができたら、やはり細胞分裂が速くなりますね」

A「そうです。しかもがん遺伝子とがん抑制遺伝子に変異が積み重なってくると、大変です。アクセルを強く踏みっぱなしで、ブレーキが壊れた車の運転みたいに、細胞の分裂・増殖がとんでもないスピードになるのです」

Q「実際のがんで、そのように両方の遺伝子群で変異が起こっていることが証明されているのですか？」

A「ある研究では大腸がんの細胞を調べると、約15種類のがん遺伝子とがん抑制遺伝子に変異が蓄積されていることが報告されています」

60兆個の細胞はいずれも、平時にゆっくりとして秩序ある分裂・増殖をしています。細胞の中にある、分裂・増殖を担う一連の蛋白質群が順次興奮してシグナルを核に伝えることによって、細胞の分裂・増殖が起こっています。分裂・増殖は、それを推進するアクセル蛋白質群と、ブレーキをかける蛋白質群の微妙な調節によります。実は、アクセル役の蛋白質を作る遺伝子ががん遺伝子で、ブレーキ役の蛋白質を作る遺伝子ががん抑制遺伝子となるのです。これらがん遺伝子やがん抑制遺伝子に変異が積み重なりますと、細胞の分裂・増殖を伝える蛋白質に変異が起こり、アクセルがかかり過ぎた蛋白質と、ブレーキの効果がない蛋白質が生じ、異常な細胞分裂が起こってしまいます。これががん細胞なのです。

がん遺伝子とがん抑制遺伝子が、正常細胞とがん細胞でどのような働き

表2-4　がん遺伝子とがん抑制遺伝子

	正常細胞	がん細胞
がん遺伝子	すべての正常細胞に在って、正常な分裂・増殖を伝達する蛋白質を作る（がん原遺伝子ともいえる）	がん遺伝子が変異して、異常に興奮したシグナルを伝達する蛋白質を作る（本物のがん遺伝子となる）
がん抑制遺伝子	分裂・増殖にブレーキをかける蛋白質を作る	がん抑制遺伝子が変異して、抑制機能のない蛋白質を作る

をしているかをまとめたものが表2-4です。

なお、がん抑制遺伝子は、細胞の分裂・増殖にブレーキをかけるだけでなく、まったく別のメカニズムでがん細胞の発生を防ぐ役割をしているものがあります。詳しくは参考図書（1）をご覧ください。

一口メモ　がんは遺伝するのですか？

一般の方からよくある質問です。答えは95％がNOで、5％がYESです。ほとんどのがん（95％）は、本項で述べているように、がん遺伝子やがん抑制遺伝子の変異の積み重なりによって生じるものです。生まれた時は遺伝子は正常ですが、生きている間に化学物質や活性酸素によって遺伝子に変異が積み重なってゆくのです。もちろんこのようながんは遺伝しません。これに対して遺伝するがん、つまり遺伝性がんというのがあります。がん全体の5％ぐらいと言われます。これは生まれつき、つまり1個の受精卵細胞の遺伝子に変異があり、60兆個に増えた時、すべての細胞がその変異を持ち、がんになるリスクが通常よりかなり高くなっている結果、生まれるがんを遺伝性がんと言います。この遺伝子変異は子供に伝わってゆく、つまり遺伝します。また、その"キーとなる"遺伝子変異は、体の中のすべての細胞にあるので、どの部位の臓器でもがんが生じ得ます。

これまでに、乳がん、卵巣がん、大腸がんでこの遺伝性がんが生じることがわかっています。ここでキーとなる遺伝子とは何かということですが、今わかっている多くは「がん抑制遺伝子」です。つまり、あるがん抑制遺伝子に生まれつき変異があると、乳がんになりやすかったり、別のがん抑制遺伝子では大腸がんになりやすくなるのです。2013年、女優のアンジェリーナ・ジョリーさんが正常の乳房摘出手術を受けました。これは遺伝子診断で、あるがん抑制遺伝子に変異がみつかり、乳がんになるリスクが高いことがわかったため、あらかじめ乳がん発症を避けるために対処されたことなのです。遺伝性がんについては、P.276で詳述します。

〔12〕がんの分子標的治療 ── 革命的ながんの化学療法

　一見して、難しそうな名前の治療です。一般の方は、このような治療のことを知る必要があるのかと思われるかもしれません。でも"知っておいて役立つ"時代になっているのです。

　がんになればがんの治療を受けることになります。がんの治療は大きく分けて4つあります。まず、外科的治療で、次が化学療法、つまり抗がん剤などによる薬物治療ともいうべき治療です。3つ目が放射線や重粒子線で腫瘍塊を照射する物理学的治療で、4つ目が免疫療法となります。

　本項の分子標的治療は抗がん剤による最新の薬物治療のことです。がんの治療は、年々進歩してきましたが、なかでも薬物治療の進歩はすさまじいものがあります。21世紀に入って開発された抗がん剤は、これまでの抗がん剤による治療の概念を一変させる、まさに革命的な薬物です。これが分子標的治療薬です。それならば、そのような新しい薬を用いる分子標的治療とはどのような治療なのかを、ある程度知っておきたいと思われる方が多いのではないでしょうか。そこで本項では分子標的治療をやさしく解説したいと思います。

Q「従来の抗がん剤のこともよく知らない上に、分子標的治療薬というような難しい名前の治療薬のことを一般人が理解できるのでしょうか？」

A「わかってもらえるようにやさしく説明することにしましょう」

Q「まず、従来の抗がん剤と分子標的治療薬はどのように違うのですか？」

A「平たくいえば、図2-24にようになります。従来の抗がん剤は、DNAの合成（複製）を阻止して、細胞の分裂・増殖を阻害する作用を持ちます。その作用によってがん細胞の分裂・増殖を抑制する薬です。いわば細胞毒性によりがん細胞をやっつけることを期する薬物です」

Q「本質的に細胞の分裂阻害剤であるなら、がん細胞だけでなく正常の細胞にも作用してしまうのではないですか？」

図2-24　分子標的治療薬の効果イメージ

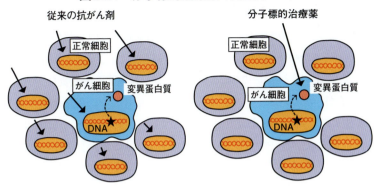

🅐「その通りです。がん細胞だけでなく、正常の細胞にも作用します。一般的にがん細胞の方が分裂スピードが大であるため、薬物の量をうまく設定して、がん細胞の方により強く作用することを期待して使用する薬物です」

🅠「投与量を設定すれば大丈夫ですか？」

🅐「いいえ、大丈夫ではありません。とりわけ正常細胞でも分裂が盛んな細胞は、抗がん剤の影響をもろに受けます。その代表が白血球です。抗がん剤治療中に起こる最大の副作用が白血球の減少です。白血球が減れば感染に弱くなるので大変です」

🅠「今世紀に入って開発され始めた分子標的治療薬は、どうなんですか？」

🅐「分子標的治療薬は、がん細胞に強い分裂・増殖を起こさせている責任分子（変異蛋白質）に狙いを定めています。つまりその責任蛋白質分子を標的にして、その分子の働きを阻害することによって、がん細胞の分裂を阻止する薬なのです」

🅠「まだイメージが湧きませんが、理論的には素晴らしそうな薬ですね」

　分子標的治療薬が、どのような作用を持つ抗がん剤なのかを知るためには、がん細胞の強い分裂・増殖能を理解しなければなりません。がん細胞の激しい分裂・増殖の仕組みは、前項「がん遺伝子とがん抑制遺伝

子」に述べてあります（P. 90）。ここでその要点を復習しておきましょう。

　正常細胞の分裂・増殖は、細胞の外からくる増殖因子という蛋白質の刺激によって起こります（図2-22）。外側の細胞膜から中心部の核に向かって、いくつかの蛋白質によって分裂・増殖を促すシグナルが順々に伝わってゆきます（図2-23）。このシグナルの伝達を推進する蛋白質を作り出す遺伝子が、がん遺伝子です。がん細胞はがん遺伝子に変異が積み重なって生まれます。がん遺伝子が変異しますと、本来のシグナル伝達のアクセル能を逸脱した、強いアクセルシグナルを伝達する蛋白質が作られます。それらがいくつか重なって、元の正常細胞よりはるかに強い分裂・増殖能を持つ細胞ができてしまう、これががん細胞です。

　分子標的治療薬は、変異したがん遺伝子から作られる1つの変異蛋白質を標的にして、変異によって生じた蛋白質の異常な機能を阻止することを目指す薬なのです。

……………………………… **チョット待って！** ………………………………

Q「1つの分子標的治療薬は、変異した異常な蛋白質の1つだけを標的にしているのですか」

A「その通りです」

Q「がん細胞は、がん遺伝子やがん抑制遺伝子に変異が積み重なって生じるのでしたね」

A「そうです」

Q「いくつかの遺伝子の変異で、異常な蛋白質がいくつもできて、そのためにがん細胞で異常な分裂のシグナルが生じているのなら、1つの異常な蛋白質だけの働きを阻止して、がん細胞の分裂を止められますか？」

A「とても鋭いところを突く質問です。この質問は、分子標的治療薬の標的分子をどこに定めるかという重大な問題に関わってくるポイントになります」

　一般に大腸がんなどではがん遺伝子やがん抑制遺伝子にいくつもの変

異が積み重なっています。ある研究報告では、1個のがん細胞に15個もの遺伝子の変異が見つかっています。このような場合、もし遺伝子変異によって生じたいくつかの変異蛋白質が、等しくがん細胞の異常な増殖に働いているのなら、1つの変異異常蛋白質を標的にする分子標的治療は、理論的にも難しいでしょう。

一方、ある種のがんでは、1個のがん遺伝子の変異により生じる変異蛋白質が、がん細胞の異常増殖に圧倒的に強い影響を及ぼし、責任異常蛋白質として働いているケースがあります。この場合は、この責任蛋白質分子を標的にする治療が奏効する可能性が理論上高くなります。実際、このようながん細胞は白血病と肺がんの一部のがんで見られ、その分子に対する標的治療薬が画期的な成果を挙げています。

Q「今世紀から実用的になった分子標的治療は、実際の成果を挙げているのですね?」

A「そうです。白血病のうちで比較的多い慢性骨髄性白血病ではすごい成果を挙げています。その薬のおかげで白血病の治療が一変しました」

Q「肺がんでも?」

A「肺がんのうちの肺腺がんでは、やはり効果が大です。よく新聞にも載り話題になった"イレッサ"という薬です」

Q「ところで、肺がんという診断がついた場合、イレッサという分子標的治療薬が効く肺がんか、効かない肺がんなのかは、事前に、つまり治療スタート前にわかるのですか?」

A「もちろんそれは、がん遺伝子の変異をチェックする遺伝子診断でわかります。その上で、該当の肺がんであることを確認の上、治療が始まります」

Q「すごい世の中になってきているのですね。ビックリです」

慢性骨髄性白血病や肺腺がんでは、治療前に、どのようながん遺伝子がどのように変異しているか、しかもその変異が、がん細胞の激しい増殖

能に圧倒的に強い力になっているかがわかるようになりました。その上で、ある特定のがん遺伝子が作る変異蛋白分子に狙いを定めた分子標的治療薬が開発され、大きな成果が生まれているのです。

·················· **チョット待って！** ··················

Q「ひょっとしたら、イレッサが標的とする遺伝子変異を持つ肺腺がんでは、イレッサで肺がんが治ってしまうのですか？」

A「そのような肺腺がんは、イレッサ治療によって多くのがん塊が縮小してゆきます。しかし残念ながら、全例消失にまで至りません。小さくなっても途中で薬が効かなくなることがあるのです。つまりがん細胞が薬に抵抗性（これを耐性と言います）を示すようになるのです」

Q「薬の耐性といえば、細菌に抗菌薬を使い続けてゆくと耐性ができて、薬が効かなくなると言いますね。菌とがん細胞の違いはありますが。あの耐性と同じ現象ですね」

A「その通りです」

Q「どうしてそれまで効いていた分子標的治療薬が、同じ人のがん細胞に効かなくなるのですか？」

A「標的となっていたがん遺伝子に、それまでとは違うDNA部位に、新たな変異が生まれるのです」

Q「そうしたらどうなりますか？」

A「新しい変異の生じたがん遺伝子蛋白質は、分子標的治療薬の標的になりません。それのみでなく、この新しい変異蛋白質は、また分裂・増殖シグナルを強力に推進してがん細胞の分裂を促進することになります」

Q「難儀なことですね。せっかく攻撃目標がピタッと定まって、がん細胞の分裂を阻害していたのに、何たることでしょう」

A「がん細胞も自分が生き延びるために必死なんでしょうね」

　従来の抗がん剤は本質的にはがん細胞だけでなく、正常細胞にも相当

表2-5　分子標的治療薬の今後の検討課題

❶
Q：分子標的治療薬で、使用中に耐性が出た場合どうなるのでしょうか？
A：これに対しては次の新しい分子標的治療薬が開発され、元の薬が無効になっても新しい薬で新たに治療効果を生み出せる可能性が出ています

❷
Q：すべてのがんに応用してゆけるのでしょうか？
A：現在は、白血病と肺がんの一部のがんに著効が見られます。胃がん、大腸がん、乳がんなど、日本人に多いこれらの難治性がんで果たして標的となる異常蛋白質分子が見つかり、それに対して奏効する治療薬が見つかるでしょうか？現在、全世界でこの点にフォーカスした抗がん剤の開発が進んでいます

程度に作用して、白血球減少等の様々な副作用を引き起こしていました。ごく最近になり始まった分子標的治療薬は、がん細胞で起こっている、がん遺伝子変異によって生まれた変異蛋白質を標的にした治療薬です。そのため、理論的にはがん細胞にのみ作用する治療薬になります。抗がん剤治療に際して見られてきた従来の苦い経験を知れば、まさに夢のような治療薬になるはずです。しかしながら始まったばかりの、この新しい治療にはすでにいくつかの課題が生じています。今後の課題、それはすべて難題ですが、参考までに表2-5にまとめておきます。

〔13〕そもそも免疫とは？── 免疫の概念と神髄

　免疫という言葉は、本来は難しい言葉です。一般の人は日常的には、2つのケースでこの言葉を使っているようです。1つは、「私はインフルエンザに免疫ができているのか、これまでインフルエンザに罹ったことがない」というように、感染性の病気に罹らないことに対して使うことです。もう1つは、「失恋には免疫ができているから、今回ふられたことも何ともないわ」というように、悪いことにも慣れて抵抗性ができていることに対して使います。つまり免疫という言葉は、病原菌に対する抵抗性を獲得していること（状態）や、悪い嫌なことに慣れてしまって、耐性ができていること（状態）に使われます。本来は前者の意味で医学的な言葉として発達したものが、転じて後者の

日常的な言葉としても使われるようになったようです。

　前置きはさておき、医学的な意味での「免疫」を掘り下げてみましょう。ほとんどの人は、免疫とはワクチンを注射することによって病気を予防することと考えているのではないでしょうか。それは間違いではないのですが、免疫はそれほど単純なものではなく、もっと奥深いことなのです。

Q「インフルエンザワクチンを注射して、免疫を作ると言いますね。これは、ワクチンでインフルエンザウイルスに対する抗体を作り、ウイルスが入ってきた時、その抗体がやっつけてくれることを期待するのですね？」

A「そうです」

Q「抗体を作るのが免疫系の細胞、リンパ球とかいう免疫系の細胞で、これに抗体を作らせて、病気（疫）を免れること、これが免疫ですね」

A「そうです」

Q「でも必ずしもワクチンを注射しなくても、免疫系の細胞はウイルスが侵入してきた時、抗体を作れるのではないですか？」

A「その通りです。外から病原体が入ってきたら、体は抗体を作るなどの免疫反応を起こします。でも抗体ができるのには時間がかかり、その間にウイルスが増えて病気を起こします。ですからウイルスが入ってくる前にあらかじめ抗体を作らせるのがワクチンです」

Q「外からのどのような侵入物に対しても抗体ができるのですか？」

A「ええ。どんなものに対しても免疫反応が生まれると考えてよいでしょう」

　体外から病原微生物（細菌やウイルス）が体内に侵入してくると、体はそれを排除しようと防御反応を起こします。白血球がこの役目を担っています。白血球の中の好中球やマクロファージは貪食細胞と呼ばれ、侵入細菌を飲み込んで（貪食）殺してしまいます。しかし細菌の数が多い場合や、侵入病原体がウイルスの場合には、リンパ球が活動することになります。リンパ球による防御反応は高度な反応で、これを一般に免疫反応といいます。

病原体に対する抗体を作ったり、病原体に感染した細胞を殺して除去するなどの多様な反応が含まれます。

.... チョット待って！ ....

Q「リンパ球が、ウイルスなどの侵入病原体に対する抗体を作るとのことですが、どんな病原体に対しても抗体を作れるのですか？」

A「答えは"Yes"と考えてもらって良いです」

Q「病原体が侵入してきた時、"こいつは悪者だ！ 体にとって危険なものだ！ 排除せねばならぬ！"と即座に、リンパ球は反応するのですね？」

A「そうです」

Q「数あるうちの、どのリンパ球が反応するのですか？ 病原体とたまたま最初に出くわすリンパ球なのですか？」

A「免疫の本質的なところに質問が到達しましたね」

体の中には億を超える数のリンパ球がいます。一個一個のリンパ球は1種類の抗体を作るように設定されています（図2-25）。億単位の数のリンパ球のそれぞれが別々の抗体を作ることができると、個体はリンパ球の数と同じ種類の抗体を作ることになります。体全体としてすごいバリエーションの抗体を作れますと、外からどんな病原体がきても、無数に近いリンパ球のうちのいくつかは間違いなく、その病原体に反応でき

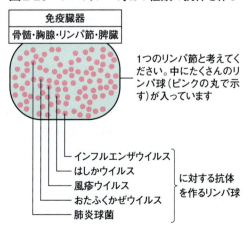

図2-25　1つのリンパ球は1種類の抗体を作る

第2章　健康維持と病気の理解に役立つ健康医学キーワード

る抗体を作り出せることになるわけです。ある病原体が侵入してきますと、その病原体に反応できる抗体を作れるリンパ球が、数を増やして抗体をどんどん作り出すのです。

Q「ある病原体に対して反応するリンパ球は、すでに決まっているのですか？」
A「そうです」
Q「侵入者と最初に出会うとか、たまたま侵入部位の近くにいるリンパ球が反応して抗体を作るというようなことではないのですね」
A「そうなのです。体は外から侵入してくるかもしれない病原体をあらかじめ知っているわけではありません。どんなものが侵入してくるかわからないので、何がきても体全体として対応できるようにしているのです」

抗体が作られるのは病原微生物に対してだけではありません。体の外から入ってくる外来異物のすべてに向かって作られます。臓器移植をしますと、他人から移植された臓器は、大きな外来異物ですから、すぐに移植臓器に対して免疫反応が起こります。これが拒絶反応で、移植臓器の生着を拒むやっかいな免疫反応です。また、スギ花粉やハウスダストに対しても免疫反応が起こります。花粉もハウスダストも何ら体に危害を加えるものではないのに、これは自分の体の成分ではない！ 外来異物だと認識して免疫反応が起こるのです。このように免疫とは、外来から侵入する異物を排除して、自分を護る、自己の恒常性を維持することなのです。残念ながら、体に危害を加える（病原微生物）か、危害を加えない（移植臓器や花粉・ハウスダストなど）かを見極めることはできません。

外界から侵入する可能性のある異物は、天文学的な種類が想定されます。体は億単位のバリエーションの抗体を作る能力を備えて、万全の準備態勢を整えているのです。

ここから先は免疫の神髄に入ります。かなり難解です！

・・・・・・・・・・・・・・・・・・・・・・・・・・・・・チョット待って！・・・・・・・・・・・・・・・・・・・・・・

Q「外からどんなものが侵入しても対処できる免疫のすごい仕組みはわかりました。それにしても膨大な数のリンパ球が、それぞれ1個ずつ、別々の異なる抗体を作るなんて！ 不思議を通り越した、疑問が生まれますね」

A「どのような疑問を持ちましたか？」

Q「抗体はアミノ酸が数珠つなぎにつながっている蛋白質ですね？ そして1つの蛋白質は1つの遺伝子から作られますね？」

A「そうです」

Q「億単位の種類の抗体（蛋白質）を作るということは、億単位の数の遺伝子が必要になるのではないですか？ でも体の中にある遺伝子は約3万個で、それ以下の数の蛋白質しか作れないのではないですか？」

A「まさに免疫、というよりも免疫学の神髄を突く質問です。実は抗体の遺伝子はほんの数百個ぐらいしかないのです。その数の遺伝子から、億単位のバリエーションを有す抗体を作れる仕組みがあるのです」

Q「何かキツネにつままれたような気がしますが」

A「いえいえ、その仕組みは見事に科学的に解明されています」

　1つの抗体を作るために、はじめから1つの遺伝子が備わっているのではないのです。平たく説明するとしても、抗体の遺伝子という少なからず高尚な知識となります。このような高度な知識は、一般の人が知る必要があるかどうか疑問です。でも世の中にはとても向学心が強く、理解したいと思われる方がおられます。その人のためにも図2-26を使って説明します。

　抗体の遺伝子は、DNA鎖の1ヵ所に存在するのではないのです。1つの抗体の遺伝子は、4つの部分に部分遺伝子として分かれてDNA鎖に納まっています。図2-26にありますように、抗体の部分遺伝子がDNA鎖のAからDの4つの領域に、数個から100個程度納まっています。1つのリンパ球は4つのそれぞれの領域から抗体の部分遺伝子を1個ずつ選び取

図2-26 抗体を作る遺伝子が、部分遺伝子の再構成により完成する仕組み

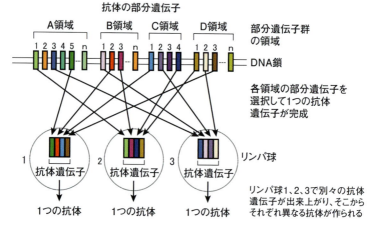

って、それをつなぎ合わせて1つの抗体遺伝子を完成させます。つまり4つの部分遺伝子を再構成して、1つの抗体遺伝子ができるのです。この完成された抗体遺伝子から1つの抗体が作られます。各領域のうちのどの部分遺伝子を選び取るかは、リンパ球一個一個によってすべて異なります。1億個のリンパ球があれば、すべて異なる選び取り方をするため、膨大な数の異なる抗体遺伝子が完成します。わずか数百個程度の部分遺伝子の順列組み合わせによって、膨大な数の抗体遺伝子が生まれ、その数と同じバリエーションの抗体を作ることができます。世界を驚かせた、このすごい免疫の仕組みを解明されたのが利根川進博士で、1987年のノーベル医学・生理学賞に輝かれました。難しいですが、ここに免疫の神髄があるのです。

さて最後に、免疫全体についてのやさしいまとめです。免疫システムの本来の役割は、体外から侵入する外敵（病原微生物）に対抗して、抗体を作るなどの作業によって個体を護ることです。それを一歩前進させ、病原微生物の成分を注射してあらかじめ抗体を作り、感染する病気を予防

するのがワクチンです。

　免疫システムは体に良い面ばかりに働いてくれるわけではありません。時によっては個体を護るはずの免疫反応が暴走します。これがアレルギーやアナフィラキシーです。また、自分の体に対して免疫反応を起こして体を破壊する自己免疫疾患という病気も生じます。「アレルギー」、「自己免疫疾患」については別項で述べることにします。

〔14〕アレルギー ── 暴走する免疫反応

　花粉症、またはアレルギー性鼻炎が非常に増えてきた現在、アレルギーという言葉を知らない人はいないでしょう。でも、同じスギ花粉の多い所に住んでいて、どうして花粉症が出る人と出ない人がいるのか不思議に思う人は多いのではないでしょうか。アレルギーって何なのでしょうか。アレルギーはどうして起こるのでしょうか。ここではアレルギーについて学んでいただきましょう。

　アレルギーの実態を知らなくても、アレルギーによる病気は身近なものばかりです。まず、アレルギー性鼻炎や花粉症です。その他気管支喘息、アトピー性皮膚炎、じんましん、食物アレルギー、薬物アレルギーなどなど、本当にほとんど知っている病名ばかりです（表2-6）。そしてこれらの病気はすべて、個体の免疫反応の結果、引き起こされることになるのです。

表2-6　アレルギーで起こる主な病気

1. アレルギー性鼻炎・結膜炎
   ・花粉症：花粉の時期に起こる
   ・通年性鼻炎：ハウスダストやダニが原因の場合は、一年中鼻炎となる
2. 気管支喘息
3. アトピー性皮膚炎
4. じんましん
5. 食物アレルギー
6. 薬物アレルギー
7. アナフィラキシー（⇨P. 114の一口メモ）

.... **チョット待って！** ....

Q「免疫とは外界から侵入する病原微生物や異物に対して、抗体を作るなどしてそれらを排除する反応でしたね」

A「ええ。免疫反応は本来は個体を護る、つまり生体防御反応の一つです」

Q「それなのに、なぜアレルギーの免疫反応は生体を苦しめるのですか？」

A「それは特殊な免疫反応が起こるからなのです」

Q「花粉も食品も、私達の体にとって何ら有害なものではありませんね。ウイルスや細菌などの有害な侵入物に対する免疫反応と、何ら有害でない外来異物に対する免疫反応に何か根本的な違いがあるのですか？」

A「大ありです。そこがアレルギーを理解する第一歩です」

　免疫とは体を護るための防御システムで、体内に侵入してきた異物に対して、抗体を作って対抗します。異物は体に害を及ぼす病原微生物（細菌やウイルス）はもちろんですが、体に何の害も及ぼさない物質、つまり食物や花粉、ダニなども含みます。免疫反応で作られる抗体には、IgG、IgM、IgA、IgEと呼ばれる4種類があります。細菌やウイルスに対してはもっぱら、IgGを中心に、それにIgM、IgA抗体が産生され、その3種類の抗体で病原体に対抗します。ところが、病原性のない異物に対してIgG抗体に加え、IgE抗体が産生される場合があり、このIgE抗体によってアレルギー反応が起こるのです。つまり、IgEという特殊な抗体がアレルギーの犯人だということになります。

.... **チョット待って！** ....

Q「花粉などの病原性のない異物に対するIgE抗体ですが、花粉が体に入ってきたら誰でもこの抗体を産生するのではないのですか？」

A「IgG抗体は多かれ少なかれ、花粉の量によって作られますが、IgE抗体の産生は人によって大きく異なります。IgE抗体を作る人にアレルギーが起こり、一方、IgE抗体を作らない人にはアレルギーが起こりません」

Q「なぜ、人によってIgE抗体の産生が違うのですか？」

A「体質（遺伝子）の差です。IgE抗体を産生しやすい体質をアトピー体質、または素因と言います。IgE抗体を産生しやすいアトピー体質の人にアレルギーが起こるのです」

Q「IgE抗体を作っているかどうかは検査でわかりますか？」

A「どのような花粉に対してアレルギーになっているか、血液のIgE抗体の量を調べることですぐにわかります。スギ、ヒノキ、イネ、ブタクサ……年中飛び交う花粉のそれぞれに対して、IgE抗体が産生されているかどうかがわかります」

Q「花粉症の花粉に限らず、気管支喘息、じんましん、食物アレルギーなどの原因となる異物も同じように調べられるのですね？」

A「そうです。アレルギーを引き起こす外来異物を一般にアレルゲンと呼びます。個々のアレルギー疾患の原因となるアレルゲンについては、想定されるものに対するIgE抗体を血液検査で調べることでわかります」

前述の如く、アレルギーによる主な病気は、花粉症、アレルギー性鼻炎、気管支喘息、アトピー性皮膚炎、食物アレルギーなどです。いずれも何らかのアレルゲンが気道（口や鼻から気管支）や、皮膚、または消化管から入ってきて、それに対するIgE抗体が産生されて起こります。

·················· **チョット待って！** ··················

Q「他の種類の抗体では起こらないのに、なぜIgE抗体ができるとアレルギーが起こるのですか？」

A「IgE抗体のみでアレルギーが起こるのではなく、もう一人アレルギーを引き起こす役者がいます」

Q「その役者とは？」

A「血液中を流れている白血球のような細胞で、マスト細胞という血球細胞があります。これがIgE抗体とタッグを組んでアレルギー反応を起こすのです」

Q「どのようにタッグを組むのか、そのタッグで鼻炎や、喘息やじんましんなどの様々な症状をどのようにして起こすのか説明できるのですか?」

A「ええ、アレルギーの発症メカニズムはけっこうわかっています」

アレルギー反応を図2-27に沿って説明しましょう。アレルゲンが入ってくると、それを異物として捉え、リンパ節などで免疫反応が起こり、この場合はIgEという特殊な抗体が作られます。皮膚や粘膜に多くあるマスト細胞は、表面にこのIgE抗体をくっつける装置を持っています。マスト細胞の表面に固定されたIgE抗体は、まるでアンテナのように再び侵入する異物を見張っています。次に同じアレルゲンが入ってくると、このIgE抗体のアンテナに引っかかり結合します。IgE抗体のアンテナがマスト細胞にシグナルを出し、マスト細胞の中に詰まっているヒスタミンなどの化学物質が一気に放出され

図2-27 アレルギー反応の発症機序

①アレルゲン〔〕が侵入して、

②リンパ節などでIgE抗体〔 Y 〕が作られる

⬇

③IgE抗体が血流にのって、皮膚・粘膜のマスト細胞に流れつく

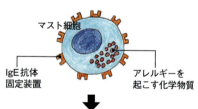

④IgE抗体のマスト細胞への結合

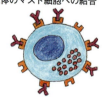

⑤再び同じアレルゲン〔〕が侵入して、

⬇

⑥アレルゲンがマスト細胞表面のIgE抗体にくっつく

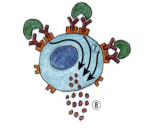

⑦化学物質放出のシグナルが出て、

⑧化学物質が放出される

⬇

化学物質によって様々なアレルギーの症状が引き起こされる

ます。この化学物質で、皮膚や鼻粘膜にかゆみが出たり、血管が拡張して鼻炎やじんましんが生じたり、気管支が収縮して喘息症状が出るなど、様々なアレルギー症状が出るのです。

·················· **チョット待って！** ··················

Q「マスト細胞にある抗体固定装置にはIgE抗体のみが、くっつくのですか？」
A「はい。他の種類の抗体、つまりIgGやIgM抗体はほとんどくっつきません」
Q「ウイルスや細菌に対して作られる抗体は、IgGやIgMが中心で、これらはマスト細胞にくっつかないから、ウイルスや細菌ではアレルギーは起こらないことになりますね」
A「その通りです」
Q「抗体は、特異的に異物と反応するのでしたね？」
A「そうです。花粉を例に挙げると、スギ花粉に特異的に反応するIgE抗体、ヒノキ花粉に特異的なIgE抗体ということになります」
Q「そうしますと、スギ花粉とダニにアレルギーのある人は、スギに対するIgE抗体とダニに対するIgE抗体が作られ、その両方がマスト細胞上でアンテナを張っているということですね」
A「その通りです」

　アレルギーの病気は、アレルギー体質、つまりIgE抗体を作りやすい体質の人に起こります。しかし最近、アレルギー疾患が非常に増えています。体質は遺伝子ですが、最近の10〜20年で人の遺伝子が変化したとは考えられません。なぜ、最近アレルギー疾患が増えているのでしょうか？

Q「最近アレルギー疾患が増えている原因はわかっているのですか？」
A「ええ、ある程度わかっています。でもその前に、アレルギーは元々のアレルギー体質の上に、環境のいろいろな悪化因子が絡まって発症したり、症状が悪化するものであることを理解しておかねばなりません」

Q「そうしますと、人間の体質はそれほど変化していなくても、環境変化でアレルギー疾患が増えていることになるのですか?」

A「林業の衰退で森林の整備が滞り、花粉の飛散量が増える、住宅環境の変化(密閉傾向の強い住宅)でダニやカビが増える、皮膚に厳しい乾燥環境が増す、ストレス社会が進むことによるメンタルやホルモン面でのバランスの乱れが増すなどの変化が考えられます」

一口メモ　アナフィラキシーって何ですか?

　アナフィラキシーとは、アレルゲン(アレルギーの原因となる異物)が体の中に入り、短時間(早ければ分単位)のうちに全身に強いアレルギー症状が出る反応のことです。

　アナフィラキシー症状は、皮膚(発疹やみみず腫れ)、気道(喘息のような呼吸困難)、消化管(下痢・腹痛)、循環器(血圧低下)に現れます。ひどい場合は、血圧の低下や意識障害で、ショック状態となり、さらに心停止に至ることもあります。アナフィラキシーショックの原因となるアレルゲンは、蜂毒、食物、薬物に多く、年間60〜70人が亡くなると報告されています。

　蜂刺されや薬物服用は原因がはっきりしています。一方、食物アレルギーは原因がわかりにくいことがあります。例えば、そばやピーナッツのアレルギーはわかっていても、加工された食品の場合は元の食品が見えないため、知らずに食べてショックに陥ったりします。

　アナフィラキシー症状が出ると、症状の強さによってはすぐ救急受診せねばなりません。即効薬はアドレナリンの注射です。最近はアドレナリン自己注射液(エピペン)が医療機関で事前に処方してもらえます。アレルギーのある方はこれを携帯用に持ち歩けば、いつでも自分でショックに備えることができるようになっています。

　元々のアレルギー体質に、いろいろな環境の悪化因子が関与して、アレ

ルギーが起こります。体質は変えられません。でも悪化因子を知って、環境を整えることでアレルギー疾患の発症を予防したり、症状を軽くすることはできます。また、各アレルギー疾患の対応は、第3章で述べます。

〔15〕自己免疫疾患 ── これはどんな病気なのですか？

　自己免疫疾患なんていう言葉は、「聞いたことがない！　これは病名なんですか？　何なんですか？」「こんな言葉（病名だとしても）を知っていて役立つことがあるのですか？」と思われる方がほとんどでしょう。でも、自己免疫疾患という言葉を知らなくても、関節リウマチやバセドウ病（甲状腺の病気）という病名は、逆に知らない人はほとんどいないことでしょう。実は、この2つの病気が自己免疫疾患という範疇の病気の代表格なのです。関節リウマチは変形した関節や、つらい痛みのイメージが強く、一般に怖い病気と思っている人が多いようです。そのため、関節の痛みが出るとすぐに、「リウマチと違うでしょうか？」と心配して受診される方がとても多いのです。関節リウマチのつらい症状のイメージはあっても、この病気の原因は何なのかということにまで思いを馳せる人は少ないようです。ここでは一般教養を兼ねて、リウマチなどの自己免疫疾患という病気がどのようにして発症してくるのかについて学んでいただくことに致しましょう。
〈しっかり理解しようと思われる方には、「そもそも免疫とは」の項で、免疫の全体概念を知った上で本項を読まれることをお勧めします〉

Q「そもそも免疫とは、外界から侵入してくる病原体や異物に対して、抗体を作るなどしてそれを排除して体を護ることでしたね」

A「そうです」

Q「それなら自己免疫ってどういうことですか？　まさか免疫反応が自分に対して向かうことではないでしょうね？」

A「そのまさかです。自分の体の成分の何か、つまり何らかの自己成分に対し

て抗体ができる（免疫ができる）、そして、その抗体が自己を攻撃して組織や臓器が荒らされる病気が、自己免疫疾患です」

Q「本来は体を護るための免疫が、逆に体を害する反応を引き起こすなんて、どうなっているのですか？」

A「免疫系は、外からどのようなものが侵入してきてもそれに対処できるように、ありとあらゆる侵入物に対して、ものすごいバリエーションの抗体を作れるようにできているということを、『そもそも免疫とは？』の項で述べましたね。どうしてそのようなことが可能なのかについて知れば、自己免疫という現象を理解することができます」

　ここで少し、抗体のバリエーションについての復習をしましょう。私達の体の中には億単位の数のリンパ球があります。これは出生前後の数週間で作られます。この膨大な数のリンパ球は、一個一個、別々の抗体を作れるようになっています。別々の抗体を作るといっても、遺伝子が億単位の数あるわけではありません。抗体を作る元の部分遺伝子はせいぜい数百個です。リンパ球が生まれる際に、この抗体を作る部分遺伝子が、様々な組み合わせで、1つの完成遺伝子となり、1つの抗体を作れるようになります。一個一個のリンパ球で、アトランダムに部分遺伝子の組み換えが起こりますので、リンパ球の数と同じだけの別々の抗体ができることになります。このようにしてものすごい種類の抗体を、リンパ球全体として作ることができますと、外界からどんなものが侵入してきても、億単位のリンパ球のうちのいくつかはその侵入者に対処できる抗体を作れるようになります。

.... **チョット待って！** ....

Q「侵入者が何であってもそれに対応できるように準備が整っている仕組みは、何か、うまく出来過ぎているような感じを禁じえません」

A「まさに神秘的なことですね」

Q「でも、ものすごい数のリンパ球集団が、それぞれ独自の抗体を作って、も

図2-28 リンパ球の産生と反応性レパートリー

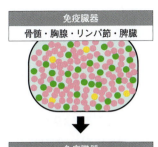

出生前後の一定期間でおびただしい数の
リンパ球が免疫臓器で作られる

- 🔴 外敵・外来異物と反応するリンパ球
- 🟢 体の自己成分と反応する、つまり自己反応性リンパ球
- 🟡 自己反応性リンパ球の働きを抑えるリンパ球

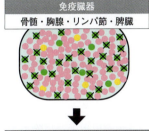

ほとんどの自己反応性リンパ球は
出生後の早期に除去される

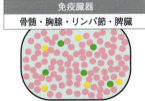

生存を続けるリンパ球のほとんどは、
外敵・外来異物に反応する（🔴）。
一部、自己反応性リンパ球（🟢）が存在するが、
その活動は別のリンパ球（🟡）によって
抑えられている

のすごく多くの種類の抗体ができて、その抗体がすべて外からくる病原体などとばかり反応するように仕組まれているのですか？」

Ⓐ「いい質問です。抗体が反応する相手方の種類という意味で、これを抗体のレパートリーと言います。出生時にリンパ球が作られるとともに、出来上がる抗体のレパートリーはまったくアトランダムになっています。出生当初はこのレパートリーは必ずしも外からの侵入物に対するものだけにはなっていないのです」

Ⓠ「リンパ球が生まれる時にできる抗体のレパートリーには、外来侵入物以外にも対象物があるのですか？」

A「そうです。抗体が向かう対象物のレパートリーはアトランダムですので、実は体の中の細胞や蛋白質など、自分の体の成分に対する抗体を作るリンパ球（これを自己反応性リンパ球と言います）もできることになっているはずなのです（図2-28上段の緑色のリンパ球）」

Q「えっ、自己反応性リンパ球がいて、自分の体の何かに反応する抗体ができるなんて！それは大変なことではないですか？」

A「そうです。そのままだと大変なことになります。ところが大変なことが起こらないように、自分の体の何かと反応する抗体を作るリンパ球は、出生後1〜2週間以内に除去されてしまううまい仕組みを体は備えています」

　億単位の数のリンパ球は、リンパ球全体として無数の種類の抗体を作ります。このうちのある割合のリンパ球は、体の中の細胞や蛋白質分子などの自分自身と反応する抗体を作ることになります。ところが、このような自分と反応する抗体を作るリンパ球は、一旦できますが出生前後に除去され消滅してしまうのです（図2-28中段）。残ったリンパ球が、自分以外の、つまり自分の体の外からくる、病原体のようなものと反応する抗体レパートリーのリンパ球集団となるのです。

.... **チョット待って！** ....

Q「でも本当に自分と反応する抗体を作るリンパ球は100％完全に除かれ消滅するのですか？」

A「鋭い所を突いてきましたね。実は100％完全除去ではないのです。いくらかは除去されておらず、健常な成人の体の中に残っていることが明らかになっています（図2-28下段の緑色のリンパ球）」

Q「そのようなリンパ球は自己の体の何かに反応する抗体（自己反応性抗体）を作るわけですね。自己に免疫反応を起こすことになるのでは？」

A「除ききれなかった自己反応性リンパ球の働きを抑える巧妙な仕組みがあるのです。実は、別の集団のリンパ球が、自己反応性リンパ球の働きを抑制

します。ですから、自己反応性リンパ球は存在すれども活動せずの状態になっています（図2-28下段の黄色のリンパ球）」

　自己反応性リンパ球、つまり自分の体の何かに反応する抗体を作るリンパ球が、除かれずにわずかに体の中に残っていること（図2-28下段）は重大なことです。普段は正常に過ごせますが、何らかの刺激が加わった時、または感染症などの異常が起こった時、自己反応性リンパ球の活動を抑えていたリンパ球が機能を失います。そのため、抑えが効かなくなって自己反応性リンパ球が活動して、自己に対して免疫反応を引き起こすことがあるのです。ここで起こってくる疾患が自己免疫疾患なのです。

Q「免疫は本当に奥が深いですね。自己に反応するリンパ球が体の中に存在すること、それが活動しないように仕組まれているのですね」
A「そうです。その仕組みが破綻して、自己反応性リンパ球が活動して自己を攻撃する抗体を作ることになるのです」
Q「それが自己免疫疾患なのですね。かなり難解なところでしたが、今なんとなくわかった気がします」

　自己免疫疾患には、なじみの深い関節リウマチ以外に、甲状腺の病気（バセドウ病と橋本病）、唾液腺の病気（シェーグレン症候群）などがあります。それぞれの病気では、どのような自己成分に対する抗体（自己抗体）が作られているかがわかっています。実際、そのような自己抗体を血液検査で検出して、それぞれの自己免疫疾患が診断されています。自己免疫疾患のうち、関節リウマチと甲状腺の病気は別項で述べています。何らかの機会に、自己免疫疾患という言葉が出てきた際、本項が自己免疫とは何ぞやという疑問の答えになれば幸いです。

〔16〕アンチエイジング ── 健康長寿を目指すことです！

　「アンチエイジング」を日本語に直せば「抗加齢」です。今世紀に入り、アンチエイジング、または抗加齢という言葉が、よく目に入ったり、耳にしたりするようになりました。抗加齢医学とか、アンチエイジングドックというように使われることが多いようです。

　「抗加齢」という言葉には「不老不死」のイメージが漂います。世の中の欲しいもののすべてを手に入れた秦の始皇帝が、最後に追い求めた夢であった「不老不死」ですが、現代人は誰もそれは不可能な願いであることがわかっています。しかしほとんどの人にとって、完全に棄て切れない、潜在的な夢であり続けているはずです。「不死」は無理でも、少しでも長生きしたいと思わない人はいないでしょう。しかしながら現代の世の中を冷静に眺めてみますと、身体の機能が衰えたり、病気を抱えていたり、認知症になっている高齢者のなんと多いことかと嘆息するのが現実でもあります。当事者の思いもさることながら、家族や周囲にとりましても、非常に複雑な気持ちに陥るケースもあります。そこで長寿になるのなら、健康を伴っていたいと願うのが当然のこととなります。寿命が延びても健康長寿であることが重要なのです。そこで「不老不死」に替わって「健康長寿」が新しい現実的な目標として生まれてきたのです。

一口メモ　抗加齢（アンチエイジング）医学の目指すところ

　抗加齢医学は単に寿命の延長を目標とするものではありません。40年以上にも亘る老化進行期間を充実して生き、身体的にもメンタル的にも元気で長寿、つまり健康長寿を享受することを目指す医学です。

〈身体的〉　　できるだけ病気の予防に心掛け、何らかの病気を持っていても元気に暮らせる

〈メンタル的〉人生の目標を持ち、生きがいを感じて日々の生活を営む

アンチエイジング（抗加齢）医学は、20世紀末に初めて作り出された概念で、世紀が移りにわかに注目度が高まり、21世紀の新しいジャンルの医学となってきました。現代の抗加齢医学は健康長寿を目指しています。これは単に寿命の延長を図り、高齢生存者を増やすことを目的とするのではなく、"元気で長寿を享受することを目指す"医学なのです。

---------- **チョット待って！** ----------

Q「不老不死の替わりの健康長寿は、以前から誰でも願っていたことではないですか？」

A「医学的でなく、漠然とした願いとしてはね」

Q「今世紀に入り、急にそれが抗加齢医学のはっきりした目標となったのには理由がありますか？」

A「2つの大きな要因があります。社会・経済的背景と科学的背景です」

Q「前者の背景は？」

A「高齢人口が急速に増えてきたことに伴い、高齢者の疾病が著増しました。高齢者に対する医療費が巨大化し、国の医療制度は破綻寸前のところまで追いつめられています。従来通りの"疾病治療型"から、"予防医学"へ重点を移すという医療の流れの変換が底流にあります」

Q「なるほど。では次に後者の科学的背景は？」

A「加齢のサイエンスが進み、加齢の仕組みがその神秘のベールを脱ぎ始めたことに大きな要因があります。もちろん現在でも加齢のメカニズムは複雑で、スパッと説明できるわけではありません。それでも次第に医学的情報が集積され、加齢のメカニズムが解き明かされつつあります」

Q「健康長寿を目指す医学が現実的となってきたのですね？」

A「その通りです」

加齢の仕組みに関する研究には、2つの大きな流れがあります。そのうちの1つは、従来から唱えられてきた酸化ストレス（活性酸素）による加齢

の促進です。活性酸素は別項（P. 68）でも述べているように、生活習慣病やがん、さらには加齢に大きく関わっていることは間違いありません。活性酸素の最大の発生源はミトコンドリアです。40歳頃から、ミトコンドリアの劣化による活性酸素の発生増加と、活性酸素消去能力の減弱（P. 72）により、酸化ストレスが増大してゆくことが、加齢の促進の原因となります。

もう1つの加齢研究の流れは、長寿に関する様々な遺伝子の機能が解明されてきたことで、その研究の進展には著しいものがあります。なかでも2000年に初めて報告された長寿遺伝子の研究成果が、加齢の仕組み、または長寿の推進に大きなインパクトを与えたのです。長寿遺伝子の働きは加齢に伴う酸化ストレスの抑制とつながるため、2つの研究が抗加齢医学で合流し、健康長寿推進の一つの大きな潮流を作り出しています。

.... **チョット待って！** ....

Q「活性酸素は以前からある程度知っていました。長寿遺伝子なるものがわかったのは、すばらしい研究成果ですね」

A「それに加えて、活性酸素が発生する場所としてのミトコンドリアの知識（P. 28）も大切です」

Q「活性酸素、ミトコンドリア、長寿遺伝子、これらが加齢の仕組みを知る上でのキーワードになるのですね。あっ、これらキーワードは本書の別項でそれぞれ述べられていますね。これら3つのキーワードは老化という接点を持っていたのですか。今初めてわかりました」

A「ミトコンドリアでの活性酸素の発生を増加させると加齢の促進になり、減少させると抗加齢になります。また、長寿遺伝子は次項（P. 126）で述べていますように、抗加齢のマスター遺伝子になるのです」

体内で活性酸素を発生させる最大の細胞内小器官はミトコンドリアです。ミトコンドリアでは細胞のエネルギー（ATP）を作るために酸素を使います。酸素を使う代償として活性酸素が発生しますが、40歳頃までは、何とかミ

トコンドリア自身の活性酸素消去能が作動してくれます。しかし、40歳頃から、加齢によるミトコンドリア機能の低下のため、活性酸素の蓄積が増えてゆきます。

加齢が原因となる活性酸素増加は仕方がないとしても、それ以外の原因で活性酸素の発生が増加する事態もあります。その原因とは、悪しき生活習慣と

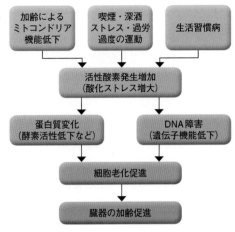

図2-29　酸化ストレス増大による加齢促進

しての喫煙・深酒・ストレス・過労・過激な運動などです。さらに生活習慣病が発症しますと継続的に酸化ストレスの増大が起こります（図2-29）。

Q「図2-29を見ますと、抗加齢対策としては、自分達の努力でできることと、できないことの2つの柱があるように思います」

A「その通りです。1つは悪しき生活習慣を改めることと、生活習慣病を適切に治療して健康体に戻すことです。抗加齢医学が予防医学として活躍できる拠点です」

Q「もう一方は、加齢によりミトコンドリア機能が低下するのですから、これはもう止むを得ないような気がしますが……」

A「いえいえ、抗加齢医学はここにも食い込んでゆきます」

Q「あ、そうか！ ここで長寿遺伝子が出てくるのですね」

A「そうです。長寿遺伝子を活性化させれば、加齢によって劣化したミトコンドリアの質と数を再生して元気なミトコンドリアに戻せるのです」

Q「ところで長寿遺伝子を活性化させるには？」

A「長寿遺伝子の項で述べることになりますが、過食を戒める、つまり、摂取

カロリーを制限し、適度な運動を根気よく続けることです」

　長寿遺伝子はすべての人が持っています。但しこの遺伝子は、好きなものを腹一杯食べて体を動かさない人の場合は眠っていて働いていません。宝の持ち腐れです。食事摂取のカロリーを制限し、体を動かすことによってスイッチONとなり働いてくれるのです（次項の図2-31で説明）。

　加えて、図2-29の悪しき生活習慣を避け、生活習慣病の予防と治療に充分対処してゆくことが、健康長寿を目指す現在の抗加齢医学の根幹です。

……………………………… **チョット待って！** ………………………………

Q「健康長寿対策は何か簡単すぎるような気がしますが？」

A「上で述べたことはあくまで根幹です。でもこの根幹部分の実践だけでも大変なことですよ」

Q「他にはどのような対処がありますか？」

A「図2-30に示すように、健康長寿は多くの機能によって達成され、それぞれの対処ポイントがあります。まず誰でもすぐわかるのは認知機能と身体機能対策です」

Q「認知機能は認知症の予防対策ですね。認知症になれば、ストレスがなくなり、長寿になるかもしれないけど、メンタル的な健康を損ねますね」

A「メンタル的な健康をも追求する抗加齢医学では、認知症の予防が重要になります。生活習慣病のいずれもが認知症のハイリスクになるため、生活習慣病の予防と適切な早期の治療が認知機能の対策の要となります」

Q「次は身体機能ですが、運動できる身体機能を持つことですね？」

A「運動が長寿遺伝子をスイッチONにします（P. 129）。また、生活習慣病予防の基本をわかっていても、運動ができない体では抗加齢医学の実践がままなりませんからね」

Q「図2-30ではサルコペニア、ロコモティブシンドロームとか耳慣れない言葉が出てきていますが」

図2-30　健康長寿は様々な機能を良好に保つことによって達成される

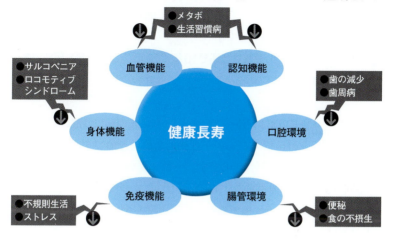

🅐「サルコペニアとは加齢による筋肉減少と筋力低下の病態です。加齢に伴う筋肉の消退と、膝関節や腰椎などの加齢性変化による運動制限を併せてロコモティブシンドロームと呼びます。今後加齢による身体機能の低下をきたす重要な問題となってゆきます。別項で詳しく述べてあります」

　この他、口腔や腸管の環境整備も重要です。歯が悪いと運動能力や認知機能の低下につながります。また、歯周病は持続する慢性炎症として糖尿病を悪化させたり、心臓・脳の血管性疾患を発症させやすくします。腸管には天文学的な数の腸内細菌が棲息しています。この腸内細菌は私達の体全体の健康を維持してくれる大切な同居人です。腸内細菌についても別項（P. 79）でまとめています。免疫機能を良好に保つことが重要であることは説明の必要もないでしょう。

🅠「図2-30には健康長寿を得るために必要な、体の様々な機能と、その機能を損なう障害がまとめられていますね。これらの障害をなくす努力が、今日の抗加齢医学ですね？」

🅐「その通りです」

🆀「不老不死はもちろん駄目でも、それぞれの機能を良好に保つ努力は少しでも長寿に結びつきますか？」

🅐「もちろんです。より健康な状態で10年ぐらいは寿命の延長を期待できると思います」

　テロメアの項（P. 131）で述べていますように、人の体には避けがたい寿命があります。120〜130歳ぐらいが理論的な最長寿命です。これは60兆個の細胞に細胞寿命があるからです。一個一個の細胞は一生のうちに50〜60回分裂します。分裂のたびに遺伝子に少しずつ複製エラー（P. 267）としての傷が生じます。その傷で細胞の機能が障害され自然老化をきたします。これは避けがたいことです。そのため最長寿命まで生きられないのです。それに加え、不適切な生活習慣や生活習慣病によって、健康を損ねるために、寿命が10年ぐらいさらに短くなるのです。この10年を健康な状態を維持しつつ取り戻すこと、これが現代の抗加齢医学が目指す健康長寿です。

〔参考項〕「テロメア」（P. 131）　　「活性酸素」（P. 68）
　　　　　「長寿遺伝子」（P. 126）「腸内細菌」（P. 79）

〔17〕長寿遺伝子 ── アンチエイジングのマスター遺伝子

　「長寿遺伝子」という言葉が、この10年ぐらいの間に活字になって一般の人の眼に留まることになってきました。「歳をとらずに長生きしたい！」という不老長寿の夢を叶えてくれそうな言葉です。書店で健康本の棚をのぞけば、老化の予防や長寿の秘訣などを謳う本がたくさん見られ、その中に長寿遺伝子の解説が出ているような時代になっています。

　はたして、いつまでも歳をとらずに長生きできる、そのような遺伝子があるのでしょうか？　本当にあるのなら、世間では大騒ぎになっているはずだと

いうのに、それほど大きなニュースも聞いたことがない。長寿遺伝子なるものがあるらしいが、何か"マユツバ"なのではないか。でも何か気になったり、興味をそそられるという方が多いのではないでしょうか？

Q「不老長寿を叶える遺伝子なんて無いでしょうね？」
A「ありません。不老なんてありえないことです。細胞一個一個にも、個体全体にも寿命があるということは"テロメア"の項（P. 131）で述べている通りです」
Q「でも長寿遺伝子というのはあるみたいですが」
A「ええ。2000年に最初の長寿遺伝子なるものが報告され、現在までに7個わかっています」
Q「不老不死や不老長寿などとまではゆかなくとも、長寿遺伝子というからには、何か体に良いことをしてくれる遺伝子なのでしょうね」
A「その通りです。体のために相当貢献してくれる遺伝子です」
Q「実際、どのような働きをしてくれるのですか？」
A「一言でいうと、長寿遺伝子が働きますと体に良くない活性酸素の発生が抑えられるのです」
Q「がんの原因になったり、生活習慣病や老化を促進したりする、あの悪名高い活性酸素ですね？」
A「そうです。長寿遺伝子は、体の中での活性酸素の産生を抑えてくれるので、老化も抑えられるのです」

　活性酸素については、「活性酸素」の項（P. 68）で詳しく述べてあります。本項を理解するために、そのエッセンスをおさらいしましょう。私達の体を構成している60兆個の細胞は、個々の細胞機能を営むためにエネルギーが必要です。細胞のエネルギーはATPという物質で、ミトコンドリアという小器官（P. 28）で作られます。ATPエネルギーを作るため、ミトコンドリアはブドウ糖と酸素を使います。この時酸素は完全燃焼できず、2％ぐらいが、活性酸素に変化してしまいます。この活性酸素は細胞内のありとあらゆる

物質、蛋白質や脂肪はもとより遺伝子にまですぐにくっついてこれらを変質させます (P. 71、図2-16)。そのため細胞の機能が障害され、細胞の老化が起こったり、遺伝子が変異してがんの原因となったりします。

そのような危険な活性酸素が発生すると困りますので、ミトコンドリアは活性酸素を消去する酵素を作り、発生する活性酸素をすぐに処理しています。この酵素のおかげで40歳ぐらいまでは、細胞は活性酸素の害を食い止めています。ところが40歳頃から状況は変化します。ミトコンドリアのATPエネルギー産生プラントの劣化で、ATP産生効率が低下し、逆に活性酸素発生率が上昇します。また、それまで活性酸素を消去していた酵素を作る力が低下してゆきます。そのため、ミトコンドリアにおける活性酸素の産生と蓄積が増大し、細胞に障害が起こり、老化が進んでゆくのです。

.... **チョット待って！** ....

Q「40歳以後に増大してゆく活性酸素の発生を、長寿遺伝子が抑えてくれるのですか？」

A「そうなのです」

Q「誠にけっこうなことですが、そのメカニズムは解明されているのですか？」

A「2000年に報告された長寿遺伝子第1号の機能の研究以来、ものすごい勢いで、研究が進んでいます」

Q「長寿といっても、寿命を大幅に延ばしてくれるものではないのですね？」

A「そうです。この遺伝子の本質的な役割は、劣化したミトコンドリアそのものを再生させたり、ミトコンドリアの部品を修復したりしてミトコンドリアを健全にし、その結果として活性酸素の発生を抑制するところにあります」

長寿遺伝子は、寿命を大幅に延ばす働きをするのではありません。劣化したミトコンドリアを再生したり、内部部品のリニューアルでミトコンドリアを健全な姿に戻し、その結果、活性酸素の発生を減らすことが主たる働きです。ミトコンドリアが健全になり活性酸素の発生が減少すれば、生活習慣

病が改善し、がんの発生が減少し、加齢の進行も抑えられます。ひいては体の全体的な健康度が増し、寿命は少し延びることが期待されます。つまり、健康寿命の延長です。でも本来の細胞寿命（細胞の分裂回数限界）はテロメア（P. 131）によって規定されているため、個体の寿命が大幅に延びることはありません。しかし健康な状態で寿命が少し延びることはすばらしいことではないでしょうか。

·· **チョット待って！** ··

Q「長寿遺伝子はけっこうな働きをしてくれるみたいですが、誰でも持っているのですか？」

A「そうです。生物はすべて、ヒトでも皆、遺伝子としては持っています」

Q「"遺伝子としては"という注釈がつくのはどういうことですか？」

A「遺伝子を持っていることと、その遺伝子が働いていることは別事なのです」

Q「えっ、遺伝子を持っていても働いていないこともあるのですか？」

A「そうです。長寿遺伝子に限らず、遺伝子はあれど、それが眠っているということはいくらでもあります」

Q「では長寿遺伝子は、どのようにして働いたり、眠ったりするのですか？」

A「ほとんどの加齢医学の研究者がまず間違いないと考えているのは、食事と運動との関係です」

Q「食事と運動といえば、いつも生活習慣の注意で出てくることですね」

A「そうです。好きなだけ食べて（過食）、体を動かさない（運動不足）生活をしていると、長寿遺伝子が眠り続けます。逆にカロリーを7割ぐらいに制限し、ほどよい運動を続けると、長寿遺伝子が活性化して働いてくれます」

Q「それははっきりと科学的に証明されているのですか？」

A「ええ、実証されていると言ってよいでしょう。図2-31にそのシナリオを示してあります。このシナリオを、どのような酵素が媒介しているかということまで明らかになっています」

図2-31 カロリー制限と運動による健康長寿推進のメカニズム

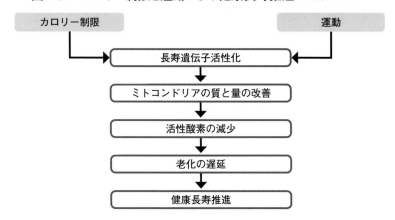

　生物の本能は"生きる"ということです。生物が地球上に出現して以来、生物にとって"生きる"ということは飢餓との闘いでした。人類がスタートした時もそうであったでしょう。食糧となる獲物を探して空腹の状況で山野を駆け回っていたことでしょう。子孫を残すために、次の食糧が得られるまで元気でいなければなりません。このようなときに、「種の保存」と「個体の生存」のために、長寿遺伝子が働いていたと考えられます。「空腹＝カロリー制限」と「獲物探し＝運動」なのです。それが現在ではどうでしょう。自分の脚で動かず、車に乗って、好きな物を体が要求する以上に食べてデブデブして、これでは長寿遺伝子の活躍の出番がないのです。

Q「不謹慎なことですが、食事と運動以外に長寿遺伝子のスイッチをオンにする方法はありませんか？」

A「何か薬か、サプリメントみたいなものを期待している質問ですね」

Q「恥ずかしながら図星です」

A「無いことはありません。レスベラトロールというブドウから抽出されるポリフェノールの一種の物質が、長寿遺伝子の第1号を活性化することがわかっています」

Q「それなら手っ取り早く、そのサプリメントを服用すればよいのでは？」
A「理屈ではそうです。しかし細胞レベルでの実験的証明と異なり、個体レベルの効果、つまりどのくらいの量を服用すれば個体での効果があるかという証明はまだこれからです」

巷には健康に良いとされるサプリメントで溢れています。はたしてサプリメントは本当に効果があるのでしょうか？ 例えば、前述のレスベラトロールを例にあげましょう。実験的には細胞レベルでレスベラトロールが長寿遺伝子を活性化すると証明されていても、サプリメントの形で服用して効果があるかどうかは次の問題です。それが消化管から充分吸収されるか、血流に乗って体の隅々まで届いてくれるかという問題が次に残っています。日本の厚生労働省も、米国のFDA（日本の厚労省に相当）も、サプリメントを一般的に勧めていません。現在のところは、科学的に実証され、かつお金のかからない「カロリー制限」と「運動」が確実で無難な長寿遺伝子活性化法といえるでしょう。

〔参考項〕「活性酸素」(P. 68)

〔18〕テロメア ── 細胞の寿命、ひいては個体の寿命を決めるもの

「テロメアって何ですか？ ショートケーキの名前みたいな響きのある言葉ですけど」というように、ほとんどの人は一体何なんだろうかと思われることでしょう。健康や医学に関係した言葉であることを知っている人はほとんどいないか、ごく稀なことでしょう。実はこの言葉は人の細胞一個一個の寿命を、ひいては一個体の寿命を理解するために、知らずには済まされない医学用語なのです。

「そんな医学用語を知らなくても生きていられるからどうでもよい」とか、「人の寿命ははじめから決まっているようだから」と言われる方もいるかもしれま

せん。でも「テロメア」が新聞記事に載るような時代になっているのです。しかも子供向けの記事に。朝日新聞の土曜特集版（2014年11月8日）で、「人間の寿命はどこまで延びるの？」というタイトルの記事の中に、"ののちゃん"という子供と先生の会話形式で出てきています。この記事はタイトルを含め、すべての漢字にふりがながついています。つまり、"ののちゃん"と呼ぶような子供でも理解できるための記事なのです。そこでテロメアという言葉が説明されているのですから、普通の大人は知らないでは恥ずかしいことになるかもしれませんね。

Q「もったいぶった前置きですが、ではテロメアって何なのですか？」

A「テロメアとはギリシャ語で語源的には『末端部分』という意味です。DNAは細く長いヒモ状構造になっています（P. 20、図1-5）。テロメアとはこのDNAの末端部分のことなのです（図2-32）」

Q「そのテロメアが寿命とどう関係するのですか？」

A「これからゆっくり説明してゆきましょう」

日本人の平均寿命は、毎年延びてきており2014年で男性80.50歳、女性86.83歳となりました。人間の平均寿命は元々このように長くはありませんでした。縄文時代は20歳ぐらい、産業革命が起きる前で20〜30歳、日本では第2次世界大戦直後でも50歳ぐらいだったのです。昔は医療や生活の質が良くなく、赤ちゃんが生まれても病気

図2-32　テロメアはDNAの末端部分です

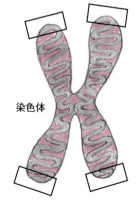

DNA（グレーの帯）は折りたたまれて染色体となっている

DNAの端の部分、□のところがテロメアとなります

になって助からなかったり、栄養状態が悪くてすぐ亡くなることが多かったのです。長生きする人がいても平均寿命ですから、赤ちゃん死が多ければ平均寿命がぐんと下がります。戦後、生活が豊かになり、赤ちゃんの栄養の問題はなくなりました。また、医療も進歩し、感染症でバタバタと亡くなる人も激減しました。その結果、平均寿命が数十年間で飛躍的に延びました。

　昔は70〜80ぐらいで「長寿だ!」というイメージでした。現在では、その世代はまだまだ若く、90歳を越えて、誰もが長寿ということに納得するでしょう。長寿のイメージも長寿者の数も、随分変化してきています。2015年には、100歳以上の方、つまり百寿者も6万1568人で、統計を取り始めた1963年の153人から桁違いに増加しています。そこで朝日新聞の、「人間の寿命はどこまで延びるの?」という質問につながるのです。

……………………………… **チョット待って!** ………………………………

Q「では新聞記事の質問に戻って、医学が進み、生活がさらに改善してゆけば、まだまだ寿命は延びるのですか? 限界はないのですか?」

A「いいえ、限界があります。特別な長寿者でもどんなに延びても120〜130歳ぐらいと言われています」

Q「それはどうしてですか? 何となくではなくて、医学的、または科学的に説明できるのですか?」

A「ええ、説明できます。そこで登場するのがテロメアなのです」

Q「DNAの末端部分のテロメアが寿命とどのように関係するのですか? 何かすごく難しそうですが」

A「私達の体は約60兆個の細胞から構成されています。60兆個の細胞は、一旦でき上がると、そのまま生き続けるのではなく、古くなった細胞は死滅し、その替わりに新しい細胞が分裂して置き換わるという具合に、新陳代謝して細胞数が保たれています」

Q「細胞は常々分裂して新しく置き換わっているのですね?」

🅐「そうです。ところが細胞の分裂回数には限界があることがわかっています」

🅠「どのくらいの回数が限界ですか？」

🅐「50〜60回の分裂が限界です。すべての細胞の分裂が限界に達すると、個体の老化の限界、つまり個体の寿命が尽きることになります。病気などせず、体のケアを充分していても、細胞分裂の限界、つまり細胞寿命が尽きますと、個体の寿命が尽きます。これが120〜130歳ぐらいという計算になるのです」

　老化は、多臓器の機能不全が進行して個体の恒常性を維持できなくなる現象と定義されます。加齢に伴って多臓器の機能が低下するのは、各臓器を構成する一個一個の細胞に寿命があり、各細胞の機能が低下するとともに細胞の数が減少してゆくからです。細胞に寿命があることは1961年にヘイフリック博士によって明らかにされました。人間の細胞は50〜60回分裂しますと、それ以後はもはや分裂できず死滅してゆくのです。これが細胞の寿命で、そのため個体の寿命も120〜130歳ぐらいという計算になります。がんや心筋梗塞・脳梗塞など命を縮める病気に罹らず、まったく平穏無事に生きてこの寿命が限界と考えられます。つまり最長寿命ということです。ギネスに残る最長寿命記録者は仏女性のジャンヌ・カルマンさんで、122歳でした。すべての人は、何らかの病気、または体調不良で最長寿命に至らずに、それぞれの寿命で亡くなることになります。

················· **チョット待って！** ·················

🅠「個体に寿命があるのは、個々の細胞に寿命があるから、つまり細胞が分裂できる限界が50〜60回だからですね？」

🅐「そうです」

🅠「その分裂限界をテロメアが支配しているのですか？」

🅐「その通りです」

🅠「ではテロメアはどのようにして細胞分裂の限界を決めるのですか？」

Ⓐ「長い前置きでしたが、やっとテロメアの働きという本題に到達しました」

　遺伝子が納められているDNAは、長いヒモ（P. 20、図1-5）みたいなもので、ヒモ状のDNAは折りたたんで染色体という棒状になっています。DNAの長い長いヒモは、2本がらせん状に絡み合った状態になっています。細胞分裂の際は、2本が分かれて1本ずつになり、相手ペアのDNA鎖を複製するという大変な作業となります（図2-33）。このようにDNA鎖はややこしい動きをしなければならないので、長いヒモをきちんと保守管理するのが大変です。私達の身近にある靴ヒモを想像してください。ヒモを結ぶ、解くを繰り返していますと、端からほつれが出てきます。DNAのヒモがそうならないように、両末端がしっかりした構造になっているのです。その特殊な構造をしたDNA末端部分がテロメアなのです。いわば靴ヒモの両端がビニールの留め具でゆわえられてバラバラに解けてゆかないようになっている、そのようなものがテロメアと考えればよいでしょう。

　そこでこのテロメアですが、細胞は分裂するたびに末端からテロメア

図2-33　細胞分裂のためのDNAの複製

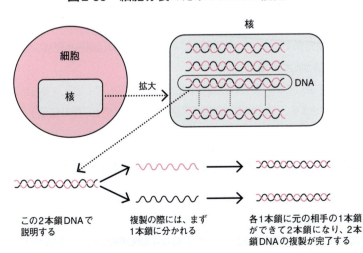

DNAを少しずつ切り崩し、テロメアは短くなってゆきます。テロメアが一定の長さまで短くなると、もはや細胞が分裂できなくなることがわかったのです。テロメアは細胞分裂の回数券みたいなものですね。ですからすべての細胞には分裂回数の限界があります。その限界が50～60回なのです。このように細胞には寿命があるので、細胞から成り立つ体にも寿命があるのです。このテロメアという特殊なDNA構造の発見と、テロメアの役割の解明によってブラックバーン、グレイダー、ゾスタックの三博士は2009年のノーベル医学生理学賞に輝きました。

Q「なるほど、テロメアが細胞分裂回数券を使い切ってしまうと、細胞の寿命が尽き、次に個体寿命も尽きるのですね。そうして120～130歳が人間の寿命の限界という、テロメア理論が成立するのですね」

A「その通りです。それが、人間が何の障害もなく生きられる限界、つまり最長寿命ということになります」

Q「でも日本人の寿命は平均をとれば、80歳(男)～87歳(女)ですね。長寿といっても100歳ぐらいですね」

A「テロメア理論の最長寿命に達しえないのは、様々な原因で老化が進む結果です」

Q「最長寿命を短くしている原因を知るには、老化の仕組みを理解しなければなりませんね」

A「その通りです。老化の仕組みを知って初めて少しでも老化を遅らせることができます。その解説は別項"アンチエイジング"と"長寿遺伝子"で！」

〔19〕サルコペニア ── 高齢者にみられる病的な筋肉減少

「サルコペニア」は、今世紀に入り、とりわけ2010年頃から医学会で盛んに取り上げられるようになった疾病、または疾患群です。一般の人にはまだまだなじみが浅いため、「一体、何なんですか？ どこの病気ですか？」

という疑問を持たれる人が多いと思われます。言葉自体を直接的に説明すれば、「サルコペニア」の「サルコ」は筋肉、「ペニア」は少ないという意味で、「筋肉が減った状態」ということになります。専門的(医学的)には、筋肉量が減少し、そのための筋力低下、または身体機能の低下が起こっている状態がサルコペニアということになります。

Q 「なぜ、最近急にサルコペニアという疾病状態がクローズアップされるようになったのですか？」

A 「近年、日本人の平均寿命が延びて、2014年には男性で約80歳、女性で約86歳になり、高齢化社会がどんどん進んでいます。しかしながら、高齢者が健康で寿命が延びているかといえば、必ずしもそうではありません」

Q 「いわゆる健康長寿が問題なのですね。平均寿命と健康寿命は別物ですからね」

A 「その通りです。厚労省の調査では、健康寿命は平均寿命より約10歳短いことが報告されています。その差の10歳間に様々な病気が発症して、健康長寿が損なわれるのです」

Q 「様々な病気は、がんや、生活習慣病の終着点としての脳卒中・心筋梗塞などですね」

A 「そうです。それに加えて加齢関連疾患としての認知症がありますが、これらはほとんどの人がよくわかっている病気だと思います。でも2000年まではあまり認識されていなかった病気があります」

Q 「それは？」

A 「それがサルコペニアです。一言で言うと、高齢者、とりわけ急速に人口が増えてきた後期高齢者層における筋力低下、そしてそれに基づく身体機能の低下状態です」

サルコペニアによる筋力低下と身体機能の低下は、すぐに命に直結する、つまり生命を脅かすものではありません。しかし高齢者の病的な筋力低下は、

高齢者のQOLを損ねるとともに、要支援、要介護に直結してゆきます。昨今、後期高齢者の数が増加することによる要介護者数が激増してきました。介護保険の破綻を防ぐという社会的ニーズからも、高齢者の身体機能の保持が、健康寿命の延長とともに重大な問題として、急にクローズアップされるようになったのです。

·············· **チョット待って！** ··············

Q「年をとると筋力が低下するのは当たり前というか、仕方がないことと思っていましたが……」

A「当たり前で仕方がないといえば仕方がない、しかしそうとも言えないところもあります」

Q「何か煮え切らない答えですね」

A「人は誰でも30歳代、遅くとも40歳頃から筋肉量が減少してゆきます。そういう意味では高齢者で筋力がある程度低下するのは当たり前、仕方がないでしょう。しかし、後期高齢者層で平均より筋肉の減少程度が高度で、身体機能に障害が出てくると、それはもう仕方がないでは済まされません。そのような人が増えているのです」

Q「なるほど、その人たちの病的状態がサルコペニアなのですね」

A「そうです。判定基準にもよるでしょうが、40歳以上で男女とも20％、80歳以上では50％ぐらいの人がサルコペニアに該当するという報告もあります。判定基準ではなくて、病的というレベルはそれほど高くはないと思いますが」

Q「でも相当な高率ですので、老後を考えるとすべての人の心配事となりますね。ところでサルコペニアの原因はわかっているのですか？」

A「まずサルコペニアとしていくつかのタイプがあります（表2-7）。筋肉が痩せる原因がよくわかっているサルコペニアとして次の3つが挙げられます。①寝たきりで運動しないため筋肉が衰える、つまり廃用萎縮によるもの、②重い病気が原因でその結果として起こってくるもの、③消化器障害、または摂食不能で蛋白質摂取不足が原因となるもので、これらは原因がよく

表2-7　いろいろなサルコペニア

サルコペニアの種類	原因
加齢性サルコペニア	加齢以外の原因がない
身体活動性サルコペニア	運動しない生活（ベッド上安静）
疾患性サルコペニア	重篤な病気の結果として起こる
栄養性サルコペニア	蛋白質摂取不足

わかっています。表の2～4段目のサルコペニアです。一方、明らかな原因がわからず、加齢とともに何となく起こってくるのが加齢性サルコペニアで、これがここで問題としているサルコペニアとなります」

Q「その加齢性サルコペニアの原因はどうなのですか？」

A「筋肉量の減少は、筋肉という蛋白質を合成する反応が低下することと、筋肉蛋白質の分解が亢進することによります。その原因は非常に複雑で、図2-34の如く様々なメカニズムによると考えられています」

　図2-34のサルコペニアの成因の主たるもののみ、少し解説します。筋肉は蛋白質からできていますので、常に蛋白質を補給しなければ筋肉量が維持できません。ところが高齢になってゆくにつれ、肉を食べる量が減るなど、一般に良質の蛋白質摂取量が低下します。そうしますと、原料不足のため筋肉量は当然減少することになります。また、適度な運動は筋肉の蛋白質合成を刺激しますが、一般的には年齢とともに運動量が減るため、筋肉蛋白質の合成が低下してゆきます。さらに、年齢とともに活性酸素が溜まりやすくなり、ミトコンドリアの機能も障害（P. 72）されてゆく結果、筋細胞が障害されて筋肉蛋白質の分解が亢進してゆきます。なお、他の成因は専門的過ぎますので、ここでは述べません。

図2-34　サルコペニアの成因

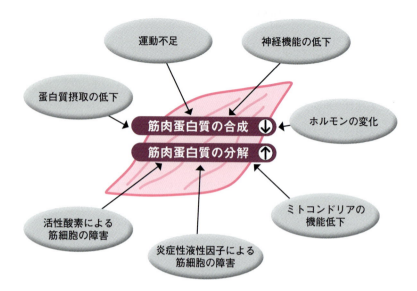

・・・・・・・・・・・・・・・・・・・・・・・・・・・・・　チョット待って！　・・・・・・・・・・・・・・・・・・・・・・・・・・・・・

Q「食が細くなって蛋白質摂取量が低下することと、運動量が減少することはほとんどの高齢者でみられることですので、サルコペニアの心配が非常に身近なことになります。サルコペニアは自分で何となくわかるのですか？　それとも専門医の診断で初めてわかるのですか？」

A「サルコペニアは歩行速度、握力（物を握る力）と筋肉量の測定によって簡単に診断できます。歩行速度（青信号の間に横断歩道を渡りきれない等）や、握力（ペットボトルのキャップが開けにくい等）の程度は自分でも何となくわかりますが、筋肉量は測定してもらう必要があります」

Q「上の3項目がすべてわからなければ駄目ですか？」

A「いいえ。歩行速度と握力が問題なければサルコペニアでないと言えます。ですから家族に判断してもらうことにより大まかな判定は可能です。自分自身のことは冷静に、かつ客観的に評価できないことが多々あります。配

偶者間で、または子供から"充分速く歩けているよ"と言われ、かつ手を握り合う力が弱いと言われなければ、大体のところは大丈夫と考えてよいと思います」

Q「その点で家族から、少し問題かもねと言われれば、病院で握力テストや筋肉量測定をしてもらうことにすればよいのですね」

A「その通りです」

　ここで一つ注意することがあります。自分では何となく筋肉の力が弱いし、また歩くのが遅くなっていることを自覚しているが、脚はこんなに丸々と太っているので筋肉は落ちていない、サルコペニアではないと速断してはいけないことです。筋力が弱く、歩行に少し支障をきたしますと、知らず知らずのうちに運動不足になります。運動不足に加え、肉などの蛋白質を充分摂らず、糖質や脂質に偏った食事をしていますとメタボ肥満になります。メタボ肥満は内臓や肝臓に脂肪が溜まる病態ですが、筋肉にも溜まります。筋肉は痩せているのに脂肪が溜まっているため、脚などは太く、一見筋肉の減少が隠されてしまうことがあります。これがサルコペニア肥満です。見かけ上の筋肉肥満の落とし穴を避けるため、歩行速度や手の握る力を中心に冷静に考えてください。

······················· **チョット待って！** ·······················

Q「後期高齢者になって、何となく、歩行や握力が心配の場合はどこへ受診すればよいのですか？」

A「サルコペニアの高齢者は多数存在することが判明しています。しかし現時点（2016年）ではサルコペニアは保険診療の対象になっておらず、どこの病院でも、この科を受診すればよいという"科"はありません。この1～2年で"サルコペニア外来"を新設して対応する病院が現われ始めたという現状です。とりあえず、総合病院でサルコペニアを診てもらえるか否か、事前に問い合わせてみる必要があります」

2010年から急にクローズアップされるようになってきた病態ですので、まだ日本のサルコペニアに対する診療体制は整っていないのが現状です。筋肉量の測定もどこの病院でもできるわけではありません。専門の医療機関の装置を使って測定されるものです。これから対応可能病院は増えてゆくのでしょう。

Q「サルコペニアは治療できるのですか？」
A「治すというよりも筋肉量や筋力を改善することは充分可能です」
Q「図2-34を見ていますと、食事と運動で改善できそうですね」
A「その通りです。しかし、食事の摂り方と運動の内容が重要です。メタボリックシンドロームの食事と運動指導とは少し異なります」

　食事で蛋白質を摂って、その蛋白質がそのまま筋肉になるのではありません。蛋白質を摂って、それを胃腸でアミノ酸に消化分解した後、アミノ酸を吸収して、そのアミノ酸を使って筋肉で筋肉蛋白質を合成します。アミノ酸には20種類あります。体内で合成できるアミノ酸と、体内で合成できず外から食事で摂り入れなければならないアミノ酸（必須アミノ酸といいます）があります。筋肉蛋白質を作るのには3つの必須アミノ酸が必要で、肉や乳製品として必ず摂り入れなければなりません。
　また、運動もメタボの運動はウォーキングなどの有酸素運動で充分ですが、

一口メモ　フレイル ─ 介護予防のためのキーワード

　最近、サルコペニアとともに"フレイル"という言葉を新聞・雑誌でよく見かけます。フレイルとは、加齢とともに筋力や認知機能等が低下し、生活機能障害や要介護状態のリスクが高くなった状態のことです。軽度な感染症や事故・手術にさらされた場合、要介護状態に陥るリスクが高くなっている状態といえます。

サルコペニアの予防・治療の運動は、ジムでマシンを使って筋力を鍛えるレジスタンス運動を組み入れる必要があります。

〔20〕ストレスとストレス反応 ── ストレスチェックの意義がわかる

2015年12月より、労働安全衛生法に基づき、各事業所に「ストレスチェック」が義務付けられることになりました。バブル崩壊後、社会、経済が大きく変化し、労働環境が一変しました。そのなかで、個々の従業員の業務負荷の増大、人間関係の希薄化が相まって職場ストレスが増大し、うつ病を中心としたメンタル失調が急増するという時代になっています。職場で仕事によってどのくらいの精神的負担がかかっているかを確かめ、メンタル失調に陥ることをできるだけ未然に防ごうとするのがストレスチェックの目的です。

職場においても、また一般の人にとっても、「ストレスチェックって何？」「何をチェックするの？」「ストレスのない環境なんてあり得ないと思うけど、今なぜストレスチェックをするの？」等々……。今一つピンとこないことも事実です。「ストレスチェック」の前に、ストレスに対する基本的な疑問から理解を深めることが必要かもしれません。ストレスについての疑問は、①ストレスとは何？ どんなことがストレスになるの？ ②ストレスがあれば体にどのような変化が起こるの？ ③ストレスによってどのような病気が引き起こされるの？ 等です。

·········· チョット待って！ ··········

Q「ストレスという言葉は日常生活でしょっちゅう使います。でも改まってストレスとはどんなものかと言われれば、いろいろなものがありそうですっきり答えられませんが……」

A「そう、ストレスの要因は多岐にわたります。これを表2-8にまとめます。職場での仕事上のストレスは何となくわかるでしょう。それとともに、生活環境やトラウマからのストレスは表2-8を読めばわかるでしょう」

Q「そうですね。一つひとつ、なるほどと思います。一方、心理的ストレスは、

う〜ん、何となくわかりますが……」

A「人間は動物と違って、現実に遭遇していない出来事であっても、『失敗したらどうしよう』、『地震が起こるかもしれない』と考えてしまったりします。この考えることがストレス要因となるのです」

Q「なるほど。ありうることですね」

A「今般のストレスチェックは、主に職場で増大しているストレスを対象としています。表2-8の1、つまり仕事の量と質、および職場での人間関係が中心となります。しかしこれに仕事外の個人的な要因がありますと、仕事のストレスが修飾され、増幅されたりします」

Q「ストレスによってはトラウマのように本人も周囲もすぐわかるものから、職場でのストレスのように気づきにくいものもあるのでは？」

A「その通りです。トラウマ性のストレスは急性ストレスですぐわかります。一方、職場の仕事上のストレスは、過重労働のように慢性的にジワリジワリとストレスの増大につながってゆくことが多く、気付きにくいことが多いのです」

Q「だから気づきにくいストレスを見つけてゆくことがストレスチェックの目的なのですね」

A「そうです。高ストレス状態の時点で把握して、さらに進んで起こるメンタル失調を未然に防ぐことが目的です」

表2-8　ストレスの種類

1　職場における仕事上のストレス
　(1) 仕事の量（過剰な負担）
　(2) 仕事の質（高難度な業務）
　(3) 同僚や上司との人間関係

2　生活環境におけるストレス
　(1) 家族・友人との関係
　(2) 大切な人との離別・物の喪失
　(3) 生活環境の変化：①学生生活から就労生活　②職場での配置転換、③他業種への転身等

3　トラウマ性のストレス（外傷性ストレス）
　(1) 地震・火災などの自然災害
　(2) 紛争・テロなどの社会的不安
　(3) 事故・暴力などの生命危機不安

4　心理的ストレス
　実際に起こっていないことを、ただ考えるだけで生じる観念的ストレス

それには高ストレス状態にある人をどう見つけてゆくかが大きな課題です。これは簡単なことではありません。例えば仕事量の過剰とストレスについて考えてみましょう。仕事量が多くとも、それをストレスと感じるか、感じないかは人それぞれで、単に長時間労働（就労時間の長さ）のみでストレスは把握できません。そのため次に、ストレスによって体になんらかの影響が出ているかどうかをチェックするのです。ストレスによって引き起こされる体の反応を「ストレス反応」といいます。ストレスチェックでは、ストレス要因の程度とストレス反応をチェックする仕組みになっています。

.... **チョット待って！** ....

Q「ストレス反応って、体のどんな反応ですか？」

A「ストレス要因に対して、身体面、心理面、行動面でいろいろな変化、ないしは症状が現れますが、これがストレス反応です」

Q「ストレスというメンタル的なことに対して、身体面でも症状が出るのですか？」

A「ええ、むしろ心理面より身体面の反応の方が、捉えやすいかもしれません」

Q「なぜ、身体面の反応が現れるのですか？」

A「それには、『ストレス反応はなぜ生まれるようになったか？』ということを、まず理解するとわかりやすいでしょう」

　動物が命の危険を感じる出来事に遭遇した場合を想像してください。例えば山火事で野生動物が逃げ惑うことは現代でも起こっています。でもこのような生命に関わる危機異変は、約1億年前の白亜紀に恐竜に追いかけられた小動物達も経験しています。彼ら動物達には、身を守り、生き延びるための心身の防御反応が発達してきました。次のような防御反応です。
①メンタル上の変化として、覚醒度、緊張感が高まり、不安感がみなぎる。
②肝臓は生き延びるための活動エネルギーを供給すべく、ブドウ糖を生産し、血中へ放出する。
③肺は酸素を多く摂り入れるため、気管支を拡げ呼吸を活発にする。

④心臓はブドウ糖と酸素の供給量を増やすため、心拍を速める。
⑤一方、このような非常時には不要となる、消化器や泌尿生殖器活動を停止させる。そのため、食欲の低下、排尿・排便・生殖活動の停止が起こる。

……………………………… **チョット待って！** ………………………………

Q「生命の危険にさらされた動物に生じていた防御反応が、今のヒトの体の中でも起こっているのですか？」

A「動物達に引き起こされたストレス反応は、主に自律神経（交感神経）と内分泌系（副腎皮質ホルモン）の活動の亢進によるものです。それと本質的には同じことがヒトの体でも起こる、それがストレス反応です」

Q「現代では恐竜に追いかけられずとも、暴漢に襲われることはありますね。でもそれは急性ストレスでしょう。最も普遍的な職場の慢性的なストレスでも、同じようなメカニズムのストレス反応が生まれるのですか？」

A「慢性ストレスに対するストレス反応のメカニズムも現れ方も、急性ストレスに対するものと本質的には同じです」

Q「職場の仕事が原因で現れるストレス反応では、実際にはどのような変化、または症状が見られますか？」

A「図2-35にストレス反応の心理面と身体面の症状、およびストレス反応が続いた結果引き起こされる病気をまとめます」

　図2-35に、職場においてストレス反応として現れる症状を、心理面と身体面に分けて示してあります。また、本項の文末にストレスチェックの調査票を載せてあります。ストレスチェックでは、Aセクションはストレスの程度や種類を見る17の設問が、またBセクションにはストレス反応を見出すための29項目の設問があります。このBセクションの設問に出てくる症状は、図2-35で示している症状と本質的には同じです。Aセクションのストレスの度合いだけでなく、Bセクションのストレス反応もチェックすることによって、単

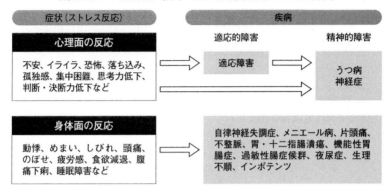

図2-35 ストレスが続くことにより引き起こされる病気

にストレス度合いだけでなく、その人のストレスがどの程度心身面に響いているかを知ることができます。このようにストレスチェックは、職場従業員が感じるストレス（ストレスの量と質）と、その心身への影響（ストレス反応）を調査することになります。

高ストレス状態が続くことにより、その状態はメンタル失調としてのメンタル疾患や、様々な身体的な病気につながってゆきます。ストレスチェックは症状→疾病への進行を、途中で未然に食い止めることを目的としているのです。

ストレスチェックを受けなかった人や、ストレスチェックで高ストレス状態として捉えられなかった人にストレスが続くと、メンタル疾患またはストレス性の身体疾患が発症する可能性があります。これらの主な病気については、それぞれの病気の項（以下の参考項）で述べることにしましょう。

〔参考項〕「適応障害」(P. 192)　　「うつ病」(P. 198)
　　　　「ストレスが原因となる胃腸障害（A）機能性胃腸症」(P. 205)
　　　　「ストレスが原因となる胃腸障害（B）過敏性腸症候群」(P. 208)

国が推奨する57項目の質問票 (職業性ストレス簡易調査票)

A. あなたの仕事についてうかがいます。
　最もあてはまるものに○を付けてください。

＊ストレスチェック指針
（2015年4月15日）より

1. 非常にたくさんの仕事をしなければならない
2. 時間内に仕事が処理しきれない
3. 一生懸命働かなければならない
4. かなり注意を集中する必要がある
5. 高度の知識や技術が必要な難しい仕事だ
6. 勤務時間中はいつも仕事のことを考えていなければならない
7. からだを大変よく使う仕事だ
8. 自分のペースで仕事ができる
9. 自分で仕事の順番・やり方を決めることができる
10. 職場の仕事の方針に自分の意見を反映できる
11. 自分の技能や知識を仕事で使うことが少ない
12. 私の部署内で意見の食い違いがある
13. 私の部署と他の部署とはうまが合わない
14. 私の職場の雰囲気は友好的である
15. 私の職場の作業環境（騒音、照明、温度、換気など）はよくない
16. 仕事の内容は自分にあっている
17. 働きがいのある仕事だ

B. 最近1か月間のあなたの状態についてうかがいます。
　最もあてはまるものに○を付けてください。

1. 活気がわいてくる
2. 元気がいっぱいだ
3. 生き生きする
4. 怒りを感じる
5. 内心腹立たしい
6. イライラしている
7. ひどく疲れた
8. へとへとだ
9. だるい
10. 気がはりつめている
11. 不安だ
12. 落ち着かない
13. ゆううつだ
14. 何をするのも面倒だ
15. 物事に集中できない
16. 気分が晴れない
17. 仕事が手につかない
18. 悲しいと感じる
19. めまいがする
20. 体のふしぶしが痛む
21. 頭が重かったり頭痛がする
22. 首筋や肩がこる
23. 腰が痛い
24. 目が疲れる
25. 動悸や息切れがする
26. 胃腸の具合が悪い
27. 食欲がない
28. 便秘や下痢をする
29. よく眠れない

C. あなたの周りの方々についてうかがいます。最もあてはまるものに○を付けてください。
　次の人たちはどのくらい気軽に話ができますか？
　　1. 上司　　2. 職場の同僚　　3. 配偶者、家族、友人等
　あなたが困った時、次の人たちはどのくらい頼りになりますか？
　　4. 上司　　5. 職場の同僚　　6. 配偶者、家族、友人等
　あなたの個人的な問題を相談したら、次の人たちはどのくらいきいてくれますか？
　　7. 上司　　8. 職場の同僚　　9. 配偶者、家族、友人等

D. 満足度について
　1. 仕事に満足だ　　2. 家庭生活に満足だ

回答肢	
	A. そうだ／まあそうだ／やや違う／違う
	B. ほとんどなかった／ときどきあった／しばしばあった／ほとんどいつもあった
	C. 非常に／かなり／多少／まったくない
	D. 満足／まあ満足／やや不満足／不満足

第3章
不適切な生活習慣や肥満に伴って起こってくる病気

　近年、生活習慣が大きく変化したことにより、肥満、糖尿病、高血圧症、高脂血症（正式には脂質異常症）が非常に増えてきました。これら生活習慣病は、いずれも自覚症状がない状態で全身の血管に動脈硬化を起こします。動脈硬化とは血管が狭くなって、そこで血の塊ができて血管が詰まりやすくなっている状態です。動脈硬化が心臓の血管に起これば心筋梗塞の発症リスクが、脳の血管に起これば脳梗塞の発症リスクが高まることになります。したがって心筋梗塞と脳梗塞は上記4つの日常的な生活習慣病の終着点というべき病気となります。

　4つの病気は合併することが多く、重なれば重なるほど、心筋梗塞、脳梗塞が起こりやすくなります。さらに、4つの病気は共通の病態に基づいて発症してくることがわかっています。その根幹となる病態がメタボリックシンドロームです。この悪い病態を改善すれば、糖尿病も高脂血症も高血圧症も、その発症が抑えられ、ひいては心筋梗塞や脳梗塞を減らせることになります。まさに改善すべき標的となる病態のことなのです。このような背景から、生活習慣病の発症を防ぐため、メタボリックシンドローム、またはその予備軍を見つけ出し、適切な生活習慣の指導を行うメタボ健診が2008年より始まったのです。

　さらに最近では、各生活習慣病は、血管梗塞性の病気につながるのみでなく、がんという究極の怖い病気や、加齢に伴う認知症の遠因になることがわかってきました。ここまでくれば日常的な生活習慣病が、私達の健康とすべての病気を左右しているといっても過言ではありません。

　以上のような観点から、生活習慣病を個々に見つめ直し、正しく理解することが、その発症を抑えたり、病状を改善したり、さらにはがんや老化の対処に役立つと考えられます。本章はその点を企図してまとめています。

(1) 高血圧症

　生活習慣病のうちで、高血圧症は最も頻度が高い身近な病気です。高血圧は脳卒中につながる怖い病気であると誰でもわかっています。ところがいざ自分が、血圧が高いと言われた際、「そんなはずはない、何も症状がなくて元気なのだから」というような反応を示す人が少なくありません。高血圧に対する正しい知識を持ち、実際に高血圧になった場合に適正に対処してゆくことは、生活習慣病の最終点である脳梗塞や心筋梗塞による死亡、またはそれが原因となる"寝たきり"を未然に防ぐために重要です。

(A) 高血圧症の原因

Q「血圧は人それぞれ違うようですが、どうして人によって高血圧になったり、ならなかったりするのですか？ 高血圧の原因はわかっているのですか？」

A「複雑ですが、対策を立てられる程度に明らかになってきています」

Q「今でも、高血圧の原因は複雑で難しいのですか？」

A「そうです。高血圧症は、高血圧になりやすい体質（血圧上昇につながる複数の遺伝子）を持っている素地の上に、不適切な生活習慣が積み重なって発症すると考えられます（図3-1）」

Q「やはりメタボリックシンドロームが大きくからみますね？」

A「そうです。過栄養・運動不足が内臓脂肪の蓄積に、そこからメタボリックシンドロームが引き起こされ、高血圧につながります。一方、食塩の過剰摂

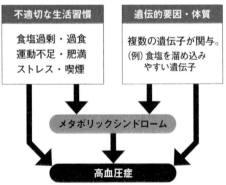

図3-1　高血圧症の成因

取が高血圧の元凶なのは明らかですが、これは必ずしもメタボを引き起こさなくとも血圧を上昇させます」

Q「それから、遺伝的要因も充分考えられるのですね？」

A「多数の遺伝子が関与するようです。個々の遺伝子は、はっきりしない面が多いですが、食塩を体に溜め込みやすい遺伝子等、納得できる遺伝子もあります。それらが積み重なって高血圧の発症につながるようです」

　日本人の食塩摂取量は、欧米人に比べると多いようです。ところが同じだけ食塩を多く摂っても血圧が上がりやすい人と、上がらない人がいます。体質の差としか言いようがありません。遺伝的素因の上に、食塩量や栄養過剰・運動不足が重なって高血圧が発症することは間違いないようです。

(B) 高血圧症の症状

Q「高血圧になると何か自覚症状が出ますか？」

A「ほとんどの場合、血圧が相当高くなっても症状が出ません」

Q「本当に症状が出ないですか？」

A「時には後頭部が重く感じられる、鈍く痛む、頭から肩にかけて凝る感じがする等の訴えで、受診される人もいます。しかし血圧が高くても、症状を自覚することは、むしろ稀であることをわかっておかねばなりません」

　症状がなくとも血圧が高ければ治療をしなければなりません。でも症状のない人に治療を促すことは難しいことがあります。診察室で、無症状の高血圧患者さんと医師の間でよく交わされる会話の例を示します。

患者：「何も自覚症状がないのですがね。本当に血圧が高いのなら、何か一つぐらい症状があるのではないでしょうか？」

医師：「血圧が高くても、自分で感じる症状が何もないケースが多いのです」

患者：「自覚症状がないなら、放っといたらだめなんですか？」

医師:「高血圧を放置しておくと、全身の血管に動脈硬化が進行してゆきます」
患者:「動脈硬化とは何ですか？ 血管がどうなるのですか？」
医師:「血管が硬く、もろく、内面に凸凹ができて狭くなってゆくのです。そこで血が固まって、血管が詰まりやすくなります。脳の血管が詰まるのが脳梗塞、心臓の血管でそれが起これば心筋梗塞です」
患者:「そうならないようにしないといけないのでは？」
医師:「その通り。だから、症状がなくとも、10年後、20年後を見越して高血圧を治療し、動脈硬化が進行しないようにしなければならないのです」

　血管の老化は40代から年齢とともに速度を増します。高血圧、糖尿病、高脂血症などの生活習慣病があると、普通の老化に加え、動脈硬化が一段と進みやすくなります。動脈硬化が進行した血管に心筋梗塞や脳梗塞が起こりますから、症状がなくとも高血圧は放置してはいけないのです。

(C) 高血圧症の診断

　診察室で椅子に座って自然な姿勢で、かつ気持ちを平静にして測定した時の血圧で診断します。この状態で測って、上が110～130台で、下が70～80台であれ

(注)メタボ健診での血圧基準値は、130／85となっています。メタボ判定では厳しい基準値が設定されています。

ば一応正常、上が140、または下が90以上であれば高血圧症の可能性があると考えられます。一度の測定で高血圧と断定するのではなく、日を改めて測り、やはり高ければ高血圧症と診断します。

Q「血圧値は測る時の状態で変わるものですか？」
A「はい。血圧は一日の中で測る時間帯、その時の肉体的、精神的状況などによって、いつも変化しています」
Q「誰でも、毎日、日中変動が自然に見られるのですね？」
A「日中変動の時間帯としては一般に、朝起床後30分以内が最も高く、時間

とともに本来のその人の血圧に落ち着いてゆきます」
Q「どのような状況で、その人本来の血圧値ではない値が生じますか?」
A「仕事で上司からガミガミ言われ、カッカして測った場合や、診療所に急いで駆け込んですぐに測った場合などは高かったりします。一方、ジムで汗を流した後測ったら、低かったりします」

　血圧は普段の生活で、自然な状態で測って判定すべきものです。上述のような状態での血圧は、その人の正しい血圧値にはなりません。季節的な変動もあります。寒い環境下では血管が収縮して、血圧は高くなります。逆に夏場や風呂で体を温めた後などは、血管が拡張して低くなります。寒い部屋で長時間居続けた状態や、寒い所から部屋に戻ってすぐの状態での測定は正しい血圧値が出ません。起床後すぐに、寒いと感じる状態で測れば高いことがしばしばです。適正な室温でいる状態で測るべきです。

　血圧は微妙なものです。生理的な日中変動、寒暖の変化、つまり季節変動、それに加え、肉体的、精神的な過労やストレスにより大きく影響されることを自覚しておく必要があります（自己測定のポイントは最後に）。

Q「血圧を測るだけでの高血圧症の診断ではなんとなく不安ですが……」
A「そうですね。症状がなくて、高血圧とのみ言われてもピンとこないですね」

表3-1　人間ドックで見られる高血圧性所見

検査	検出される所見
検尿	高血圧による腎障害の結果、尿に蛋白が出る
眼底検査	高血圧による動脈硬化の結果、眼底に出血や血管変化が見られる
胸部X線	高血圧による心臓過重労働のため、心肥大（心陰影の拡大）が見られる
心電図	高血圧による心臓過重労働のため、心電図の波形に変化が出る
頸動脈エコー	全身の血管を反映する頸動脈に動脈硬化が見られる

Q「人間ドックで、血圧以外の他の検査には異常が出ないのですか？」
A「高血圧症が固定しており、一定期間持続すると他の検査にも高血圧性変化がみられることはよくあります。それを表3-1に示します」

　この表の検査で見られる変化は高血圧のみではなく、糖尿病や脂質異常症でも出現します。しかし高血圧が続いている人に見られれば、高血圧が相当な程度に長期にわたって続いていることによると考えるべきです。

（D）高血圧症の対処

Q「実際にはどの程度の血圧値で服薬治療が必要ですか？」
A「個々の患者の状態で対処が異なり、一概に決められません。例えば糖尿病や脂質異常症が併存していれば、血圧値はそれほど高くなくても服薬した方が良いということになります。医師の指導に任せるべきです」
Q「服薬の前に自分で努力すべきことがありますか？」
A「ええ。誰でも服薬は嫌なものです。服薬スタートの前に、次の4つは必ずしてみましょう。それで服薬を回避できることは多々あります」

　自分自身で努力すべきことの第1は、食塩の摂取制限です。家庭の味付けを薄味にする他、漬物、梅干し、塩鮭、たらこなど、誰でもわかっている塩分の多い食品は控えましょう。また、うどんやラーメンの汁は塩水そのもので、汁はできるだけ残しましょう。第2は減量です。「運動して減量」という人が多いようです。運動のみによる減量には限度があり、食事量を減らす必要があります。第3は運動です。ウォーキングや軽いジョギングをコツコツ続けることです。時々ジムで強い運動をするよりも、日々の努力の方が効果が高いようです。第4は禁煙です。
　軽度の高血圧は、服薬なしで生活習慣の改善のみで、血圧が正常になることは充分ありえます。ただし、その努力をずっと続けてゆかねばなりません。元々相当な高血圧のため、自己努力で血圧が安全域まで下がら

ない場合、または自己努力を充分できない場合は服薬治療となります。

Q「降圧剤にはいろいろあるようですが」
A「現在よく使用される降圧剤は、6種類ぐらいあります。それぞれの薬には特性があり、降圧メカニズムが異なります」

Q「どうして作用の異なる何種類もの降圧剤があるのですか？」
A「降圧剤は、すべて血圧を下げますが、降圧作用以外にそれぞれ異なる付加効果をもっています。例えばこの薬は、高血圧で障害されやすい腎臓の保護作用があるとか、頻脈の人の脈を適正にするとかいう具合にです」

Q「いろいろな薬を組み合わせて処方されることが多いようですが？」
A「そうです。1種類の降圧剤を増量してゆくというよりも、2種類、3種類というように必要に応じて種類を増やして降圧してゆきます。それは降圧のみならず、いろいろな付加効果を狙った処方になっているからです」

服薬をしているからといって、日々の努力を怠ることなく、前述の4つの努力を続けましょう。日々の努力で血圧を正常化したい人も、また服薬治療を続けている人も、毎日家庭で、自分で血圧を測定してゆくことが望まれます。家庭血圧の測定のポイントを図3-2に示しますので、参考にしてください。

図3-2　家庭血圧を測る際のポイント

①起床後1時間以内　②排尿後　③朝食前　④適切な室温の部屋で　⑤2、3分はリラックスした状態で過ごした後

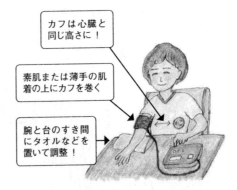

カフは心臓と同じ高さに！

素肌または薄手の肌着の上にカフを巻く

腕と台のすき間にタオルなどを置いて調整！

〔参考項〕「動脈硬化」（P. 62）

休憩がてら読んで役に立つ話　『食塩は高血圧の主犯です』

　高血圧の原因は、遺伝や環境（塩分、ストレス）などいろいろありますが、最大の元凶は塩分の過剰摂取です。塩分とはNaCl（塩化ナトリウム）、つまりナトリウムのことです。でもナトリウムがなければ生きてゆけません。ここで高血圧と塩の関係についての教養を深めていただきましょう。

　地球が生まれたのは46億年前で、最初の原始生命体が現れたのが、35億年前です（P.10、表1-1）。当初生物は海で生まれ、海で進化してきました。約3〜4億年前に一部の生物は海から陸に進出しました。海生動物は海水とほぼ同じ体液組成になっていました。海の中では海水（ナトリウム）を吸っては吐き出し、吸っては吐き出ししてナトリウムを一定濃度に維持していました。陸に上がるということは、生物にとって大事件です。海水から取り入れていた塩分は、海岸からどんどん内陸に入ってゆくにつれ、容易に取り入れられなくなるからです。体液のナトリウムを海水と同じ組成にするために、生物は体からナトリウムが外へ出ていくのを極力抑えるシステムを進化の過程で作り出したのです。それが腎臓のナトリウムのリサイクルシステムです。

　これは陸上生活で塩分（ナトリウム）を充分摂れない時に、ナトリウムを腎臓から尿として体外へ流出するのを抑え、リサイクルするシステムなのです。このシステムの発達により、陸生動物がナトリウム不足の心配から解き放たれ、どんどん進化をとげることができるようになりました。

　ところが人類は、「火」を使うことを知り、調理の技を身につけ、塩の美味を覚え、製塩技術が進み、塩の入手が容易になりました。その結果、現代人は食塩を自分の欲望のままに過剰に摂取するようになりました。

　充分な塩分が食塩として入手できる状況では、ナトリウムリサイクルシステムをほとんど働かせずにゆければ、まだそれなりに食塩の罪は軽かったのです。ところが、何億年という長い生物の歴史の中では、ほんの一瞬に

すぎないこの20〜30年間で事態は一変しました。好きな物を好きなだけ食べるという飽食の時代となり、内臓脂肪蓄積型肥満がこのわずか二十数年間で急増することになりました。内臓脂肪が溜まり過ぎるとどんな悪影響がでるかについては内臓脂肪の項（P. 56）で詳しく説明しています。体の代謝に悪い作用を及ぼす様々な悪玉調節物質がたくさん産生され、高血圧、糖尿病などの生活習慣病リスクが軒並み高まるのです。

ところでナトリウムリサイクルシステムではホルモン様物質が働きます。本来はその物質は、体のナトリウムリサイクルシステムの必要性に応じて、肝臓や腎臓で作られるのです。ところが、内臓脂肪が溜まると、そこで体の必要性と無関係に、悪玉調節物質として異常な量の産生が起こるのです。

さあ、そうなると体はどんなことになるでしょう。ナトリウムリサイクルシステムで働く物質が内臓脂肪でどんどん増産され、体にナトリウムが蓄積します。こんな状態で、美味を覚えた現代人が塩分を過剰に摂取しますと、体はもはや塩漬け状態となり、血圧が高いまま下がらなくなって高血圧症が完成するのです。生命維持に必須のナトリウムが欠乏にならないように発達してきたナトリウムリサイクルシステムですが、そのシステムを不必要に働かせている上に、さらに必要以上にナトリウムを摂取する、なんと人類は愚かな道を歩むことになったことでしょう。

最後に食塩摂取を減らす努力のコツをまとめます。内臓脂肪の多い高血圧症患者は、内臓脂肪減少と食塩摂取制限の努力が必要で、それで不充分の場合は、降圧剤の服用はやむを得ないことになります。

食事で食塩摂取を減らすためのコツ

①家庭の料理の下味を薄くする（減塩の味噌や醤油を利用する）、②塩、醤油が薄いところを、酢や香辛料でカバーする、③外食や加工食品を減らす（塩分が多い）、④麺類のスープは残す（ラーメン等のスープは濃い食塩水である）

〔2〕糖尿病

糖尿病という病名を知らない人はいないでしょう。しかし一般の人で、糖尿病の病態を知り、この病気はゾーッとするほど底深く、怖い病気であることを知っている人は少ないようです。すぐ命がどうのこうのということもなさそうに思えるこの病気が、いかに怖い、大変な病気であるかをここでじっくり理解していただくことにしましょう。

(A) 糖尿病の本態

Q「糖尿病は血糖値が高くなる病気ですね。なぜ怖いのですか？」

A「血糖値が高くなる、つまり血液中にブドウ糖が異常に多くなる原因を理解しなければなりません。まず、ブドウ糖は何のためにどう働いているのか、P.31の図1-8を見直して再確認しましょう」

Q「その図では、すべての細胞は食事から摂り入れたブドウ糖を使って、ミトコンドリアで細胞のエネルギー（ATP）を作っています。ブドウ糖は、細胞の生命活動のために必要なATPエネルギーを作る原料でした」

A「そうでしたね。ブドウ糖がなければ細胞はエネルギーを作れないのでへたってゆきますね。糖尿病では、細胞がブドウ糖を細胞内に取り込めず、ATPエネルギーを作れないのです。それがこの病気の本態なのです」

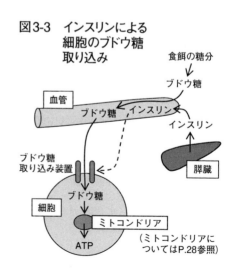

図3-3　インスリンによる細胞のブドウ糖取り込み

（ミトコンドリアについてはP.28参照）

ではなぜ、糖尿病ではブドウ糖を細胞内に取り込めない

のでしょうか？ 細胞がブドウ糖を細胞内に取り込むためにはインスリンというホルモンの働きが必要なのです。ブドウ糖は細胞内に勝手に滲みこんできてくれるのではなくて、インスリンが細胞に働いてくれてはじめてブドウ糖を取り込めるようになるのです（図3-3）。

Q「インスリンは膵臓で作られるホルモンですね。膵臓で作られ、分泌されて血流で全身の細胞に供給されるのですね？」

A「そうです。ブドウ糖は細胞表面のブドウ糖取り込み装置から細胞内に入ります。インスリンが細胞に働きかけて、この装置が作動できるのです」

Q「そうするとインスリンが働いてくれなければ細胞はブドウ糖を利用できず、ATPエネルギーを作れないことになりますね」

A「その通りです。それが糖尿病の本態です」

糖尿病の本態は、①膵臓でインスリンが必要量作れないか、または②インスリンが作られているのに、何らかの原因で細胞に働きかけられず、そのために細胞がブドウ糖を取り込めないことです。その結果、細胞はATPエネルギーを作れずにヘトヘトになる一方、血中に利用されないブドウ糖が溜まり過ぎる、つまり高血糖になります。さらに血中のブドウ糖、つまり血糖が異常に高い状態が続くと血管が傷むことになります（P. 40）。

(B) 糖尿病急増の背景

30年前、日本では糖尿病はそれほど多い病気ではありませんでした。ところがこの30年間で、事態は大きく変化しました。30年間で糖尿病は激増し、2015年現在では推計患者数は約950万人で、糖尿病傾向にある人、または予備軍と言われる人も同数ぐらいいると言われます。合わせると何と、日本人の人口の2割ぐらいになってしまいます。大変な事態なのです。

Q「糖尿病、または糖尿病傾向の人が20%近くいるなんて！ しかもこの30年

以内に激増してきたとは、日本人はどうなったのですか？」

A「日本人の体質（遺伝子）がこの30年間で急に変化したとは考えられません。糖尿病急増の原因は生活環境の変化によるものと考えられます」

Q「生活環境の変化による内臓脂肪の溜まり過ぎですね。内臓脂肪が高血圧や糖尿病を発症させる悪い物質を作ることが源流にあるのですね」

A「そうです。栄養過剰と、運動不足のために内臓脂肪が溜まり過ぎ、そこから悪玉調節物質が出るのです。インスリンが充分分泌されないこと以外に、分泌されてもこの物質によってインスリンが働きにくくなってしまいます」

(C) 糖尿病の症状と診断

高血圧同様に、糖尿病でもかなり重症にならないと自覚症状が出ません。症状が出るとしても、突然大変な症状が出るのではなく、次の表3-2に列記するような症状が徐々に現れます。

Q「表3-2の自覚症状は、それほどびっくりするような症状ではないですが、そのいずれかが出た時点で糖尿病はすでに進行した状態なのですか？」

A「そうです。正常の人の食前の血糖値は100以内ですが、上記の症状が出る人では、200〜300ぐらいにびっくりするほど上昇しています」

Q「そんな大変な状態でしか自覚症状が出ないなら、症状をたよりにしたり、症状で病気のことを認識したりするのではまったく駄目ということですね」

表3-2 進行した糖尿病で最初に自覚する症状

多尿と頻尿	尿にたくさんの糖が出るため、それに引っ張られて水分が尿に出て、多尿かつ頻尿になります
口渇と多飲	尿量が多くなるため、体の中は脱水傾向となり、のどの渇きを覚え、知らず知らずのうちによく水を飲むようになります
体重減少	それまで肥満であった人が、よく食べているのになぜか体重が減ってゆきます。水分欠乏と、食べても栄養として利用できないためです
易疲労・倦怠	ATPを充分作れず、細胞はエネルギー不足となるためです

A「その通りです。ですから症状と関係なく、健診をきちんと受けて検査による診断で対応してゆかねばならないのです」

　糖尿病の診断は、血液検査によってなされます。空腹時に採血した血液で、血糖値が126以上で、かつHbA1cという検査項目の数値が6.5以上で糖尿病と診断されます。HbA1c検査の意味と、この検査が早期糖尿病の検出に役立つことは、HbA1cの項（P.53）を参照してください。

(D) 糖尿病の対処

　症状がなくとも、血糖値とHbA1c検査で糖尿病が明らかとなった時点で治療が必要です。現在の糖尿病治療は、治療の開始は早ければ早いほど良い、その方が20年、30年先の血管病変を最小限に食い止めることができるとされています。したがって、早期糖尿病の段階から治療を含めた対策を念頭におく必要があります。

Q「要治療イコール服薬ですか？」
A「いいえ、治療は食事療法と運動療法が根幹です。これに必要に応じてなんらかの薬物療法を組み合わせてゆくことになります。必ずしも最初から服薬とは限りません」
Q「自分の努力だけで改善できることも、本当にありますか？」
A「もちろんです。実際、早期糖尿病に真剣に取り組めば、食事と運動努力でかなりの部分は対処できます。明らかな糖尿病の場合も、これだけで対処できる人もいます」

　「食事療法」といえば、とたんに難しいイメージが湧いてしまいます。リラックスして次のように考えてみてはどうでしょうか。まず1日の摂取カロリーについてです。その人の仕事内容により異なりますが、一般的には1日の食事の総摂取カロリーは1500〜1800kcalです。でも一言で1500〜

1800kcalといっても、各食事品目のカロリーを個々に計算し、総カロリーを求めるのは大変なことです。この点、1回500〜600kcalで、1日1500〜1800kcalの献立が内容的、量的にどの程度のものかについては、健康本などで献立モデルが提供されています。そのような献立モデルから、一食、または一日の大よそのカロリーに見合う食事量を知ることができます。

Q「なんかあまりにも簡単すぎて、本当にそれで大丈夫？という気がしますが」
A「Simple is the best！ということもありますからね。努力をずっと維持するためには、simpleでなければなりません」
Q「でも他に気に留めおくことはないのですか？」
A「あります。やはり簡単なことです。表3-3にまとめます」

表3-3の留意点は、ほとんどの患者さんが続けられるものばかりです。①食事は必ず三食で、夜にドカンと食べることはしない。②揚物を避ける理由ですが、フライドポテトは、なんと400kcal！ なす1本は、焼きなすでは10kcalの食品ですが、てんぷらにすると100kcalになります。じゃがいももなすも野菜ですが、フライやてんぷらにすると、野菜ではなく、脂を食していることになるのです。ですから肉類の場合も、仮に豚肉を食べるなら、トンカツではなく、しゃぶしゃぶにするのが賢明です。③野菜を先に食べて、米飯を最後にすると、食後の急激な血糖の上昇が防がれます。

また、2010年代から糖尿病の食事指導について、単なる総カロリーの

表3-3　糖尿病患者の食事についての簡単な留意点

1. 1日のカロリーは1500〜1800kcalで、3食に分けて摂ること
2. 天ぷらやフライ物などの揚物はできるだけ避けること
3. 米飯、副食、野菜の摂取順は、野菜→副食→米飯の順にすること
4. 食後のデザートの菓子と果物はどちらかにすること
5. アルコールは缶ビール1本／日を許容範囲とすること

制限ではなく、糖質制限が効果的であると提唱されるようになっています。今後、糖尿病の栄養学は大きく変貌を遂げてゆくでしょう。現時点では、前述の総カロリー制限の中で、緩やかな糖質制限（茶碗に軽目に1杯を、1日2杯までが一つの目安）を組み入れることが妥当なところと思われます。

Q「次に運動についてですが、何か注意点はありますか？」

A「いきなり激しい運動を始めるのではなく、軽く汗ばむ程度の歩行を1日30分ぐらいから始め、徐々に時間を長くしてゆくのがよいでしょう」

Q「マイカー通勤と電車通勤も運動量に差が出ますね？」

A「そのとおりです。電車を利用し、通勤途上での歩行時間をできるだけ長くするなどの工夫が必要です。自宅と最寄駅の間を回り道して歩いたり、電車の一駅間を歩くなどの努力をすることですね」

「運動療法」というと「療法」という言葉に囚われて、「ジムで頑張らねばなりませんか？」という質問をよく受けます。週1回ぐらいジムに通うよりも、日々の生活の中でコツコツ歩行時間を増やしたり、エスカレーターやエレベーターを使わず階段を昇降する習慣を続ける方が効果的です。

食事と運動の努力で検査成績が改善しなければ、その努力だけでは駄目であることを理解し、必要な治療を受けましょう。治療にはいろいろあります。インスリン注射が必要か、内服薬でよいか、またどのような内服薬が適しているかなどは医師の判断に委ねるべきことです。

〔参考項〕「HbA1c」（P. 53）　「内臓脂肪」（P. 56）

〔3〕脂質異常症 —— 高LDLコレステロール血症

悪玉コレステロール（LDLコレステロール）と善玉コレステロール（HDLコレステロール）の違いについてはP. 36にすでに概説してあります。高コレ

ステロール血症はLDLコレステロールの血中レベル140（mg/dl）以上で診断されます。近年の食生活は、50〜60年前に比べて様変わりしており、そのため高コレステロール血症を呈す人が急増しています。生活習慣病のいずれもが動脈硬化を促進させ、その終着点として脳梗塞や心筋梗塞を発症させます。動脈硬化の本態は血管にコレステロールが溜まることですが、血液中に必要以上にLDLコレステロールが多い状態が続くことにより起こります。その是正は脳梗塞・心筋梗塞予防の起点となりますので、ここでは高LDLコレステロール血症の実用面の知識を述べてゆきましょう。

（A）高LDLコレステロール血症の原因

Q「なぜ悪玉コレステロール（LDLコレステロール）が多過ぎるという事態が起こるのですか？ コレステロールの多い食品の摂り過ぎが原因ですか？」

A「いえ、血液中にLDLコレステロールが増えるのは、そのような単純な原因、簡単のものではありません。まず体の中のコレステロールの大部分は食事で摂り入れたものではなく、肝臓で合成して作り出したものなのです」

Q「肝臓は一（いち）からコレステロールを合成するのですか？」

A「肝臓は外から取り入れた三大栄養素（蛋白質、糖質、脂質）を使ってコレステロールを作ります。蛋白質や糖分の摂り過ぎが原因でコレステロールの産生が高まるということもありうるのです」

蛋白質はアミノ酸に、糖分はブドウ糖に、脂質は脂肪酸に分解されて腸より吸収され

図3-4　コレステロールの肝臓での合成

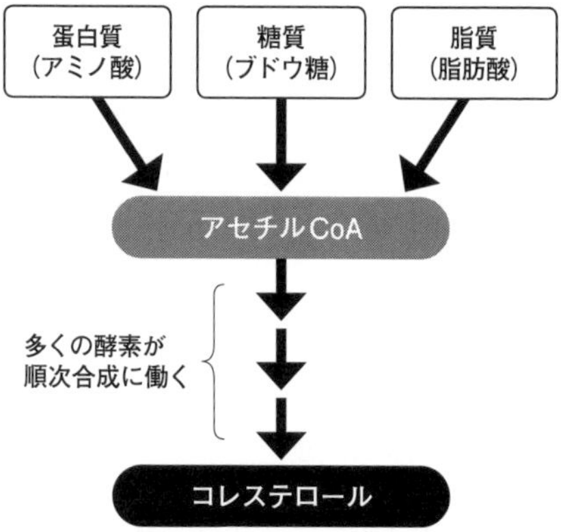

蛋白質（アミノ酸）　糖質（ブドウ糖）　脂質（脂肪酸）
↓
アセチルCoA
↓
多くの酵素が順次合成に働く
↓
コレステロール

三大栄養素のいずれもコレステロール合成の原料となり、過剰摂取でコレステロール合成が増える

図3-5 コレステロールの摂取、合成と流通マップ

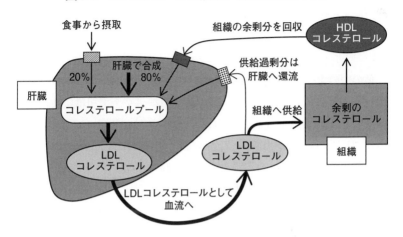

ます。分解産物は腸より肝臓に集まり、肝臓でいろいろな用途に使われます。図3-4に示しますように、それぞれの一部は一旦"アセチルCoA"という物質に変換されます。このアセチルCoAから様々な酵素によっていろいろな物質が作られるのです。そのうちの一つがコレステロールです。したがって蛋白質、糖質、脂質のいずれからも肝臓内で常にコレステロールが合成されています。肝臓は、食事で摂り入れる分の4倍の量のコレステロールを常時作っています。食事からは20%、肝臓で合成される分は80%で、まとめて肝臓のコレステロールプールに入れ、そこから全身にLDLコレステロールとしてコレステロールが供給されます（図3-5）。したがって、血中のコレステロールレベルは、食事で摂り入れるコレステロールそのものより、はるかに多い自己生産量に影響されます。

Q「なるほど、肝臓によるコレステロール自己生産という、見えにくい部分があるため、LDLコレステロールの高値の原因は単純ではないのですね？」

A「それもそうですが、血中のLDLコレステロールのレベルが高くなる原因は他にもあり、そちらはもっと複雑です」

第3章　不適切な生活習慣や肥満に伴って起こってくる病気

Q「さらにややこしくなるのですか？」
A「図3-5を見ながら話を聞いていただければ理解できると思います。次のポイントはLDLの体の中の流れを理解することです」

体の中のすべての細胞はコレステロールが必要です。コレステロールはLDL蛋白質に包まれて、つまりLDLコレステロールの形で組織に供給されています。供給過剰分のLDLコレステロールは、肝臓へ還流します。LDLコレステロールが肝臓へ還流する際、肝臓（肝細胞）の表面にある関所を通過せねば戻れません。図3-5の肝臓の表面にはコレステロールの肝臓への入口として、▨、■、▦の3つの関所が描かれています。LDLコレステロールの入口が▦で、これが今話している問題の関所です。この関所がうまく働いてくれないと大変なことになります。

Q「関所が働かない事態が起こる？ まさかそんなことが起こりうる？」
A「そのまさかは現実です。肝臓はこの関所を潰す物質を作っています。この物質の生産が多いとどうなると思いますか？」
Q「LDLコレステロールが肝臓に戻るための関所が減るため、戻りにくくなり、血中にLDLコレステロールが溜まってしまいます。あっ、そうなれば高LDLコレステロール血症になりますね。ああ、そうなんだ！」
A「そうなんです。ここにも高LDLコレステロール血症の原因があるのです」

血液中にLDLコレステロールが増えるのには、2つの大きな原因があります。1つは食事で摂り入れるコレステロールや、肝臓での自己生産量が増加して、血液中へのLDLコレステロールの放出過剰です。もう1つは、血液中から肝臓への還流障害です。この2つの原因で高コレステロール血症が生じ、コレステロールが組織にたくさん溜まることになります。

Q「HDLは組織に溜まり過ぎたコレステロールを回収して、溜まり過ぎによる

弊害をなくすように働くのではなかったですか」

🅐「その通りです。図3-5にありますように、組織の余剰コレステロールはHDL蛋白質に含まれて肝臓に回収されます」

🅠「HDL蛋白質が少ないと、余剰のコレステロールの回収が充分行なわれなくなり、組織に溜まり過ぎになりますね」

🅐「そうです。それがHDLコレステロール低値として捉えられます。これは次項で述べる中性脂肪高値と同じ病態で起こります。その時に一緒に述べます」

(B) 高LDLコレステロール血症の弊害

血液中にコレステロールが多いとどうしても組織への供給過剰という事態につながります。組織で血管の壁に溜まり過ぎる、これが動脈硬化です。動脈硬化の実態は、「動脈硬化」の項（P. 62）で詳しく述べてあります。生活習慣病の高血圧症、糖尿病、脂質異常症はいずれも動脈硬化を起こすことになります。溜まるのはコレステロールですから、高LDLコレステロール血症が主犯ですが、高血圧症と糖尿病は共犯者として動脈硬化を促進させることはそこで述べている通りです。

(C) 高LDLコレステロール血症の治療

他の生活習慣病同様に、高LDLコレステロール血症の対策としては、まず日常生活で食事と運動努力が必要であることは言うまでもありません。ここではコレステロール対策の注意のポイントについて考えましょう。

🅠「さて、高LDLコレステロール血症の対処として、服薬するか、しないかに関わらず最初に努力すべき食事の注意点はどうでしょうか？」

🅐「コレステロールを多く含む食品は、肉や卵と乳製品であることはほとんどの人が知っていますね。これらの食品にはコレステロールが多いですが、良質の蛋白質も多く含まれていますから、制限しすぎるのも良くありません。ガバガバ食べ過ぎなければ良しとすべきでしょう」

Q「そうしたら食事でコレステロール摂取を控えるところがなくなりますが？」
A「いいえ、注意すべき所はあります。乳製品としての菓子です。チョコレート、ケーキ、アイスクリーム、クッキーなどの洋菓子は極力控えるべきことです」

　同じ菓子でも和菓子はコレステロール含量が低く、洋菓子は高いのです。コレステロール含量だけが問題ではありません。三大栄養素のいずれからも肝臓でコレステロールが合成されます。食事量が多いと、肝臓でのコレステロールの自己生産が増えます。したがって、過食を戒めるとともに、洋菓子を好きなだけたくさん食べるということはやめねばなりません。

　運動すればカロリー消費が上がります。三大栄養素の摂取で吸収する栄養分が運動エネルギーの利用にまわされるため、コレステロール生産にまわる分が減少しますので、食事摂取制限と同じ効果が生まれます。

Q「食事と運動努力で本当に血中のLDLコレステロール値は下がりますか？」
A「そこのところが問題です。食事と運動の効果は人それぞれに現れ方が違うのです。中には驚くほどよく下がる人がいます。ですからまずは生活習慣の努力をすべきです」
Q「中にはよく下がる方がいるという事は、大部分の人はそれほど効果がないという事ですか？」
A「残念ながらそのようです。大部分の人はLDLコレステロール値が下がっても30ぐらいでしょうか。ですから元々LDLコレステロール値が190〜200ぐらいある人の大部分は食事と運動努力では、安全域まで低下させることができないことが多いのです」
Q「大部分の人はどうして充分下がらないのでしょうか？」
A「肝臓での自己産生量が多いか、または血中から肝臓への還流障害によるもので、これはその人の体質というか、遺伝的なものと考えられます」

　LDLコレステロールが高値で食事と運動の努力で充分な低下が起こら

ない人は、LDLコレステロールを低下させるために、服薬治療を受けざるを得ません。現在最もよく使用される薬は、肝臓でのコレステロール産生を抑制するスタチンという薬です。図3-4の、コレステロール合成のいくつかの酵素のうちの1つに働きます。大部分の人は見事にコレステロールが下がります。ところがなかには元々非常に高値でスタチンでは充分下げられないケースもあります。この場合は、LDLコレステロールの肝臓への還流に働く関所に異常が起こっていると考えられます。幸いなことに、関所の異常を治す新しい薬が2016年から使用できるようになっています。

〔参考項〕「コレステロール」(P. 36)
「動脈硬化」(P. 62)

〔4〕脂質異常症 —— 高中性脂肪血症と低HDLコレステロール血症

　従来、血中の脂肪が多いことは高脂血症と呼ばれてきました。高脂血症には、LDLコレステロール、または中性脂肪のいずれか、または両方が増えている場合があります。最近はHDLコレステロールが低いこともよくないということで、LDLコレステロール高値、中性脂肪高値、それにHDLコレステロール低値を問題とすることになり、あわせて脂質異常症と言うことになりました。

　一般にコレステロールが多いと問題であることはよく認識されています。一方、メタボ症候群の判定基準の一項目に中性脂肪高値がありますが、なぜ中性脂肪高値は良くないのかについてはよくわかっていない人が多いようです。そこでこの項で中性脂肪高値について述べることに致しましょう。

(A) 高中性脂肪血症はなぜ悪いか？

Q「生活習慣病はいずれも最終的には動脈硬化を引き起こし、動脈硬化の最終点が脳梗塞や心筋梗塞になるので怖いのでしたね？」

🅐「その通りです」

🅠「動脈硬化は血管に、コレステロールが溜まって起こるのでしたね？中性脂肪が血液中に多いとどのような弊害が出るのですか？」

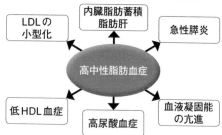

図3-6　高中性脂肪血症の影響

🅐「中性脂肪自体が血管に溜まって動脈硬化の主犯になることはありません。しかし中性脂肪高値は、コレステロールよりももっと複雑な悪い病態を生み出します。これを図3-6に示します」

　図3-6を見ますと、かなりいろいろ悪い影響が出ることがわかります。動脈硬化に直接関係しないものから、関連性の高いものまで様々です。中性脂肪が非常に多いと大変恐ろしい急性膵炎になったり、血管の中で血液が固まりやすくなって血管が詰まるリスクが高まったり、コレステロールには見られない病気の原因になります。動脈硬化関連への影響としては、まず内臓や肝臓における脂肪の蓄積で、ここから生活習慣病の発症へとつながってゆきます。

🅠「メタボ症候群は過食と運動不足によって摂取カロリーが脂肪となって脂肪組織に溜まる、とりわけ内臓脂肪が増えることが出発点でしたね？」

🅐「その通りです。内臓脂肪から、血圧や糖・脂質代謝を調節するいろいろな物質が作られ、高血圧や血糖値異常が生じることになります」

🅠「内臓脂肪で溜まるのは中性脂肪でしたね。血中に中性脂肪が多いことは、当然血中から内臓脂肪蓄積へという流れになりますね？」

🅐「その通りです」

🅠「そうしますと、中性脂肪高値は高血圧や糖尿病など生活習慣病を発症さ

せる遠因となりますね」

🅐「そうなりますね」

🅠「図3-6では中性脂肪高値はコレステロールにも何か影響が出るようですね。『LDLの小型化』とか、『低HDL血症』とか書かれていますが」

🅐「ええ、そうなのです。ここが高中性脂肪血症の一番の問題点で、コレステロールの代謝や流通を悪い方へ変化させるところです」

　図3-7に体の中での中性脂肪の流れを示します。食事で摂取された中性脂肪は、一旦肝臓に流入します。肝臓は元々、脂肪以外の栄養素からも中性脂肪を合成することができます。食事からの分と、肝臓による合成分の両方が中性脂肪プールに入ります。一部は肝臓に残り、大部分は脂肪組織へ送られます。食事で肝臓に入ってくる脂肪が多いと、中性脂肪が増え、肝臓に残す分も、脂肪組織へ送る分も増えることになります。前者が脂肪肝で、後者が内臓脂肪と皮下脂肪の増加になるわけです。この中性脂肪の流通マップで、肝臓から脂肪組織に向けて血液中に出てゆく中性脂肪が多いこと、これが高中性脂肪血症です。

🅠「ところで高中性脂肪血症によるコレステロール代謝や流通への影響はどうなるのですか?」

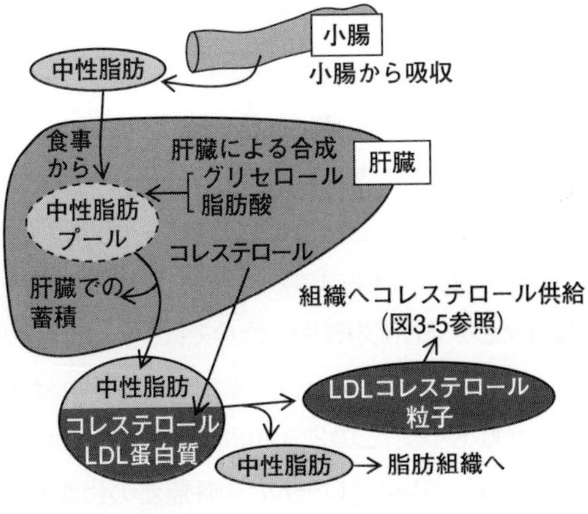

🅐「肝臓は中性脂肪のみを血液中に送り出すのではなく、中性脂肪とコレステロールを一緒にしてそれを外側か

図3-7　中性脂肪の流通マップ

第3章　不適切な生活習慣や肥満に伴って起こってくる病気　171

らLDL蛋白質の皮で包む形で放出するのです」

Q「P. 38、39のLDLコレステロール粒子に中性脂肪も含まれるのですか？」

A「P. 38のLDLコレステロール粒子を詳しくいえば、そうなのです。外側の蛋白質はLDL蛋白質です。血液中を流れている間に、中性脂肪が削り取られ脂肪組織に入ります。その残った粒子がLDL粒子となるのです」

　LDLコレステロール粒子は実際には血液中でできあがります。この時、肝臓が血液中へ放出する中性脂肪が多いと、できあがるLDLコレステロール粒子に異変が起こります。コレステロール含量が少なく、サイズも小型のLDLコレステロール粒子ができるのです。この小型LDLコレステロール粒子はコレステロールの含有量は少ないのですが、小型ゆえに血管の壁のすき間からもぐり込みやすく、血管壁に溜まりやすいのです。このようにして中性脂肪が多いと動脈硬化を起こしやすい小型LDL粒子ができるのです。

Q「肝臓が中性脂肪とコレステロールを含む粒子を放出する際、中性脂肪が多いと粒子の数は多くなり、一個一個の粒子の中のコレステロール含量は少なくなりますね。この粒子が中性脂肪を削り落としてゆくと、コレステロール含量の少ない小型のLDLコレステロール粒子ができるのですか？」

A「難しいところですが、その通りです」

Q「ところで高中性脂肪血症では、HDLコレステロールの方にも何か影響が及ぶのですか？」

A「そうなのです。HDLコレステロールが減少します。このメカニズムは複雑すぎるので省略しますが、組織の余剰のコレステロールの回収が低下します」

Q「そうすると高中性脂肪血症では、血管にもぐり込みやすい小型のLDLコレステロールが増え、HDLコレステロールが減ってコレステロールの回収が低下する、この2つが重なって動脈硬化が促進することになるのですね」

A「ここはコレステロールと中性脂肪の代謝で、とても難しいところですが、

その通りです」

(B) 高中性脂肪血症の原因

Q「中性脂肪は当然食品として脂肪をたくさん摂ると肝臓に集まり、そこから血液中に増えることになりますね？」

A「そうですが、肝臓は自前で中性脂肪を合成します」

Q「コレステロールは食事由来が20%で、肝臓で合成する分が80%でしたが、中性脂肪もそうなのですか？」

A「コレステロールほど肝臓の合成比率は高くないですが、食事で摂り入れられるだけでなく肝臓で相当量の中性脂肪が作られます」

Q「中性脂肪は肝臓で、脂肪以外の栄養素からつくられるのですか？」

A「炭水化物、糖分、それからアルコールからも作られます（図3-8）」

健診結果の説明の際、「あなたは中性脂肪が正常範囲を超えて、相当高値になっています」と言いますと、「私は油っこい物をそんなにたくさん食べていませんが」という答えがよく返ってきます。脂肪の多い食品をたくさん食べて中性脂肪が血中に増える事は誰でもわかっていますが、脂肪以外の食品から中性脂肪高値をきたすことを知らない人が多いようです。よくあるのはアルコールの摂取過多による中性脂肪高値です。

(C) 高中性脂肪血症と低HDL血症の対処

高脂血症のうち、高コレステロール血症に比べて、高中性脂肪血症は生活習慣の努力によって改善しやすいようです。一昔前に比し、最近の日本人の食事は高カロリ

図3-8　肝臓における中性脂肪の由来

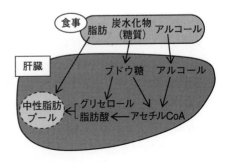

一、高脂肪になっています。高脂肪食を制限することは当然です。しかし図3-8を見てわかりますように、脂肪以外の食事の過多によっても中性脂肪高値が生じます。アルコールや糖質（菓子などの甘い物も含む）の過飲食にも注意をすることを念頭におく必要があります。

Q「高脂肪食だけでなく、食べ過ぎないことが高中性脂肪血症に対処する第一歩となりますね。同時に運動も効果がありますか？」

A「大いに効果があります。摂取過剰の脂肪は運動エネルギーにすぐに消費すればよいわけですからね。それに中性脂肪高値と連動するHDLコレステロール低値に対しても、運動はHDLコレステロールを上げてくれます」

Q「食事と運動努力でかなり改善するものですか？」

A「本気で努力すれば相当改善します」

Q「それでも駄目ならば服薬治療ですか？」

A「そうなります。同じ高脂血症の治療でも、コレステロールを下げる薬とまったく作用点が異なる薬を使います」

　高中性脂肪血症に対して、2種類の薬があります。化学的に合成された薬と、天然の素材から抽出された薬です。由来はまったく異なるのですが、作用点は共通しています。肝臓での中性脂肪の合成を抑制したり、血中から中性脂肪の処置を促したり、またHDLコレステロールを高める作用を持ちます。2種類のうちの後者の天然由来の素材は、P. 46で述べたEPAという脂肪酸です。EPAは、脳梗塞や心筋梗塞の発症を抑えることが認められており、天然素材からEPAを抽出して、薬として製品化されているのです。脳梗塞・心筋梗塞の予防薬、兼中性脂肪を下げる薬になっています。

〔参考項〕「中性脂肪と脂肪酸」(P. 43)　「内臓脂肪」(P. 56)

〔5〕高尿酸血症と痛風

　血液中の尿酸値が高い状態（尿酸値7.0mg/dl以上）が高尿酸血症です。放置すると、尿酸が関節内に流れ出て、結晶化し、強い関節痛が起こります。これが痛風です。痛風が出たら、患者は「痛みを止めてほしい」と訴え受診します。鎮痛剤を服用すれば、痛みは1週間以内におさまりますが、高尿酸血症が治るわけではありません。高尿酸血症は関節だけでなく、内臓に様々な悪影響を及ぼします。これが大きな問題で、そのため高尿酸血症は治療しなければならないのです。でも、その前にどうして高尿酸血症が起こるのかについて理解を始めていただきましょう。

(A) 高尿酸血症の原因

Q「高尿酸血症の原因として、プリン体が良くないのだと言われますが」

A「ええ、尿酸はプリン体が分解されてできる最終代謝産物ですが、プリン体が体の中でどうして生じるかというところから考えましょう」

Q「まず、プリン体を多く含む食品を摂り過ぎるのはよくないですね？」

A「プリン体の多い食料品としては、レバーや魚の干物などです。でも大かれ少なかれ、どのような食品にもプリン体は含まれますので、副食の量も過食にならないようにしなければなりません」

Q「ビールは良くないのでは？」

A「そうです。それは誰でも知っています。なかには"ビールはプリン体が多いから、ビールを焼酎に変えています"と胸を張って言う人がいます」

Q「ビール以外のアルコールも駄目なのですか？」

A「プリン体の少ないアルコールといえども、アルコール自体は体内で尿酸をたくさん作らせたり、尿酸が尿に排泄されるのを抑制したりするため、高尿酸血症を引き起こします。ビールはプリン体の提供と、アルコールとしての性質によって二重に良くないことになります」

プリン体とはDNA、ATPのような核酸類似の構造をしたものです。いろいろな酵素が順々に働いてプリン体が代謝分解され、最終的に尿酸になります。

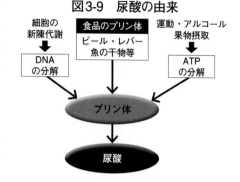

体の中のプリン体の由来を図3-9にまとめます。まず食品としてプリン体が体の中に入ってきます。プリン体の多い食品としては、ビール、レバー、魚の干物が代表格です。

ところが体に溜まるプリン体は食品からのみではなく、体の核酸(DNA)、または核酸類似成分(ATP)の代謝分解からも生じます。人体の60兆個の細胞は絶えず新陳代謝を繰り返しています。古くなって壊れた細胞のDNAが分解され、プリン体が生じます。ATPは細胞のエネルギー物質です。激しい運動をしたり、深酒をしますとATPの消費が急に高まり、ATP分解産物としてプリン体が増えます。

次に果物や果実ジュースですが、これを摂り過ぎますとATP消費が高まり、プリン体が多く作られます。果物はブドウ糖(グルコース)のみでなく、果糖(フルクトース)という糖を多く含みます。この果糖(フルクトース)の代謝で多量のATPが消費されるためです。また、果糖が多く含まれる清涼飲料水の多飲によって、果実ジュースの多飲と同様にプリン体産生が上昇します。

Q「果物を摂り過ぎてプリン体がたくさんできて、尿酸が増えるなんて初めて聞きました。ビックリです」

A「これはあまりよく知られていないことですからね」

Q「それから運動でATPエネルギーを使うとATPが分解してプリン体が生じるし、アルコールの多飲でも同じことが起こるのですね」

A「そうなのです。プリン体の豊富な食品そのものをたくさん摂らずとも、体内のプリン体はいろいろなことで増え、尿酸ができてしまうのです」

図3-10　高尿酸血症の原因

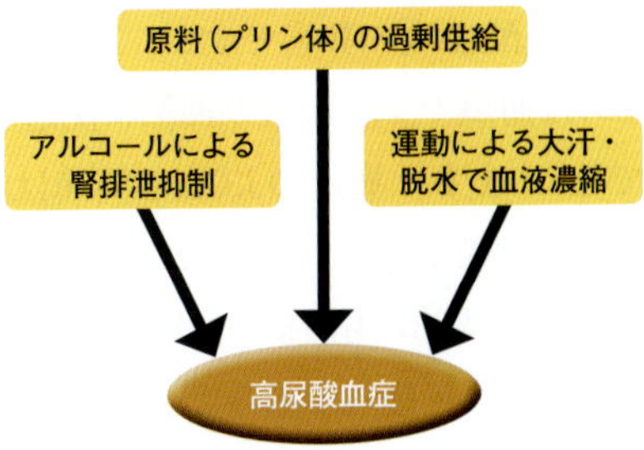

- 原料（プリン体）の過剰供給
- アルコールによる腎排泄抑制
- 運動による大汗・脱水で血液濃縮

→ 高尿酸血症

次は高尿酸血症が起こるすべての原因についてです。図3-10にまとめます。高尿酸血症をきたす原因は、プリン体の過剰供給だけではありません。尿酸は腎臓から尿に排泄されますが、アルコールは腎臓から尿への排泄を抑制します。尿に排泄されなければ当然血液中に溜まることになります。それから運動して大汗をかいたり、下痢で脱水状態になれば血液が濃縮されて、血中の尿酸濃度が上昇します。このように高尿酸血症の原因は実に多々あります。

Q「ビールが原料のプリン体を提供するのに加えて、すべてのアルコールはATP分解を促進してプリン体の供給を増やし、かつ尿への排泄を抑制するなんて……。アルコールが尿酸値を上げる理由はいろいろですね」

A「アルコールと尿酸、深い関係をよく理解することが肝要です」

Q「ところで、たくさんアルコールを飲むのに尿酸値が正常の人や、アルコールをほとんど飲まないのに高尿酸血症の人もいるようですが？」

A「その通りです。高血圧症や糖尿病についてもそうですが、遺伝的素因（体質の差）が個々の人の尿酸値を決めることに関わっています」

ほとんどの生活習慣病は、個々の生活習慣病に関連する遺伝的要因（体質）と環境要因（飲食の量と質等）が、複雑に関わり合って病気として現れます。体質は治せません。それぞれの病気を示す異常値が出れば、自己の努力で、つまり環境要因の改善を考えねばなりません。

第3章　不適切な生活習慣や肥満に伴って起こってくる病気

(B) 高尿酸血症による弊害

高尿酸血症の弊害ですが、よく知られているのは痛風です。尿酸が関節に沈着することで起こります。痛みのよく出る関節は足の親指のつけ根ですが、足首、足の甲、膝、手首、肘などの関節にも出ます。図3-11のように発赤し、腫れて痛みますので、自分で「痛風みたいです」と言って来院される方が多いようです。

図3-11 痛風の関節炎

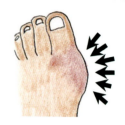

尿酸値7.0 mg/dl以上が高尿酸血症ですが、尿酸値が高くなるほど、痛風が出やすいとは限りません。6～7 mg台でも、大酒を飲んだり、激しい運動で大汗をかいた後に、一時的に急に血中の尿酸レベルが高くなり、痛風発作が出やすくなります。それも突然に激痛が出ることが多々あります。

Q「本項の冒頭で、高尿酸血症は関節だけでなく、内臓に様々な悪影響が出るとのことでしたが、どのような弊害がどこに出るのですか？」

A「まず臓器としては腎臓です。腎機能の低下が無症状のうちに、じわりじわりと進行します。腎障害で尿酸の排泄は抑制されますので、両者は悪循環に陥ります」

Q「尿管結石になりやすいと聞いたことがありますが？」

A「そうです。腎臓から尿に多量の尿酸が排泄されるため、腎臓結石が生じやすくなります。腎臓から尿管に石が流れると尿管結石で、尿管がつまって激しい痛みが出ます」

表3-4 高尿酸血症に対する日頃の注意点

1. 食事の量を抑えて、体重を落とす
2. プリン体の多い食品を控える
3. 体内でのプリン体増加につながる食品を制限する――果実、果物ジュース、清涼飲料水等
4. アルコールの飲み過ぎに注意する
5. 水分を十分にとり、脱水を防ぐ
6. 過激な運動を控え、適度な有酸素運動をする
7. ストレスを上手に処理する

高尿酸血症のより大きな問題は生活習慣病を悪化させることです。高尿酸血症は高血圧を起こしやすく、高血圧による腎障害の悪化とともに、腎臓への二重の悪影響が起こります。さらに高尿酸血症の人は高脂血症、糖尿病のいずれかを伴うことが多く、これらによる動脈硬化が高尿酸血症によって促進されます。

(C) 高尿酸血症の対処

　日常生活での注意により、人によっては高尿酸血症はかなり改善されます。もっとも体質（遺伝的素因）の問題もありますので、すべての人が自己努力で安全な状態まで改善できるわけではありません。しかしまず、表3-4の注意点について努力すべきです。アルコールの制限などの努力をまったくしないで薬に頼っても、薬の効果が弱いことがしばしばあります。

Q「食事については、（A）ですでに述べられたことですね？」
A「表3-4の2と3はその繰り返しです。プリン体はすべての食品に含まれますので、普通の食事でも過食になると駄目です。それが1です」
Q「脱水を防ぐだけでなく、水分を充分にとることも必要ですね」
A「尿量が多い方が尿酸が流れやすいし、また尿路結石もできにくくなります。適度な運動とストレスを溜め込まないことは生活習慣病をはじめ、すべての病気についての注意に共通です」

　表3-4に示すような"日頃の努力"で尿酸の高値が改善しない人は、腎臓や血管への悪影響を未然に防ぐために、服薬を検討すべきでしょう。尿酸値9mg/dlぐらいで、「私は一度も痛風が出たことないから大丈夫」という人がいます。痛風が出る出ないの問題ではないこと、もっと重大なことがあるのは本項の記述の通りです。

〔参考項〕「尿酸」（P. 48）

〔6〕狭心症と心筋梗塞

　近年、生活習慣が大きく変化したことにより、肥満、糖尿病、高血圧症、高脂血症が非常に増えています。これら生活習慣病は、いずれも自覚症状がない状態で全身の血管に動脈硬化を起こします。動脈硬化とは、血管が狭くなって血が固まって詰まりやすくなる状態で、心筋梗塞や脳梗塞の根幹となる病態となります。本項と次項で、これら2つの血管梗塞疾患の症状と対応について述べることにします。

　狭心症と心筋梗塞は、胸が苦しくなって、命に関わる心臓の病気です。心臓を動かす筋肉に酸素を供給する血管、これを冠動脈と言います。図3-12にイラストを示します。この冠動脈が細くなり、酸素を充分送れないため胸が苦しくなるのが狭心症で、さらに進んで冠動脈が完全に詰まり、心臓の筋肉が死んでしまって心臓が動かなくなるのが心筋梗塞です。

（A）狭心症・心筋梗塞の原因

Q「冠動脈が徐々に狭くなってゆく途上で狭心症が起こり、さらに狭くなってゆき、ついには完全に詰まってしまうのが心筋梗塞ですか？」

A「一昔前までは、狭心症が時々起こって、それがアラームになっているのに放置して、数ヵ月、または数年後に心筋梗塞が起こると考えられていました」

図3-12　冠動脈

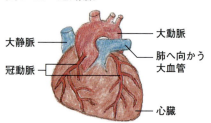

冠動脈は大動脈から分岐し、心臓の表面を走行する。表面から心筋内に食い込み、心筋に酸素と栄養分を供給する

図3-13　心臓CT（P184で説明）

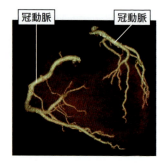

Q「今の考えは、一昔前と違うのですか？」

A「ええ、最近では、このような例は少ないと考えられています。多くの場合、動脈硬化で部分的に狭くなっているところが突然、一気に詰まって心筋梗塞が起こるということがわかってきました」

Q「アラームなしにいきなりとなれば、非常に怖いですね」

A「そうです。狭心症が時々起こっているうちに心筋梗塞が起こるのと違い、血管が詰まる最終段階まで一気に進むのですから、怖いのです」

　最近の心筋梗塞の起こり方が、一昔前と異なる原因はP. 64で述べましたが、ここで簡単に復習します。一般に血管の動脈硬化は均一に硬く狭くなっていく変化と、部分的に動脈の内側に粥状のブヨブヨのコブができる変化があります。粥状のコブは粥腫（じゅくしゅ）と言って、悪玉コレステロールがアンコのように詰まっています（P. 64、図2-13B）。

　粥腫ができるタイプの動脈硬化の場合は、粥腫から一気に心筋梗塞が起こることがあるのです。粥腫全体はうすい膜で覆われていて、血流の勢いで、ある日突然に膜が破れ傷ができることがあります。その傷口に、血液を凝固させる血小板がどんどん集まってきて、そこで血の塊を作って傷口を治そうとします。そのために血管が急に狭くなったり、場合によっては完全に詰まってしまったりするのです。

Q「2つのタイプの動脈硬化ができる原因に違いがあるのですか？」

A「少し違うようです。昔の動脈硬化、つまり均一に狭くなってゆくタイプは、高血圧という単純な原因で生じることが多かったようです」

Q「粥腫タイプの動脈硬化は？」

A「糖尿病、高脂血症と高血圧症、つまり、すべてメタボリックシンドロームの原因になる身近な病気や喫煙が長年続いて粥腫ができます」

(B) 狭心症・心筋梗塞の症状

Q「症状はどうなんですか？ やはり胸の心臓あたりが痛むのでしょうね？」

A「狭心症にしろ、心筋梗塞にしろ、典型的な症状は、前胸部中央から左胸あたりに起こる胸痛です。具体的に言えば、『胸が締めつけられる』『胸が上から圧迫される、あるいは胸の裏側に板のようなものを感じる』というような、特有の胸痛です」

Q「圧迫感ではなくてやはり痛みという感じが強いのですか？」

A「症状が軽い場合は、痛むというよりは、胸が圧迫されてつらい、または不安に感じるということもよくあります」

Q「症状はどのくらいの時間続くものですか？」

A「多くは何分間か続きます。3〜15分ぐらいでおさまれば狭心症、20分以上も続くようだと心筋梗塞が疑われます」

　心臓から発せられる胸痛、または前胸部圧迫感は、掌で"このあたり"というぐらいの拡がりがあります。指一本で"ここです"というようなものではありません。また、その症状は分単位で続きます。瞬間的、または数秒間の胸痛は、たとえキリリと強い痛みであっても肋間神経痛、または筋肉性の痛みで、心臓性のものでないことがほとんどです。

Q「症状は胸の心臓あたりに出るのですね？」

A「いいえ、胸の心臓あたりとは限りません。心臓から離れたところにも心臓由来の痛みや不快感が出ることがあります」

Q「どのあたりですか？」

A「まず一つはみぞおちあたりです。みぞおちあたりに押さえられるような痛み、または不快感や吐き気が出たり、胸やけ、のどがつかえるなど、胃あるいは食道の病気と間違うような症状が現れる場合があります。さらに顎や奥歯、肩から左腕にかけ、痛みやしびれが出る場合もあります」

胸痛の症状がどのようなものかを、大まかに知っておくことは役に立ちます。また、どのような時に症状が出やすいかも知っておく方がよいでしょう。運動、食事、興奮・緊張、寒さなどが誘因となります。運動と言っても、サッカーやテニスのような、それ相当の運動とは限りません。通勤途上で、最寄駅までの歩行中や、駅の階段でたびたび感じる場合であっても、その症状は狭心症である可能性があります。

　また、特に何の動作もしていない安静時にも狭心症症状が出ることがあります。動作時の狭心症よりむしろ、安静時に出現する狭心症は、それが本物の狭心症なら心筋梗塞に至る可能性が高く、要注意です。一旦は症状がおさまっても早いうちに受診する必要があります。

(C) 狭心症・心筋梗塞の対処

　強い胸痛とショック状態を呈せば突然の心筋梗塞が考えられ、救急車による搬送が必要となります。自分の症状を説明できる状態ではないでしょうが、病院はすぐに対処してくれます。

Q「狭心症の場合は、胸部症状は10分ぐらいで一旦おさまりますね？」

A「狭心症の発作は一旦はおさまりますが、そのあと放置してはいけません。症状の強さと、発作の起こった時間帯にもよりますが、症状と不安感が強い場合はすぐに、症状が何回目かでさほど強くなく夜間に出た場合は、翌朝すぐに受診というように、ケースバイケースで対処すべきです」

表3-5　狭心症・心筋梗塞の胸部症状

質　問	説　明
①どのような感じの苦痛か？	(例) 胸が締めつけられ苦しい、または胸が圧迫される感じ等
②どのあたりで感じるか？	(例) 胸の真ん中、または頸から奥歯のあたり等
③どのくらい続いたか？	(例) 5分程痛みがあって、そのあと10分程違和感が続いた等
④その時何をしていたか？	(例) 通勤途上の歩行中、または家でテレビを見ていた等
⑤いつ頃から起こり始めたか？	(例) 1〜2ヵ月前から、または今回初めて等
⑥頻度はどうか？	(例) 1週間に数回、または以前は2ヵ月に1回で今週2回あった等

受診された場合、自分の胸部の症状をできるだけ詳しく、正しく説明することが重要です。医師は表3-5に示すような事項について質問します。

もう一つ重要なことは、受診の際に最新の健診結果を持参するのが賢明です。狭心症や心筋梗塞の原因となる心臓の血管の動脈硬化は、メタボ症候群を基に、高血圧、糖尿病、高脂血症が出現してきて形成されます。したがって平時の健診結果に、メタボ関連の異常値が記載されているのが普通です。

(D) 狭心症・心筋梗塞の診断と治療

急性心筋梗塞は激しい症状によりすぐわかります。すぐに冠動脈の詰まっている部位の診断と治療に入ります。一方、狭心症の場合、仮に胸痛はおさまっていても、図3-14の検査に入ります。初期スクリーニング検査は当日行い、それ以後の検査は緊急性に応じて当日検査か、後日検査かになります。

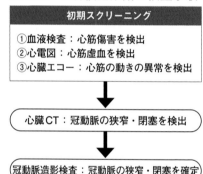

図3-14
狭心症・心筋梗塞診断の検査手順

初期スクリーニング
①血液検査：心筋傷害を検出
②心電図：心筋虚血を検出
③心臓エコー：心筋の動きの異常を検出

心臓CT：冠動脈の狭窄・閉塞を検出

冠動脈造影検査：冠動脈の狭窄・閉塞を確定

冠動脈の動脈硬化による狭窄を診断することが最終の目的です。今世紀に入り、心臓CTが普及し、冠動脈の画像（P. 180、図3-13）を作成できるようになりました。これを使えば、冠動脈の狭窄・閉塞をCT検査で安全に、かつ迅速に知ることができます。一定以上の狭窄が見つかった場合は適切な治療を受ける必要がありますが、その詳細は当事者がその時点で説明を受けるべきことです。

〔参考項〕「動脈硬化」（P. 62）

〔7〕脳梗塞

　生活習慣病はそのいずれもが最終的には血管に動脈硬化を引き起こします。動脈硬化とは血管壁にコレステロールがコブ状に溜まり、血管が細くなり、最終的には血管閉塞に至る変化です。心臓の血管が詰まるのが心筋梗塞で、脳の血管が詰まるのが本項の脳梗塞です。脳の血管が詰まれば、その血管で養われている部分の脳が死んでしまいます。

　脳梗塞とよく似た病名に脳塞栓があります。これは生活習慣病に基づく動脈硬化とは必ずしも関係しない特殊な脳梗塞です。両者とも脳の血管が詰まる病気ですが、原因が異なります。ここで一緒に説明します。

(A) 脳梗塞の原因

　動脈硬化は、高血圧、糖尿病、高脂血症、喫煙などが原因となって進行します。動脈硬化はメタボの状態から始まっており、メタボから生活習慣病になると動脈硬化は加速し、脳梗塞が起こることになります〔図3-15(a)〕。

　メタボ以外に、もう一つ、脳梗塞が起こる特別な原因があります。それは心房細動という不整脈です。このタイプの不整脈がある人は、心臓の

図3-15　2つのタイプの脳梗塞

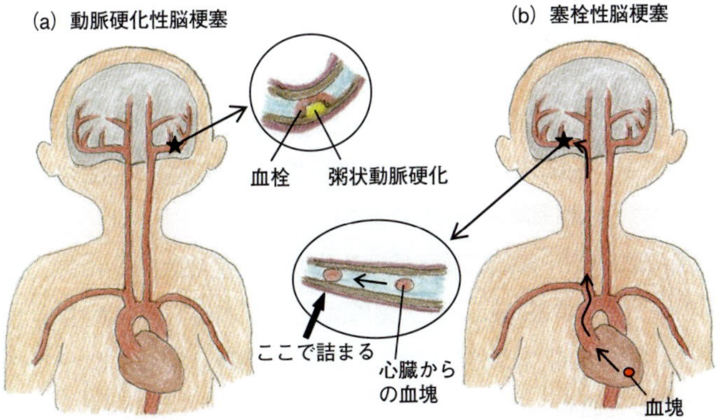

(a) 動脈硬化性脳梗塞　　　　　　　　(b) 塞栓性脳梗塞

血栓　粥状動脈硬化

ここで詰まる　心臓からの血塊　　血塊

内部で自然に血が固まり、ある時、突然、血の塊が心臓より飛び出して脳の血管に向かい、脳内で血管を塞ぎます。これが脳塞栓というタイプの脳梗塞です〔図3-15(b)〕。脳塞栓は脳の血管が動脈硬化になっていなくとも起こります。

Q「脳塞栓という脳梗塞の原因が心房細動という不整脈なら、次には心房細動という不整脈はどうして起こるのかが問題になりますね」

A「原因としては高血圧症や心臓弁膜症が考えられます。しかし、血圧や心臓に何らかの悪い原因がない人にも心房細動が起こることがあります」

Q「特に基礎疾患を持たない成人にも心房細動が発症するのですか？」

A「そうですが、その場合は加齢が大きな背景因子となります。高齢者になるほど頻度が高くなってゆきます」

(B) 脳梗塞の症状

脳塞栓という特有の脳梗塞も、動脈硬化性の、いわゆる普通の脳梗塞も、脳の血管が詰まることには違いがありません。原因は異なっていても、症状は脳梗塞として同じように現れます。

脳梗塞の症状は、①脳のどの部位（大脳か小脳）で起こるか、②詰まる血管が太いか細いか等によって、現れ方も強さも大きく違ってきます。

Q「ではまず、大きな血管が大脳で詰まるとどうなりますか？」

A「大脳にある大きな太い血管に起こると、急に左右どちらかの手足が麻痺し（動かせず、感覚がなくなる）、舌が回らず、自分の現状を話せなくなります。ひどい場合は意識障害が現われます」

Q「大脳ではなくて、小脳に梗塞が起こった場合の症状は？」

A「小脳に大きな梗塞が起こると、意識は保たれ、手足の麻痺もなく、会話もできますが、ものすごく強いめまいと吐き気に襲われ、座ってさえいられない状態が何時間も続きます」

大きな血管に梗塞が起こった場合は、大脳、小脳のいずれの場合でも、自分も周りの人も事態がただごとでないことがすぐわかり、救急車で病院へかけつけることになります。

　一方、小さな血管が詰まった場合は症状は軽いですが、ずっと続きます。一人で病院、または診療所を受診できることが多いようです。

Q「脳梗塞を起こしていても、歩いて受診できるのですか？」

A「症状が出て、歩行受診ですぐ検査して脳梗塞が判明して入院というケースは珍しくはありません」

Q「症状が軽く様子を見ていて、徐々に薄れてゆくこともありますか？」

A「あります。例えば、"10日ほど前に右手がしびれて動かしづらくなりました。様子を見ていると徐々に軽くなってきたので放っておきましたが、心配ないでしょうか？"と訴えられ、検査をすると脳梗塞だったというケースです」

Q「軽い脳梗塞の症状とは、どのような症状ですか？」

A「①自分でも何となく舌のまわりが悪く感じるし、他人から言葉が聞き取りにくいと言われる、②左右どちらかの顔面や手、または足がしびれて違和感がある、③手、または足の動きが変、④何となくめまいを感じて、まっすぐ歩けない、⑤片方の目が見えにくい、または二重に見える、等々の症状です」

　小さな梗塞の場合、大事に至らず、そのまま何事もなかったように過ぎゆくことはよくあることです。その一つのイベントだけを考えれば、そのままでも良かったということになりますが、問題は、小さいといえども脳梗塞を起こす脳の血管の状態です。生活習慣病→動脈硬化→脳梗塞というシナリオを考えれば、その時点で脳の血管の状態をじっくり検討して、次の大きな血管障害の予防に努める必要があるでしょう。

　なお、場合によっては血管が詰まりかけても脳梗塞に至らず、血流が再開し、1時間以内に症状が消失することがあります。これは一過性脳虚血

発作と呼ばれます。一過性とはいえ、これは大変な症状で、重く考える必要があります。次の対処のところで詳しく述べます。

(C) 脳梗塞の対処

Q「はっきりした脳梗塞症状が出たら、救急受診ですね？」

A「重い症状が出たら、当然救急車ですぐ大病院へ行かねばなりません。発症後数時間以内（4、5時間以内ですが、3時間以内が理想）なら、詰まったところを溶かす治療が可能です」

Q「自分でも受診できる程度の軽い症状でも、受診を考えるべきですね？」

A「生活習慣病で何らかの治療を受けている人は、脳に動脈硬化が起こっている可能性があります。前述の、①〜⑤のような症状が、急に出現した場合は受診すべきです」

Q「診断は脳のCTかMRI検査ですか？」

A「CTではわかりませんが、MRIなら脳梗塞がわかります（図3-16）。MRIで急性脳梗塞か否かを調べ、梗塞があれば入院治療となります」

脳梗塞の急性期の入院治療が終わった後は、脳梗塞の再発を防ぐため、注意深い生活を送らねばなりません。それまでの生活習慣病治療に対し、より一層厳重な管理を受けるとともに、再梗塞を予防する薬を医師の指示にしたがって服用してゆくことになります。

Q「ところで、一過性の脳虚血発作は重く受け止める必要があるとのことでしたが？」

A「麻痺症状が急に出るものの、意識はあって、麻痺も1時間以内に消えるのですが、放置してはいけないのです」

一過性脳虚血発作では、10分〜1時間ぐ

図3-16 脳のMRI画像

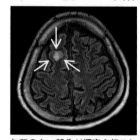

矢印の白い部分が梗塞を起こした脳

らい、片方の手足や顔面の麻痺が続きますが、1時間以内に元の正常な状態に戻ります。血管が一旦は詰まりかけて、症状が出るのです。幸いなことに血流の圧で血栓が吹き飛ばされて血管の詰まりが解消され、血流が復活し、症状が消失するのです。しかし、症状が消えたからといって安心できません。1ヵ月以内に、一過性ではなく、本当の脳梗塞が起こる可能性が高いのです。つまり一過性脳虚血発作は脳梗塞の前触れ症状なのです。すぐに医師に相談しましょう。

(D) 脳梗塞の予防

Q「誰でも脳梗塞になりたくないですが、予防できるものでしょうか？」

A「何度も言ってきたことですが、脳梗塞は動脈硬化になっている血管に起こりやすいのです。ですから、根本的な予防は動脈硬化を起こさないように、また、すでに起こっている動脈硬化を進行させないようにすることです」

Q「そのためには、メタボの状態を改善して生活習慣病にかからないこと、高血圧、糖尿病、高脂血症のある人は、それら生活習慣病を管理改善することに他なりませんね」

A「その通りです。それから喫煙者はタバコを止めることです。高血圧や糖尿病の薬を服用しながら、タバコを喫ってて、脳梗塞や心筋梗塞の予防は？というのは道理が通りません」

一過性脳虚血発作が出た場合は、本格的な脳梗塞の予防に真剣に取り組む必要があります。かかりつけ医を通して専門医の指示を受けましょう。

Q「動脈硬化を起こさないようにすべきとのことですが、脳血管の動脈硬化を知る検査はありますか？」

A「直接知る方法はありませんが、2つの検査から推察できます。まず1つ目の検査として、脳の血管に近い頸動脈を超音波検査で見ると、動脈硬化がよくわかります（図3-17）。頸動脈に動脈硬化があると、脳の血管にも

図3-17 頸動脈エコー写真

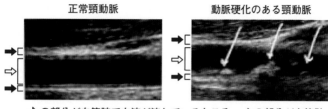

⇨の部分が血管腔で血液が流れているところ、➡の部分が血管壁。
コレステロールが溜まったコブ状隆起を白い矢印で示してある

同じくらいあると考えられます。またはそのように考えておくべきです」
Q「もう1つの検査は？ 脳のMRIですか？」
A「脳ドック（脳MRI）を受ける人が最近増えていますが、脳のMRI検査で、無症状で起こった小さな脳梗塞の痕跡が見られることがあります。この場合も脳の血管に、動脈硬化がある程度進んでいると考えておくべきです」

　日常生活で、自分自身で注意すること、それは水分不足にならないように気をつけることです。脳梗塞は意外と夏場に多いのです。それは暑い日中に戸外で運動して大汗をかき、水分補給を怠ったため、血が濃く、粘り気が増して起こりやすくなるのです。睡眠中も汗で水分欠乏気味になりますので、夏場は就寝前に水分を摂っておく方がよいでしょう。ただし、ビールは水分というより、利尿作用でかえって脱水を招く飲み物であることを知っておくべきです。そのため、水またはお茶で水分を摂る必要があります。

〔参考項〕「動脈硬化」（P. 62）

第4章
ストレスが原因で起こってくる病気

　ストレスって何でしょうか？　生活環境で実際に受ける刺激のほとんどがストレスの原因（ストレス因子）となります。刺激には、暑さ、寒さ、騒音といった単純な刺激から、職場における仕事上の肉体的、精神的過重刺激、対人関係のトラブルなどの複雑な心理社会的刺激まで、いろいろなものが含まれます。ストレス因子で引き起こされる反応がストレス反応です。ストレス反応は、身体面、心理面、行動面にいろいろな形で現れ、ストレス因子が原因の心身の症状といえます。

　ストレス因子とストレス反応について、また、なぜストレス反応が心理面や身体面に様々な症状を引き起こすのかについても、第2章（P.143）で解説しました。人は誰でもストレス因子にさらされますと、ストレス反応を起こします。ほとんどの場合は正常範囲のストレス反応として対処して生活しています。しかしストレス因子が強かったり、自分だけでストレス因子を解決できずにいつまでも続いたりしますと、ストレス反応がメンタル的な症状として固定され、メンタル疾患となります。これが適応障害であり、さらに進んだ状態がうつ病です。正常なストレス反応、適応障害、うつ病は、ストレス因子が原因で始まる一連の心身反応の線上にあります。

　近年、職場でのストレスが増大の一途をたどっています。過重な労働、人間関係の複雑さ、職場の人的余力の減少によるサポート力の低下といった労働環境の悪化が原因です。2015年12月に「ストレスチェック制度」なる法律が作られました。この制度の実施は、労働者のストレス状態をチェックして、高ストレス者を見出し、これに適切に対処して、ストレス障害に基づく適応障害やうつ病などのメンタル疾患を事前に予防することが目的です。この章では、不幸にして正常範囲のストレス反応を逸脱した場合の適応障害やうつ病について解説してゆきます。

〔1〕適応障害

現代社会では日々の生活で、とりわけ職場において様々なストレス因子に出会います。それをストレスと意識する、しないに関わらず、不安感やイライラ感が強くなったり、憂うつになったり、動悸や頭痛などの身体症状が出たりします。普通はこの症状は一定範囲内にとどまり、短期間でおさまりますが、場合によっては、反応は予想以上に大きくなり、病的なレベルに達することがあります。生活上のストレスに起因する過剰な反応が、仕事上、学業上、家庭生活の上で著しい障害を引き起こすことになった場合が適応障害です。つまり、適応障害は、社会生活において誰でも遭遇しうるストレスによって、予想外に精神的ダメージを受けた状態と言えます。

(A) 適応障害の症状と原因

Q「適応障害の症状は正常のストレス反応と質的に大きく異なるものではなさそうですね？」

A「その通りです。ストレス因子に対する正常なストレス反応の延長線上にあります。つまり健康人が体験するストレス反応との違いは重症度で、質的に異なるものではありません」

Q「ではどのような症状として現れるのですか？」

A「適応障害の症状は、心理的、精神的、身体的な各症状と行動異常として表4-1の4つにまとめられます」

Q「イライラや憂うつ感などは、日々のストレスで誰でも経験するような症状ですね」

A「そうです。正常のストレス反応と適応障害の心理的・

表4-1 適応障害における症状

①不安を中心とした心理的症状
　不安、イライラ、恐怖感など

②抑うつを中心とした精神的症状
　憂うつ、喪失感、涙もろさなど

③身体的症状
　動悸、めまい、吐き気、食欲低下、腰痛、頭痛、倦怠感、不眠など

④行動異常
　遅刻、欠勤、過剰飲酒、ケンカなど

精神的症状の区別は難しいものです」

　正常ストレス反応と、それが適応障害の症状として固定化してゆく経過について、図4-1に沿って説明してゆきましょう。

　社会生活を営んでいる人は誰でも同じようなストレス因子に遭遇します。日常の主たるストレスは、生活環境におけるストレスと職場におけるストレスです（P. 144、表2-8にまとめてあります）。そのようなストレス因子に対し、誰にでも強かれ弱かれストレス反応が起こります。ストレス反応は、表4-1の不安症状や他の3つの症状というよりも、少し弱い目の不安感、憂うつ感という表現が当てはまるかもしれません。それとともに身体的な違和感ないしは不調感が現われます。しかし問題となっていたことが解決したり、他に何か良いことがあると、すぐに安心したり気分の落ち込みがなくなります。また、一般には時間が経つことによっても気持ちが和らいでゆくものです。ところが、そうでない経過をたどった場合、ストレス反応が強く現われ、家庭内、仕事上の生活が著しく障害されて適応障害となってゆくのです（図4-1）。

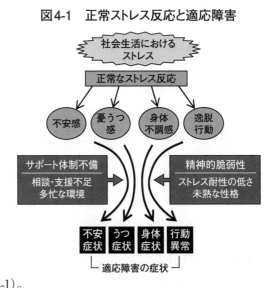

図4-1　正常ストレス反応と適応障害

Q「ストレス反応は一般的には少し出ても消えてゆくものなのに、ある場合にはそれが強く、かつ継続して適応障害の症状として固定化されてゆくので

すね? その原因は?」
- **A**「図4-1に戻ってください。2つの原因が考えられます。まず1つは、周囲のサポート体制がない場合です。つらいことがあっても、それを聞いてくれる人がいて話をするだけでも気持ちが少しほぐれるものです」
- **Q**「自分の心の中に抱え込んでおくとストレスは成長してゆくことがありますから、誰かに相談するだけでも違うかもしれませんね」
- **A**「周囲に相談や支援してくれる人がいなかったり、多忙な環境で相談できなかったりすると、ストレス反応が鎮まりにくくなる、これが1つの原因です」
- **Q**「2つ目の精神的脆弱性は、自分自身の精神的な体質の問題ですか?」
- **A**「そうです。誰もが遭遇するようなストレスで、適応障害になる人もいれば、ならない人もいます。その人の精神的な脆弱性の関与は否定できません」
- **Q**「ストレス耐性の低さや、性格が未熟であるなどの、その人の精神的な体質の問題ですね?」
- **A**「そうです」

　適応障害は、それなりの大きなストレス因子が存在することだけではなく、その人の精神的な体質と周囲のサポート体制の不備などが複雑に絡まる、つまり複合原因によって引き起こされるものと考えられます。

(B) 適応障害の診断

　一般に精神疾患の診断は、血液検査や画像診断などの客観的データによるのではなく、主に本人の主観的な訴えに基づいて行われることになります。したがって、本人の訴える症状や、本人の周囲の状況を丁寧に聞き取ることが重要となります(なお、認知症には画像検査がありますが、認知症は精神疾患ではなく、神経疾患です)。

- **Q**「適応障害の診断は難しいのですか?」
- **A**「すべてのストレス障害患者さんにおいて、適応障害を正しく診断するのは

難しいことになります。まず正常ストレス反応と、適応障害に陥っている人のストレス症状を区別できるかという問題が起こります」

Q「図4-1でも正常のストレス反応の不安感や憂うつ感が、適応障害ではそれぞれ不安症状やうつ症状になっていますが、質的に異なる反応や症状ではないのですね？」

A「そうです。違いは重症度です。専門医による適応障害の診断には、表4-2の3つのポイントがあります」

Q「表4-2のポイント1と3からは、適応障害ははっきりしたストレス因子で起こり、それを解決すれば治る病気なのですね」

A「ええ、その通りです。まさにストレス障害、またはストレス病です」

Q「ポイント2は重症度で、正常のストレス反応より症状の程度が強いということですね？」

A「そうなります」

表4-2　適応障害の診断のポイント

1. ストレス因子が明確に特定できる。そしてそのストレス因子の始まりから、3ヵ月以内に症状が出現している
2. そのストレス因子で心身に予測を越える苦痛、または仕事や生活に著しい支障が生じている
3. そのストレス因子が解消されれば、6ヵ月以内に治る

　適応障害で見られる心理・精神的および身体的症状は、他のほとんどの精神疾患でも見られます。例えば、統合失調症、パニック障害、強迫障害や急性ストレス障害（PTSD）などです。これらはいくつかの異常な症状が重く出ますが、適応障害ではそれらのいずれの症状も比較的軽く、区別がつきやすいのです。難しいのは適応障害とうつ病の区別です。とりわけ、ストレスが大きな原因となっている軽症うつ病との区別は、専門医でもそれほど明確ではないようです。同じようなものとの考えもあります。ストレス因子が解消して症状が回復すればその時点で適応障害と診断が確定します。しかし初診からしばらくの間は、それを確認できません。したがって適応障害と軽症うつ病の診断の明確な区別は難しいのです。しかし実際の治療ではそれを明確に区別する必要がないようです。

(C) 高ストレスや適応障害の対処と治療

　適応障害で現れるようになる心理的・精神的症状が、まだ弱いレベル、つまり正常のストレス反応レベルならば、おそらくほとんどの場合は、受診を考えることなく過ごしてゆくことになるでしょう。ストレスが解消せず、徐々に症状が強くなってゆきますと、適応障害やさらにはうつ病といったメンタル疾患になります。これを防ぐために、ストレスチェック制度が法制化されたのです。したがって2016年からは、正常レベルのストレス反応でも、高ストレス者がチェックで見つけられることになっています。高ストレス者は会社に申し出て、医師による面談と、ストレス対処の指導を受けることになります。

Q「ストレスチェックとは別に、自分でストレスを感じた場合はどうしたらよいのでしょうか？」

A「正常のストレス反応のレベルを越す心理・精神的症状と身体症状が出た場合ですね」

Q「そうですが、どこまでが正常範囲のストレス反応なのか、正常範囲がわかりませんので……」

A「どこまでが正常レベルかというようなことにこだわらず、自分でつらい、気になるというレベルなら、対応が必要です」

Q「その場合はどうすべきですか？」

A「家族、職場の同僚・上司に相談する、上司を通して会社の産業医に面談を申し込む、または自分で心療内科か精神科を受診するなどいろいろな手立てがあります。いずれかを選びましょう」

　早期に適切な対処および治療を受ければ、多くの患者さんは回復します。しかし、放置して適応障害が長引いてしまいますと、適応障害からうつ病、アルコール依存症、人格障害などの精神障害に発展してしまう可能性があります。ストレスは小さいストレスで見つけ出して対処するというストレスチェック制度の理念にあるように、早期に対処すべきことです。

Q「ストレスチェックで高ストレス者の判定が出る、または適応障害の診断が出た場合は、それなりの適切な対処が必要ですね？」

A「職場の高ストレスの場合は、産業医が中心となって解決に当たることになります。といっても産業医だけで対応できることではありません」

Q「産業医はどこまでを、どのようにしてくれるものですか？」

A「産業医の役割は職場の環境調整と、必要と認めた場合の精神科医への紹介です」

　適切な対処ですが、まず職場の過重労働、サポート体制の不足、人間関係などに問題がある場合は、職場の環境調整が必要となります。産業医が中心となり、本人、職場の上司や安全衛生担当者と相談して調整してゆくことになります。

　次に、ストレスの原因が職場の単純な問題だけではなく、複雑で症状も重く、心療内科や精神科で適応障害の診断が出た場合は、適切な治療が必要となります。適応障害を起こしているストレスを見出すこと、どのようにしてストレスに適応してゆけるかを一緒に相談する精神療法（カウンセリング）が適切な治療となります。この治療は一般医では難しく、経験のある精神科医にお願いすることになります。一般医や産業医の役割は専門医への橋渡しということになります。

　ストレスを回避して旅行などに出かけるというようなことでは決して解決になりません。上述のように適応障害の治療は、患者さんがストレス状況を回避せず、主体的にストレスに適応できるような医学的なサポートをしてゆくことになります。

〔参考項〕「ストレスとストレス反応」（P. 143）

〔2〕うつ病

ストレスが続くことによって引き起こされる精神疾患の代表が適応障害とうつ病です。適応障害は知らなくても、うつ病を知らない人はいないでしょう。それほどうつ病は身近な心の病気です。

ではうつ病は適応障害とどう違うのでしょうか？　平たく言えば、適応障害が"心の風邪"みたいなものとすれば、うつ病は肺炎になります。風邪なら無理をしなければそのうちに回復しますが、肺炎は命に関わります。うつ病はきちんとした治療が必要なのです。そこで本項で、うつ病について一般の方が理解しておくべきことをまとめておきたいと思います。

（A）うつ病の症状

うつ病とは、心の活力が低下してしまって、落ち込んだ状態がずっと続く病気です。もう少し症状を詳しく言えば、表4-3の精神的症状になります。質的には適応障害で見られたうつ症状が中心となります。また、うつ病特有の精神的症状と、同時かまたはそれに先駆けて、身体症状が現われます。この点も適応障害の場合と同じです。両者は、ストレスが根底にあって発症するため似ています。

表4-3　うつ病の症状

1. 精神的症状
   ①気力がなくなり、何をするのも億劫になる
   ②これまで楽しんでいたことが面白くなくなる
   ③生活に充実感がなく、生きてゆく自信がなくなる
   ④考えがまとまらず、判断力・集中力が低下する
   ⑤一日中、憂うつな感じ、沈んだ気持ちが続く
2. 身体的症状
   ①わけもなく疲れた感じが続く
   ②寝つきが悪い、または途中で目が覚めて睡眠不足を感じる
   ③胃が持たれる、食欲がない
   ④頭痛、動悸、息切れなどを自覚する

Q「うつ病のうつ症状は、適応障害のうつ症状と違うのですか？」

A「ええ、『うつ』の深さが違います。適応障害はストレスがなくなれば通常の

状態に戻れることが多く、うつも解消してゆきます。うつ病のうつ症状が重いことは、表4-3の精神的症状によく表われています」

Q「うつ病のうつ状態はそれほど簡単に解消しない、深いものなのですか？」

A「ええ、本格的な薬物療法を行わないと回復が見込めません」

Q「身体的症状も、適応障害の症状とよく似ていますね」

A「ええ、似ていますが、うつ病では身体症状がより強く出ます」

(B) うつ病発症の原因

うつ病の原因は現代の医学でも明確に説明できる状態に至っていません。これまではセロトニンやノルアドレナリンという神経伝達物質（下の一口メモ）が不足して、神経と神経の情報伝達が悪くなり、神経活動が低下することが原因と考えられてきました。しかしながら、現在では様々な検討により、神経伝達物質の減少だけではうつ病の原因を説明できなくなっています。

一口メモ　神経伝達物質

神経終末（末端部）から神経伝達物質が分泌され、次の神経の受容体に結合します。受容体から神経の刺激情報のシグナルが発せられ、神経活動が伝わってゆきます（〜〜〜↗）。

神経活動は、神経伝達物質の多い、少ないで調節されることになります。

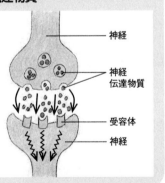

Q「では、うつ病の原因はどのように理解できるのでしょうか？」

A「うつ病は、その人が持っている体質的要因（精神的な体質）と、環境要因（ストレスなどの刺激）が複雑に絡んで発症すると考えられます」

Q「前者の体質的要因とはどのようなことですか？」

🅐「体質要因を、うつ病のセロトニン代謝の一面で考えてみましょう」

　セロトニンの不足がうつ病と関係すると考えられますが、セロトニンの代謝（作られ方）が生まれつき少ない体質がうつ病になりやすい精神的体質と言えます。でもこれは1つの遺伝子で決まるのではなく、まだ明らかになっていない多くの遺伝子が関与するものと考えられます。

🅀「もう1つは環境要因ですね？」
🅐「私達は置かれた環境に働きかけ、環境から働きかけられて生きています。環境からの刺激の中には、うつ病を誘発しやすい刺激もあるのです」
🅀「うつ病を誘発する刺激とは？」
🅐「その刺激の代表は、職場の過重労働や複雑な人間関係です」
🅀「それはわかります。でもそれだけですか？」
🅐「いいえ、決してそのようなストレス性の刺激だけとは限りません。『え、なぜ、そのようなことでうつ病に！』というような刺激もあります（次の（C））」

　うつ病は、うつ病になりやすい体質のもとに、うつ病の誘因を作る環境の中で発症してゆくものなのです。さらにいえば、うつ病になりやすい体質的要因の大きい人は、平均的な環境刺激でもうつ病になるかもしれません。逆に、うつ病の体質要因が小さい人でも、うつ病を引き起こしやすい環境刺激が大であれば、うつ病を発症することになるでしょう。

（C）うつ病の発症の環境要因
　うつ病の原因となる環境変化は実に様々なことがあります。必ずしも悪い変化ばかりではなく、良い変化や普段の些細な出来事でもストレスとなって、うつ病の引き金となることがあります。あとから考えてそれが引き金だったのかと思えるようなことまで含まれます。その引き金は、あまりにも多彩ですので、具体的に表4-4にまとめてあります。

Q「職場のストレスは、適応障害の原因と同じですね？」

A「ええ。過重労働と人間関係からくる慢性的なストレスです。これに仕事の失敗、転勤、リストラなどの急に起こるストレスも遠因になります」

Q「職場を離れても様々なストレスがあり得ますね。

表4-4　うつ病の誘因となる環境因子

1. 職場や仕事に関すること
   - ①過重労働―長時間労働、困難な仕事
   - ②人間関係―上司・同僚との不調和
   - ③急な状況変化―仕事の失敗・不振、転勤、退職、昇進、降格、リストラ

2. 家庭・家族に関すること
   - ①めでたいこと―妊娠、出産、結婚、子供の独立
   - ②つらいこと―家庭内不調和、離婚、育児
   - ③お金に関すること―ローン、税金問題、相続問題

3. 喪失体験とその他
   近親者との離別、死別、病気、事故

2-②や③、それに3のストレスはわかりますが、昇進や結婚、妊娠や出産は、これがストレスになるのですかという気がしますが？」

A「そうなのです。一般的には喜ばしい、めでたいことなのですが、これがストレスでうつ病の原因になることもあるのです。人間の心理はその人の、その状態でないとわからないことがあり得ます」

（D）うつ病の対処

初期には精神的な症状よりも、むしろ身体症状が出ることが多いようです。寝つきが悪くなる、または途中でよく目が覚めるようになり、睡眠が不足する、身体がだるい、胃がもたれ、食欲がない、頭痛、動悸、息切れが起こるなどの身体的な不調です（表4-3）。

Q「上で述べられている身体症状は、誰でも時々感じるような症状ですね」

A「それらの症状は、普段疲れた時や何か単純なことで落ちこんだ時に、誰でも起こり得る程度の症状とも言えます」

Q「それなら、自分ではうつ病、うつ状態と気付かないのではないですか？」

A「その通りです。自分ではわからないと思います。でも疲れがとれたはずなのに、2～3週間以上不調が続く場合は、せめて一般内科、できれば心療内科を受診してください」

　精神的な症状が出た場合でも、当初は自分では"病気"ということを自覚することが少ないようです。本人が気付く前に、その人の変調は、客観的立場にいる家族、職場の上司や同僚によって先に気付かれることが多いのです。そのため、周囲が気付いてあげること、心療内科への受診を勧めるなど、温かいサポートが大切です。

Q「家庭では家族が、どのように気をつけてあげればよいですか？」
A「口数が減り、表情が乏しく、何となく元気がなくなる、これまでの趣味を楽しまなくなる、不眠などの状態に気付いてあげましょう」
Q「職場の上司が気をつけてあげる点は？」
A「職場で、上司は普段から部下の『病気』に注意を払うことよりむしろ、『いつもと違う』、あるいは『これまでと違う』ことに気付いてあげてください」
Q「具体的には？」
A「『仕事が普段どおりにできなくなる（能率や判断力の低下）』『急にミスが多くなる』『遅刻、欠勤、早退が多くなる』『服装が乱れる』等です」

　そのような観点から、「おかしいな」と感じたら、やみくもに叱責するのではなく、同じ従業員であるという立場で本人から事情を聞いてあげましょう。そのうえで何らかの異常がありそうな場合は、本人の同意を得たうえで産業医に相談して、専門医への受診の道を開いてあげましょう。

(E) うつ病の治療
　うつ病が疑われたら、精神科、または心療内科を受診してください。診断が下れば服薬治療が必要です。うつ病は決して気力や心の持ち方で

治る病気ではありません。休養したうえで、専門医のもとで根気よく、あせらず治療を続けることが大切です。

Q「うつ病は専門医による治療が必須なのですね？」

A「そうです。同じストレス性疾患の適応障害と違って、うつ病はストレスを回避しても回復する力が落ちています。図4-2を見てください」

Q「適応障害では、指（ストレスの例え）で圧迫されてへこんだボール（精神状態）は、指を離すと元通りになりますね。ストレスがなくなるとうつ症状がなくなるということですね」

A「ええ。でも、うつ病では、ボールのへこみも大きく、指を離しても自力でボールは元通りになりません。つまり自己回復力がなくなっているのです」

Q「なるほど。注射器でボールに空気を入れて、やっとボールは回復していますね。この空気を入れる作業が『治療』ということですね」

A「ええ、この図でうつ病は治療が必須というイメージが湧くでしょう」

うつ病の治療は、①休息をとること、②薬（抗うつ薬）を服用すること、③必要に応じてカウンセリング（精神療法）を受けることの3つです。カウン

図4-2　うつ病は治療が必須

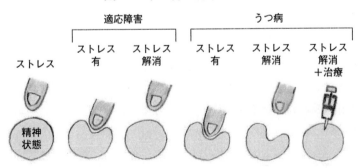

指の圧力がストレスでボールは精神状態を表す。ボールがへこんでいるのはうつで落ち込んでいることを示す。注射器でボールに空気を入れてボールは復元する。空気を入れることが治療を意味する

セリングは専門医でなければ難しいかと思います。このためにも、うつ病の治療は精神科、または心療内科の専門医が望ましいのです。

Q「まず、休息ですか？」
A「そうです。休息によって心のエネルギーを回復させることができます。なるべくストレスになる状況を避けて十分な休養をとりましょう」
Q「会社員の場合は、一時休職となりますか？」
A「専門医がうつ病の診断を下した場合、"休職1ヵ月"というような指示を出すことが多いようです。その指示に従うことは非常に重要です」
Q「家庭の主婦がうつ病になった場合は？」
A「生活上の負担、家事をなるべく少なくしてあげる周囲の協力が必要です。空いた時間を多くして、休息にあてられるようにしてあげましょう」

　休息をとることとともに、専門医から薬を処方してもらいます。一口メモ（P.199）にありますように、神経活動には神経伝達物質が適切に働くことが必要です。うつ病では神経伝達物質の量が減少していますので、それを回復させる薬が必要なのです。さらに必要な場合は専門医のカウンセリングです。服薬とカウンセリングは専門医にお任せすべきことです。

　うつ病は適切に治療を受けられれば、本来は治る病気なのですが、再発を繰り返し、どうにもならなくなることも多いようです。働く人がうつ病を再発させやすい原因として、自分でそっと治療を受け始め、少し症状が改善すると自己判断で治療を中止すること、問題となる職場環境の改善が図られていないことなどがあげられます。休職治療後に職場復帰する場合は、産業医が職場環境と労働環境をチェックすることが不可欠です。うつ病を治すには個人、メンタルヘルス主治医、職場、そして産業医の四者が、個人を救い、かつ会社の労働力を回復させるという、個人と会社の相互の恩恵を目指して協調してゆくことが重要です。

〔3〕ストレスが原因となる胃腸障害

　ストレスが主な原因となって胃や腸の失調をきたす病気として、機能性胃腸症と過敏性腸症候群が挙げられます。この2つの病気を理解するには、ストレスとはどういうものかを理解することが必要です。ストレスってなんとなくわかっているという人がほとんどでしょう。でも「ストレスとはこういうことで、その結果、ストレス反応が体に生まれるのです。そしてストレス反応はメンタル面のみならず、身体面に大きな症状となって現れます」(P. 143)ということを充分理解できている人は少ないと思います。

　ストレス反応はメンタル面のみならず、身体面にもいろいろな障害を引き起こします。最もストレスの影響が出やすいところは胃と腸でしょう。ストレスによる胃の不調と言われれば、「それはわかります、わかってますよ」と答えられる人が多いかもしれません。「会社で難しい仕事に直面して、胃がキリキリすることがあります」とか、「大失敗して食欲がまったくなくなりました」とかいう具合に、ストレスで胃が痛んだり、食欲消失の経験を持つ人は少なくないことでしょう。でもストレスとはそんな単純なものではありません。そのため2015年12月からストレスチェック制度がスタートしたのです。自分で気が付かない慢性ストレスが問題で、そのための胃腸障害はストレスが原因であることが容易にわからないことがしばしばです。そこで自分で気付かない、またはうすうすわかっていても、持続する慢性ストレスによって引き起こされる胃腸障害としての、機能性胃腸症と過敏性腸症候群について簡単にまとめましょう。

(A) 機能性胃腸症

Q「聞き慣れない病名ですが？」

A「はい。でも最近は、新聞の健康医学記事にも、この病名で解説が載るほど、一般的な病気です。いろいろな症状で胃の調子が悪いと訴えて受診される患者さんの約半数は、この病気なのです」

Q「胃の検査をすれば、何か異常が出るのではないのですか？」
A「機能性胃腸症では、胃内視鏡検査（胃カメラ）で胃を検査しても、潰瘍やがんはもとより胃炎というほどの胃の荒れも見当たらず、ほぼ正常の胃をしていることが多いのです」

　機能性胃腸症は何らかの胃の不快な症状が慢性的に続く場合に付けられる病名です。胃カメラの結果、心配いりませんと言われても、患者にとっては症状が改善しないので納得しがたく、気持ちもすっきりしません。それくらい不快な胃の症状が慢性的に続くのです。

Q「胃が悪くないのに、胃の症状が出るのですね？」
A「職場環境の変化や家庭内での問題などからくるストレスが関係しているようです」
Q「そのストレスに本人は気付いていないことがあるのですね？」
A「そうです。患者がストレスを自覚していない場合も多く、またストレスから解放され、ホッとした時に症状が出始めたりするなど、ストレスを実感していないことが意外と多いようです」

　大きな衝撃を受けたり、仕事で大失敗したショックは大きなストレスとなり、誰でもわかります。しかし、過重労働や、人間関係の微妙な軋轢（あつれき）がジワリジワリと続く慢性的なストレスは、自分でストレスと自覚できないことが少なくありません。新しい制度のストレスチェックはそのようなストレスを見つけ出そうとするものです。

Q「胃の調子が悪いと言っても、実際にはどのような症状が出ますか？」
A「ストレスで胃の動きは悪くなりますので、①食後につらいと感じるほどのもたれる感じ、いわゆる胃もたれ。②食事を始めてすぐにおなかいっぱいになり、あまり食べられない、つまり食事中に早々に感じる膨満感。③みぞ

おちあたりで感じる鈍い痛みや胸やけのような感じ。これらのいずれかの症状が、何ヵ月も続きます」

Q「仕事をしていないし、また、家庭にストレスのない明るい主婦で、昔から胃もたれがしばしばあるという"食の細い"人もいるようですが？」

A「そういうケースもありますね。一般に胃下垂系の人はストレスと無関係に胃の動きは普通の人より悪いというか鈍いために、食が細かったり胃もたれを感じることがあります。ストレスよりも体質的なものと言える場合もあります」

　何年も前からある胃もたれ症状、あるいは体質的に胃もたれというのではなく、それまで食事が順調であった人が、数ヵ月～1年前から上記の症状を感じるようになれば、機能性胃腸症の可能性があります。なお、上記症状のうちの胸やけですが、胸やけという症状は訴える人により症状の捉え方が違います。ややこしい症状ですが、いわゆる胸やけはみぞおちでなくもっと上の方、つまり胸の真ん中のどこかで感じ、これは胃酸が食道に逆流する際の症状です。みぞおちからややその下あたりで、胸やけのような焼ける感じは胃からのサインです。

Q「治療はどうなのでしょうか？」

A「メンタル的な症状がほとんどない機能性胃腸症に対しては、胃酸分泌を抑制する薬か、胃の運動を良好にコントロールする薬を使います」

Q「メンタル面での失調も伴っている場合は？」

A「胃に対する処方では症状が改善せず、メンタル面をコントロールする薬が有効なことがあります。メンタル面での症状が強い場合は、ストレスに対する対処が根本的な治療になります。したがって、そのような場合は、精神科、または心療内科の先生に先にお掛かりになるのが良いでしょう」

(B) 過敏性腸症候群

Q「こちらもこれまであまり聞いたことがない病気ですが?」

A「大腸や胃の検査をしても何も異常が見つからないのに、腹痛や腹部不快感を伴う下痢、または便秘などの便通異常が続く病気です」

Q「普通、おなかをこわした際の下痢は、続いて数日間ですが、生活に支障をきたす程度の下痢が長い間続くのですね?」

A「そうです。数日間の下痢というようなものではありません。数ヵ月以上続きます」

主に下痢が続く下痢型、便秘が続く便秘型、下痢と便秘が交互に起こる混合型があります。下痢型では、下痢が心配で通勤電車に乗ることに不安を感じますし、便秘型では、いつもおなかが張って痛く、気分がすぐれない状態が続き、いずれもQOLを低下させます。

Q「胃も腸も悪くないのに、なぜ便通異常が続くのですか?」

A「精神的なストレスや強い緊張状態が続く結果、自律神経のバランスが崩れることが原因と考えられます」

Q「自律神経のバランスを崩すと言えば、腸以外にも症状が出るのでは?」

A「そうです。めまい、肩こり、睡眠障害などの他の自律神経症状が重なることがあります。この点も、詳しくは"ストレスとストレス反応"の項(P.143)を参照してください」

誰でも強い緊張(人前でスピーチする等)のために下痢をしたり、旅行中に便秘になったりすることがあります。ほとんどの場合、これらの症状は一時的なものです。大部分の人なら耐えられる程度のストレスや緊張でも、それが続く結果、慢性的な下痢や便秘が起こる、これが過敏性腸症候群です。ストレス社会が生み出した文明病と言えるでしょう。

Q「どのような状況で起こりやすいですか？」

A「学校を卒業して会社に入り、学生時代とは環境も社会的責任も一変する新入社員の場合や、中高年でも転職や配置転換で慣れない新しい職場で重圧がかかった場合などに起こりやすいようです」

Q「そのような変化は誰でも経験することですけど？」

A「そうです。それらの環境変化は誰でも経験することですが、その変化が過剰なストレス、または緊張になる人に起こります。つまり、ストレスの絶体量というものはなく、その人その人のストレス耐性との兼ね合いで症状が出るのです」

Q「治療法はありますか？」

A「この病気に対する薬があります。それとストレスに対する対処が必要です」

　QOLを損ねる下痢が、数ヵ月以上も続くことは辛いものです。この病気はストレスがベースにありますので、症状がとれるのに半年から数年かかることもあります。大腸に異常がないことを確認すれば、これ自体は悪性の病気ではないので、症状が続いても心配いりません。焦らず、心配し過ぎずに、医師から処方される簡単な薬で症状をコントロールしながら、この病気と「うまく付き合う」というゆったりした気持ちを持つことが大切です。気長に治療を続けましょう。

〔参考項〕「ストレスとストレス反応」（P.143）

◆ 健康医学コラム ◆ **健康のための運動のいろいろ**

一口に運動と言っても、目的によっていろいろあります。健康推進を目指した運動という面からすれば、3つのタイプに分かれます。1つは、(A)摂取カロリーを消費するための運動で、メタボ対策になるものです。次は、(B)ロコモティブシンドロームやサルコペニアに対する運動です。そして3つ目は、(C)筋肉の緊張をほぐすための運動です。それぞれにつき、章末の余白ページ利用の関係上、分散しますが3ページ(このページとP.236、P.260)に渡って記載します。

(A)摂取カロリーを消費するための運動(メタボ対策運動)

この20年間、内臓脂肪を溜め込んだ肥満に基づく高血圧や糖尿病が著増してきました。肥満の原因は、食事で摂取するカロリーが多いのに、運動量が少ないことが原因です。つまり「栄養過剰運動不足症候群」なのです。

体重は、家計簿の収支決算のように考えればわかりやすいでしょう。収入は食事による摂取カロリーで、これを必要エネルギー(支出)に変えて消費します。大きく3つの支出(消費カロリー)に分けられます。

まず①基礎代謝エネルギーに要するカロリーですが、これは一日中何もしない状態で、体全体の60兆個の細胞が生命活動を営むのに必要なカロリーです。次の2つは、②体を動かす肉体的活動と、③知的・精神活動に必要なカロリーです。収入カロリーから支出カロリーの総和を減じたものが貯蓄に回されるカロリーで、これが多いと体重増加、つまり肥満という収支決算になります。〔⇒P.236へ続く〕

脂肪貯蓄(肥満)の収支決算

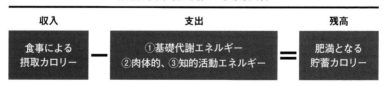

第5章
免疫システムの異常に伴って起こってくる病気

　「免疫」という言葉は、ほとんどの人がよく使いますが、その医学的意味は相当難しいものです。免疫の概念については、キーワードの章の「そもそも免疫とは？」の項で述べています。インフルエンザワクチンを注射して、インフルエンザウイルスに対する抗体をあらかじめ体の中に作って、ウイルスの侵入に備える、これは最もわかりやすい「免疫」です。もっともワクチンを注射せずとも、普通程度の免疫力がある人は自分の力で抗体を作れます。ワクチンをあらかじめ打っておくと、抗体が先にできていますのでウイルスに対する免疫が早く作動するということです。

　しかし、免疫とは非常に複雑かつ微妙な体の反応で、体に良いことばかりを生み出すとは限らず、体を害する反応も生まれることがあります。過剰な免疫反応で体に弊害が出たり、本来は体外から侵入する病原体などに対して生まれるべき免疫反応が、自分の体の成分に対する反応となる場合などです。前者は一般にアレルギーと呼ばれる免疫反応で、後者は自己免疫疾患と呼ばれます。アレルギーと自己免疫疾患の基本的なことについてもキーワードの項で述べました。両者は本来、体を護るべき免疫反応が、逆に体に不利益な反応となって現れる病気で、一見して免疫の暴走に見えます。しかし、免疫の仕組みを理解すれば、暴走的な免疫反応が起こるのも止むを得ないところがあります。

　ここではそのような難しい免疫理論から離れて、それぞれの実際の病気の解説をします。キーワードの項の免疫理論は難しいかもしれませんが、ここで述べるそれぞれの免疫に関係する病気はけっこう馴染みが深いものです。知って役立つ、実用的な面が多いと思います。

〔1〕アレルギー性鼻炎（花粉症）

　いろいろなアレルギー疾患がありますが、最も代表的な、かつ誰でも知っているアレルギー疾患は花粉症でしょう。スギ花粉が飛び始める2月頃になりますと、テレビでも花粉の飛散情報が流されます。この頃、「鼻がムズムズします。風邪でしょうか、花粉症でしょうか」と言って、患者は自分から花粉症を意識して内科や耳鼻咽喉科を訪れます。

Q「花粉症とアレルギー性鼻炎は同じ鼻アレルギーですね？」

A「はい。花粉症は各季節の花粉に対するアレルギー性鼻炎です。一方、室内のハウスダストやダニに対するアレルギーの人もいます。こちらは季節に関係なく年中鼻炎が起こり、通年性アレルギー性鼻炎となります」

Q「花粉症は季節毎に、年中あるのですか？」

A「一年中、何らかの花粉が飛んでいますので、年中花粉症は起こります。例えば2〜4月のスギ花粉、3〜5月のヒノキ花粉、4〜9月のイネ花粉、8〜10月のブタクサ花粉などが代表的です」

Q「個々の人は、すべての花粉にアレルギーを示すのでなく、何か特定の花粉にアレルギーになっているのですね？」

A「多くの人はそうです。例えばスギとヒノキだけという具合に、その季節に限定ですので、季節性のアレルギー性鼻炎となります」

Q「同じように花粉の飛ぶ所に生活していても、花粉症になる人とならない人がいます。どうしてですか？」

A「花粉に対する免疫反応（特殊なIgEというクラスの抗体）を作りやすい人と、作りにくい人という具合に体質の差です」

　花粉は体にとっては異物ですから、体内に入ってきますと花粉に対して抗体を作って退治する免疫系が作動します。抗体には、IgG、IgM、IgA、IgEと呼ばれるクラス（種類）があります。例えば、インフルエンザワクチン

を打って作る抗体はIgGとIgMです。一方、自然に鼻からインフルエンザに感染しますと、IgG、IgMの他に、鼻粘膜でIgA抗体も作られます。これら3つのクラスの抗体は、ともにウイルスをやっつけてくれる正義の味方として働きます。インフルエンザではIgE抗体はできません。

一方、IgE抗体をたくさん作らせる外界からの異物があります。花粉やハウスダスト、ダニなどで、これらはIgE抗体を主に作らせてアレルギーを起こすのです。IgE抗体を作らせる外界からの異物を、アレルゲン（アレルギーの原因物質）と呼びます。IgE抗体がアレルギーという体に不利益な免疫反応を引き起こす仕組みについては、P.109で述べてあります。

Q「自分が何にアレルギーになっているかを調べる方法はありますか？」
A「もちろんあります。原因と想定される物質に対して、IgE抗体ができているかどうかを血液検査で調べるのです」
Q「花粉だけでなく、いろいろなものに対するIgE抗体もチェックできますか？」
A「ええ、できます。花粉以外の主な原因物質として、ハウスダストやペットの皮屑、ダニなどの環境物質、カビ、それから食物、とくに果物が挙げられます。一覧表を表5-1に出しておきます」
Q「予想もしない、バナナや桃などの果実が含まれるのはビックリです」
A「そうですね。果物を食べてアレルギー性鼻炎になるというのでなく、花粉症の人の一部には、トマトや桃、キウイなどを食べて口の中がイガイガして口腔内のアレルギー症状が出る人がいるのです。食物アレルギーとして大変重い症状が出る場合もあります。（P.216、一口メモを参照）」

花粉症は、ある特定の花粉にIgE抗体ができていれば、その花粉の時期にのみアレルギー性鼻炎の症状が出ます。つまり、季節性のアレルギー性鼻炎です。一方、ハウスダスト、ダニ、ペットの皮屑に対してIgE抗体ができれば、年中鼻炎が続きます。これは通年性のアレルギー性鼻炎です。

一般的には、複数の原因物質にアレルギーを持っている人が多いようです。

表5-1 アレルギーテストのアレルゲンセット項目

花粉
1. スギ
2. ヒノキ
3. ハンノキ
4. ヨモギ
5. ブタクサ混合物
6. シラカンバ
7. オオアワガエリ
8. カモガヤ

環境
9. ハウスダスト
10. コナヒョウヒダニ
11. ネコ皮屑
12. イヌ皮屑

その他
13. カンジダ
14. アスペルギルス
15. アルテルナリア
16. ラテックス

植物
17. トマト
18. 桃
19. キウイ
20. バナナ
21. ゴマ
22. ソバ
23. 小麦
24. ピーナッツ
25. 大豆
26. 米
27. マグロ
28. サケ
29. エビ
30. カニ
31. ミルク
32. 豚肉
33. 牛肉
34. 鶏肉
35. オボムコイド
36. 卵白

Q「ところで鼻炎症状ですが、風邪でも鼻炎になります。アレルギー性鼻炎とどう違いますか？」

A「鼻炎の原因から言いますと風邪の鼻炎は、風邪ウイルスや細菌によって鼻粘膜が傷ついて起こります。一方、アレルギー性鼻炎では、ウイルスも細菌も関係しません」

Q「IgEという特殊な抗体が原因となるのですね？」

A「そうです。鼻粘膜で、花粉に対するIgE抗体と花粉が反応してアレルギー反応が起こります。その結果、鼻粘膜が傷つき、鼻炎が起こるのです」

Q「鼻炎の症状に、差はありますか？」

A「一般に鼻粘膜が刺激されたり、傷ついたりして鼻炎になりますと、くしゃみ、鼻水、鼻づまりの三症状が出ます。このうち鼻汁の症状が風邪とアレルギー性鼻炎では違うことが多いようです」

　風邪の鼻汁は、普通は粘り気があります。時間が経ってひどくなると、"ズルズル"の痰のような汚い鼻水となります。アレルギー性鼻炎の鼻水は風邪の時と異なり、粘り気の少ない水のような鼻水です。突然、鼻孔から流れ落ちます。受けるためのティッシュやハンカチが間に合わないことがあるほ

ど、突然スッと流れ落ちます。これはあくまで単純な区別です。アレルギー性鼻炎の体質の人が風邪をひいて鼻炎になりますと、鼻汁の性状はややこしいことになります。

アレルギー性鼻炎で、鼻水だけでなく、鼻閉（鼻づまり）が主症状となる人、鼻汁と鼻閉の両方を訴える人もいます。また、何割かの花粉症患者では、眼の粘膜でもアレルギー反応が起こり、結膜炎となり、充血やかゆみが出ます。風邪ではこのような眼の症状は稀です。

Q「季節性の花粉症や通年性のアレルギー性鼻炎に対しては、原因物質がわかっていれば、まずその対策は原因物質からの回避と除去ですね？」

A「花粉症用のマスクとメガネが有効です。花粉は室内にも入り込みますし、ハウスダストやダニ除去のためにも、部屋のこまめな掃除が大切です」

Q「でもこの対策だけでは症状を抑え込むことは困難なのでは？」

A「そうですね。その場合はアレルギー反応を抑える抗ヒスタミン剤を処方してもらいましょう」

Q「抗ヒスタミン剤を服用すると眠くなるのでは？」

A「一般に眠気が出ます。でも最近の抗ヒスタミン剤は眠気が出るのが非常に抑えられる優れたものがあります」

Q「抗ヒスタミン剤にもいろいろあるのですね？」

A「そうです。それから、くしゃみ、鼻汁に対する薬と鼻づまりに対する薬は若干異なります。鼻づまりが強い場合は、普通の抗ヒスタミン剤に加え、鼻閉用の抗アレルギー剤の追加が必要になります」

花粉症もアレルギー性鼻炎も、原因物質がわかっていて、それに対してIgE抗体という特殊な抗体が作られる体質によって起こることは間違いありません。しかし人間の体の反応はそれほど単純ではありません。主たる原因以外に、環境、生活要因によって症状の悪化が起こります。

ストレス、疲労、また大気汚染も花粉症を発症、あるいは悪化させやす

いようです。そのためか、体質が大きく影響するにも関わらず、40代以降になって突然、花粉症になる人がいます。職場で責任ある立場になったがためのストレスや疲労が一因となるのかもしれません。それと、最近では黄砂による大気汚染で、花粉症の悪化がよくみられるようです。

〔参考項〕「アレルギー」(P. 109)

一口メモ　食物アレルギー

食物アレルギーには、大きく分けて2つのタイプがあります。1つ目はアレルゲン(アレルギー原因物質)を含む食物を摂って、IgE抗体ができて、再び同じ物を食べた時、腸管でアレルゲンとIgE抗体の反応が起こることで発症するタイプです。症状はじんましん、下痢、嘔吐が一般的です。主な食物は、卵、牛乳、ソバ、小麦、大豆、ピーナッツ、カニ、エビなどです。これらは小児期から見られます。

2つ目は、「花粉・食物アレルギー症候群」と呼ばれるタイプです。こちらはアレルゲンが気道などから入ってきて、IgE抗体ができ、その後アレルゲンと似た構造を持つ食物を摂った時に引き起こされる食物アレルギーです。果物や野菜が中心で、アレルゲンの構造が花粉と果物で似ているためと考えられます。症状は果物を食べて口の中やのどがかゆくなったり、イガイガを感じたりするなど、口腔内に異常が起こることが多いようです。花粉症によって、花粉に対するIgE抗体ができていることが原因で、花粉症の増加がこのタイプの食物アレルギーの増加につながっています。主な花粉と、それに似た構造のアレルゲンを持つ果物・野菜を示しておきます。

花粉	果物・野菜
シラカバ ハンノキ (春)	リンゴ、モモ、サクランボ、西洋ナシ、キウイ、マンゴー、セロリ、ニンジン
イネ (夏)	メロン、スイカ、トマト、キウイ
ブタクサ (秋)	メロン、スイカ、バナナ、キュウリ
ヨモギ (秋)	マンゴー、セロリ、ニンジン

〔2〕気管支喘息

　喘息は古代ギリシャ時代からすでに記載のある古い病気です。現代でも非常に聞き慣れたこの病名を知らない人はいないでしょう。また、症状も、発作的に喘鳴（ゼーゼー、ヒューヒュー）や呼吸困難などが起こり、場合によっては窒息死する怖い病気であるというイメージはほとんどの人が持っていることでしょう。しかし、どうしてこのような症状が引き起こされるのか、原因は何なのか、肺にどのようなことが起こっているか、その実態は一般の人にはよくわかっていない場合がほとんどです。

　喘息の病気としての医学的な捉え方、治療は近年目覚ましく進歩しました。今や喘息は正しく治療を受ければ、重大な事故（窒息死）はもとより、日常のQOLを損ねることのない、つまりコントロールできる病気となっています。しかし、それには日々の喘息のコントロールが重要で、それを実践するためには喘息の実態をよく知っておくことが大切なのです。

Q「気管支喘息とは、どのような病気なのですか？」

A「喘息とは、いつも気管支に炎症が起きている状態です。平たく言えば、気管支にチョボチョボと小さな火事が続いているのです（図5-1）」

Q「喘息とは、息ができないくらい咳が続いたり、ゼーゼーと呼吸できないような状態のことではないのですか？」

A「それは喘息発作の状態です」

Q「発作が起こっていない時も、気管支はいつも炎症状態にあるのですか？」

A「そうです。気管支の粘膜が赤く腫れ、粘液（痰）がくっついて狭くなっています。これは小さな火事の状態です。この状態の気管支は、様々な刺激に過敏に反応して、大火事を起こします。大火事が喘息発作です」

Q「大火事を誘因する刺激とは？」

A「ほこり、ダニ、ペットの毛等のアレルゲン（後述）を吸ったり、風邪やストレスが引き金となって大火事（喘息発作）が起こるのです」

図5-1 気管支喘息の気管支

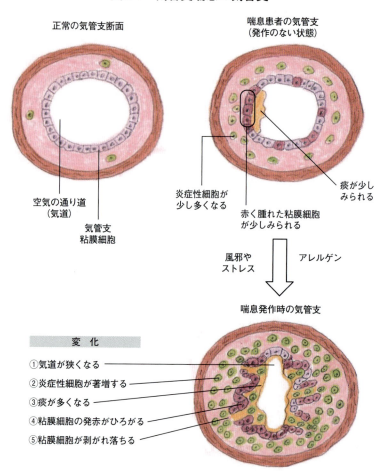

　気管支に小さな火事が起こっている状態が、喘息の発作のない状態です。この状態で、風邪やストレスで気管支に負荷がかかったり、アレルゲン（ほこりやダニ等）にさらされたりしますと、気管支が突然収縮したり、粘液や痰で気道が急に狭くなり、息苦しくなります。これが、喘息発作（図5-1右下）です。

典型的な喘息で後述のようなコントロール治療を受けていない場合には、しばしば喘息発作が起こります。喘息発作では、咳や痰が急に出てきて、呼吸とともにゼーゼー、ヒューヒューという喘鳴が聞かれ、息苦しさを訴えます。一方、軽い喘息の場合は、大きな発作はもとより、日常ほとんど症状はなく、月に1～2度、軽度の息苦しさを感じる程度です。日常まったく症状がないと言っても、気管支には炎症が起こり続け、チョボチョボ火事が続いているのです（図5-1右上）。気管支に起こっている炎症の程度に伴い、日頃から感じる息苦しさが強くなる上に、喘息発作の頻度が増えてゆきます。

Q「ほこりやダニなどは誰でも同じように吸っていて、喘息を起こす人と起こさない人がいますから、喘息の原因はもっと深い所にあるのでしょうね？」

A「そうです。喘息とは気管支にいつも小さな火事が起こっている状態と前述しました。もう少し医学的に言いますと、気管支がほこり、ダニ、ペットの毛などに過敏に反応する状態、つまりアレルギー状態になっているのです」

Q「でもすべての人がほこりやダニに対してアレルギーを起こすのではなく、一部の人だけですね。やはり原因は体質的なものなのでしょうか？」

A「そうです。アレルギーを引き起こしやすい体質の差ということになります」

　アレルギーを起こす物質をアレルゲンと呼びます。アレルギー状態になっている人達は、ほこりやダニ等のアレルゲンに対してIgEという特殊な抗体を作っています。前項の花粉症では花粉に対してIgE抗体を作る人が花粉症（アレルギー性鼻炎）を引き起こすことを述べました。まったく同じ状況です。IgE抗体ができればどのようにして気管支が収縮したり、粘液が出て狭くなったりするのか、そのメカニズムは、P.109のアレルギー反応で詳しく述べてあります。IgEとは鼻（アレルギー性鼻炎）や気管支（喘息）でアレルギー反応を引き起こす抗体とイメージすればよいと思います。

Q「気管支喘息の治療は随分進歩したようですが？」

A「ええ、2つの点で大きな進歩を遂げています。まず1つ目は、30年以上前は、アレルギー反応を抑える抗アレルギー薬が使われましたが、効果は十分ではなかったのです。今では喘息は気管支の慢性炎症であるという概念のもとに抗炎症剤を使用するようになり、大きな治療効果を生み出すことができるようになっています」

Q「抗炎症剤とはどのようなものなのですか？」

A「それは副腎皮質ホルモン、いわゆるステロイド薬です。喘息とは気管支に常にチョボチョボ火事が続いている、医学的に言えば気管支が常に炎症状態にあると説明しました。この炎症を常に最小限に食い止めておくのがステロイド薬なのです」

Q「副腎皮質ホルモン（ステロイド）といえば、副作用が心配ないのですか？」

A「副腎皮質ホルモンですが、以前は内服薬しかありませんでした。内服薬の場合は、服用した副腎皮質ホルモンが全身に行き渡り、副作用の問題がありました」

Q「今は内服薬ではないのですね？」

A「副腎皮質ホルモンを経口用吸入器にセットして、吸入して気管支にステロイドを取り込ませる、吸入ステロイド薬が開発されました。これによってステロイドを気管支局所に送達することができるようになりました。その結果、全身への副作用がほとんどない状態で、喘息の治療効果が大幅に上昇することになったのです」

　現在の吸入ステロイド薬に含まれる副腎皮質ホルモンは、ごく少量で、なおかつ口から薬を吸入して、ほとんどが肺（気管支）に留まるため、全身の副作用は心配なくなっています。子供にも安全な薬となっています。

　また、吸入ステロイド薬の登場によって喘息の治療は、これまでの「発作が起こるたびに発作を抑えることを主とした治療」から、「発作を起こさないようにコントロールすることを目標にする治療」へと、大きく変わりました。

さらに、必要に応じて気管支拡張剤を組み合わせた吸入治療を続けることにより、喘息発作が起こるのを防げるようになりました。

Q「吸入ステロイド薬、または気管支拡張薬を組み合わせた吸入薬を使用し続けると、まったく発作を起こさなくなるのですか？」

A「吸入ステロイドを使い続けると気管支の炎症はゼロにはならずとも、非常に小さい状態にコントロールできます。大火事を引き起こす誘因が生じても、火事は少し大きくなっても大火事にならない、つまり発作に至らずに鎮静化させることができます」

Q「吸入ステロイドを使い続け、かつ発作の誘因に日頃から気をつけることが大切ですね？」

A「その通りです」

　喘息患者さんが日頃から気をつけることは、発作の誘因となることをなるべく遠ざけることです。家のほこりやダニに対してはこまめに部屋の掃除をすること、動物の毛にアレルギーのある人は、室内でペットを飼うのはやめる方がよいでしょう。また、風邪や心身のストレス、疲労が引き金となり、急に発作が起こることも多いので、これらの点に気をつけることが大切です。

〔参考項〕「アレルギー」（P. 109）

〔3〕アトピー性皮膚炎

　アトピー性皮膚炎は皮膚に頑固なかゆみを伴う湿疹が慢性的に続く疾患です。少し良くなったり、悪化したりを繰り返しながらなかなか完治することなく、患者さんを苦しめます。この病気に罹っている人は多く、小児で10〜20％、成人でも7％ぐらいと言われます。これまでは、一般に乳幼児期に発症して、思春期頃までに治るというイメージがありました。ところが

最近では、成人で発症したり、思春期頃に一旦治っていたのに成人で再発するなど、中年層まで幅広い年齢層に見られるようになってきています。

診断は見ただけでほぼわかりますが、治療には難渋をきたします。それはこの病気の根本原因が完全にわかっていないこと、この病気に関する要素が人それぞれ異なることなどによるものと考えられます。免疫系の異常によって引き起こされる、非常に難しい病気なのです。

Q「まず、アトピー性皮膚炎のアトピーとは何のことですか？」

A「正確に説明すると専門的になり難しいので、平たく説明します。アトピーとはアレルギーに関係する特殊な抗体（IgE：P. 110参照）を作りやすい体質を意味します」

Q「IgE抗体を作るアレルギー性の病気は他にもありますね？」

A「ええ、アレルギー性鼻炎と気管支喘息が、IgE抗体によるアレルギー疾患で同じ仲間です。つまり3つの病気ともにアトピー性疾患ですが、アトピー性皮膚炎のみ"アトピー"なる冠が病名に付いています」

アレルギー反応が鼻粘膜で起こればアレルギー性鼻炎、気管支で起これば気管支喘息、皮膚で起こればアトピー性皮膚炎になります。いずれも何らかの外界からくる物質に対する免疫反応によって起こります。外界物質はアレルギーの原因物質でアレルゲンと呼ばれます。免疫反応としてはIgEという特殊なクラスの抗体が作られるため、アレルギーという特別な免疫反応になるのですが、これは3つの病気で共通です。

Q「アトピー性皮膚炎の原因は根本的には不明であるとのことですが、IgE抗体が作られるアレルギー反応が起こることには違いがないのですね？」

A「皮膚でIgE抗体が作られる免疫反応が起こる体質という点で、それは間違いありません。しかし、それだけでなく、皮膚が弱いという決定的な問題があります」

Q「皮膚が弱いと言われても、何となく漠然としたことですが」

A「いえいえ、医学的にはもっと詳しくわかっています。皮膚の最も外側の細胞はフィラグリンという蛋白質を作っています。これは天然の保湿因子として働く蛋白質で、皮膚の表面の角質層の水分量を保つ働きをします。アトピー性皮膚炎の人は、この天然の保湿因子（フィラグリン）を作ることに障害があることが近年の研究でわかってきています」

Q「何か難しくなってきましたね」

A「そうでしょう。だから皮膚が弱いという表現にしたのです。でもそれでは子供に対する説明みたいですから、皮膚に一定の潤い（保湿性）を保つ機能が低下している、皮膚の保湿能が低下しているといった方が納得できるかもしれませんね」

　アトピー性皮膚炎の原因は、現在でも完全にわかっているわけではありませんが、次のように考えられます。まず、アトピー性皮膚炎では皮膚の細胞で保湿に働いてくれる蛋白質の合成能が低下しています。そのため保湿機能が低下し、乾燥した、刺激に弱い皮膚になっています。外界からの様々な物質が侵入しやすい状態、皮膚バリアーが低下しているのです。その弱くなった皮膚に、ダニやハウスダスト等の様々なアレルギーを引き起こすもの（アレルゲン）が侵入します。続いて、アトピー体質のためにアレルゲンに対し特殊なIgE抗体をつくるという免疫異常が起こります。このように、皮膚の保湿機能の異常に基づく皮膚バリアーの低下と、アトピー体質による免疫異常が、この特殊な慢性皮膚炎を引き起こしていると考えられています。

Q「アトピー性皮膚炎は他の皮膚炎と違う特徴がありますか？」

A「はい、ひどい場合は一般の人でもすぐわかります。アトピー性皮膚炎は、皮膚が赤く硬くなって、強いかゆみが慢性的にしつこく続く皮膚炎です」

Q「一進一退でなかなか治らないようですが？」

🅐「そうです。頑固な皮膚炎です。皮膚炎の経過中に、悪くなったり、良くなったりを繰り返して、なかなか治りません」

🅠「他にも特徴がありますか？」

🅐「皮膚炎が生じる場所に特徴があり、始めの頃は顔や頸、四肢では屈曲側（肘の内側、膝の後ろ側）です。ひどくなれば身体全体に出ます」

　診断はさほど困難ではありませんが、区別すべき皮膚炎に、接触性皮膚炎があります。これは化粧品、皮革・金属装飾品や植物（漆など）に接触して生じる、かゆみが強い皮膚炎です。この皮膚炎は原因物質と接触する部位に生じ、原因物質に触れなくなると治って再発しません。

🅠「なかなか治らないということは、治療も容易ではないということですか？」

🅐「そうです。難しいですが、治療法は一応決まっています」

🅠「どのような治療ですか？」

🅐「標準的なアトピー性皮膚炎の治療は、①ステロイド外用薬やタクロリムス軟膏（免疫抑制薬）などで皮膚の炎症を抑える、②保湿剤で皮膚の乾燥を防ぐ、③皮膚でアレルギー反応を起こさせるアレルゲン（ダニやペットの皮屑など）を除去する三本柱から成り立ちます」

🅠「やはりステロイド軟膏は必要ですか？」

🅐「皮膚炎はアレルギー反応による皮膚の炎症ですから、炎症を抑えるステロイド外用薬などが必須です」

🅠「次にスキンケアですね？」

🅐「そうです。アトピー性皮膚炎の人の肌は潤いがなく、かさかさで、水分不足の砂漠状態になっています。これがいけないのです。市販のスキンケア製品を使って、入浴後の保湿対策を徹底しましょう」

　「ステロイドはよく効くけれど、やめたら元に戻るから何の意味もない」と言う人がいますが、これは間違いです。ステロイドは皮膚炎を治す、ある

いは抑える薬です。アトピーの人は、皮膚炎は治ってもアトピー体質が根本問題として残っていますので、何かの原因でまた症状が出ます。

とりわけ中等症以上の症状を呈した人では、治療後見た目には一見治ったように見えても皮膚の内側には炎症が残っていることが最近明らかになってきています。このようなケースでは、治ったと思ってステロイドの塗布を中止すると、内側でチョボチョボくすぶっている炎症がすぐに再燃してしまうのです。このため最近の治療は、一旦治ったように見えた後も、ステロイド外用薬の塗布の回数を減らして使い続けることが推奨されています。この辺は単なる皮膚科の医師ということより、アトピー性皮膚炎に精通した専門医にお掛かりになるのがよいでしょう。

Q「自分自身で気をつけることもありますか？」
A「いくつかの点で考えておくべきことがありますね」
Q「部屋をきれいにしてダニやペットの皮屑を減らすことも大切ですね？」
A「その通りですね。それから、ストレスは症状を悪化させることも一応心得ておくべきでしょう。ストレス対処は難しいことですが」

アトピー性皮膚炎は完治が難しい病気です。根気よく専門医の指導を受け続け、保湿を中心により良い皮膚の状態を維持することに努めましょう。自己判断でステロイドを中止すると、リバウンドで治療前より悪化させかねません。

〔参考項〕「アレルギー」（P 109）

〔4〕甲状腺機能亢進症（バセドウ病）と機能低下症（橋本病）

甲状腺は首の前面の下部中央で、男性なら喉仏の下あたりにあります（P. 12、図1-1参照）。左右がくっついて1つになっていますが、大きさは左右

それぞれで親指ぐらいの薄っぺらい臓器です。皮膚のすぐ下にありますが、正常状態では触ってもわかりません。甲状腺は、ホルモンを絶えず作っています。それが、甲状腺ホルモンです。このホルモンは体中の細胞がそれぞれの機能を営むのに必須です。つまり甲状腺は生命維持に必要欠くべからざるホルモンを作る働きをしているのです。

甲状腺ホルモンは一定量作られることが必要で、多過ぎても少な過ぎても体に悪い影響を及ぼし、病気となります。作られる量が多過ぎる病気が甲状腺機能亢進症で、そのほとんどがバセドウ病です。一方、作り足りずに甲状腺ホルモンが不足した状態が甲状腺機能低下症で、その原因のほとんどが橋本病と言われています。甲状腺のこの2つの病気、バセドウ病と橋本病は、免疫系の異常によって起こる代表的な自己免疫疾患です。

Q「自己免疫疾患とは難しい病気みたいですが？」

A「免疫が関係する特殊な病気です。別項 (P.115) で述べてありますが、"免疫"ということから復習しましょう。免疫とは？」

Q「免疫とは、体外から侵入するウイルスなどの病原体に対し、抗体を作って病原体を除去して体を護る反応、つまり生体防御反応ということでした」

A「ところが免疫も、時には間違って自分の体の一部に対して抗体を作ってしまい、それが自分の体を攻撃して病気が起こることがあります。このような病気が自己免疫疾患なのです」

Q「バセドウ病と橋本病が自己免疫疾患であるということは……」

A「ええ、ご想像通り、バセドウ病と橋本病はともに、甲状腺に対する抗体が自然に作られる結果、発症する自己免疫疾患なのです」

バセドウ病と橋本病では甲状腺に対する抗体が作られますが、同じ抗体が作られるのではありません。甲状腺のどのような部位、またはどのような蛋白質に抗体ができるのかについては、すでによくわかっています。まずバセドウ病が作られる抗体から説明します。その前に、甲状腺が本来甲

状腺ホルモンを産生する状況を理解しなければなりません。

　甲状腺は、脳からの指令によって甲状腺ホルモンを作っています。脳には脳下垂体という臓器がありますが、この臓器は全身のホルモン産生を調節する制御センターとして働きます。脳下垂体は甲状腺刺激ホルモンを作り、甲状腺を刺激して、甲状腺に甲状腺ホルモンを作らせます。さて、本題の理解のためには、脳下垂体からのホルモンが甲状腺を刺激するということを、もう少し詳しく説明する必要があります。

Q「脳下垂体からのホルモンと、甲状腺が作るホルモンと、2つのホルモンが出てきてややこしいですが……」

A「脳下垂体が作るホルモンは、甲状腺を刺激するホルモンで、TSHと言います。TSHは甲状腺の日常検査でよく出てくる検査の一つです」

Q「それが甲状腺に作用して、甲状腺は大切な甲状腺ホルモンを作るようになるのですね？」

A「その通りです。甲状腺には脳下垂体からのTSHホルモンを感知する受容体蛋白質があり、この感知装置がほどよい量のTSHで刺激されて、ほどよい量の甲状腺ホルモンを作ります」

Q「甲状腺の病気のことはこれからですか？」

A「そうです。バセドウ病では、そのTSHを感知する受容体に対する抗体が勝手に作られてしまうという異常が起こるのです」

Q「そうしたらどうなりますか？」

A「勝手に作られた抗体がTSHと別個に受容体を刺激して、甲状腺がどんどん必要以上に甲状腺ホルモンを作る異常事態になります。それで甲状腺ホルモンの過剰産生が起こる、これが甲状腺機能亢進症なのです」

　甲状腺がTSHを感知する受容体は、正常状態の甲状腺において、甲状腺ホルモン合成のシグナルが出る装置です。この装置は生まれた時から甲状腺にある自己そのものです。ある時、突然免疫の攪乱によって、この

自己成分に対する抗体が作られ、自己免疫疾患が起こるのです。なぜ、このような自分の組織の一部分に対する抗体が作られるようになるのでしょうか？ それに対する完全な説明は残念ながら今のところありません。

Q「もう一つの甲状腺の自己免疫疾患の橋本病では、やはり甲状腺に対する抗体が作られるのですか？」

A「そうです。バセドウ病の場合とは異なる抗体が作られます。それも甲状腺組織のいろいろな部分に対する抗体ができます」

Q「そのいろいろな抗体によって橋本病が引き起こされるのですか？」

A「いえ、そこは少しややこしいところです。自己に反応する抗体だけではなく、自己を攻撃するリンパ球が出現してきて自己免疫疾患という病態が引き起こされます。そのリンパ球によって甲状腺組織が破壊され、甲状腺ホルモンの産生が障害され、甲状腺機能低下症になるのです」

このようにバセドウ病と橋本病は甲状腺の病気ですが、自身の正常な甲状腺組織に対して突然免疫反応が引き起こされて生じる病気です。バセドウ病では、甲状腺ホルモンの産生が自己抗体の刺激で多くなります。また、橋本病では甲状腺組織の破壊で甲状腺ホルモンの産生が低下します。このような難しいことが実際に起こるのかという疑問を持たれるかもしれませんが、両疾患ともに非常にありふれた病気です。特に女性に多いのです。とりわけホルモン不足をきたす橋本病は頻度が高く、軽症や無症状の潜在型を含めると、女性の30人に1人は橋本病と言われています。

Q「同じ甲状腺の自己免疫疾患でも、甲状腺のホルモン産生が強くなったり、弱くなったりするのですから、症状はそれぞれ異なるのでしょうね？」

A「その通りです。一方はホルモン産生の過剰、片や減少ですから症状はまったく異なります」

Q「まずバセドウ病ではどんな症状が出ますか？」

🅐「典型的な症状としては、①動悸、②食欲があり、よく食べているのに体重が減ってくる、③何となく疲れやすい、④暑がりになり、汗をかきやすい、⑤手の震え、⑥イライラする、等が挙げられます」

昔は眼球が突出するのが特徴と言われましたが、最近では、その時点までに上記症状で発見されることが多いようです。甲状腺が腫れるのは若い女性に多く見られるようですが、腫れが不明なこともよくあります。バセドウ病の場合の多汗と、更年期の女性が自覚する緊張時の急激な発汗は一見よく似た症状のため、一般には混同されて見られがちです。しかし医師が他の症状と検査結果とを併せて考えれば、容易に区別できます。

🅠「次に、橋本病ではどんな症状が出ますか？」
🅐「甲状腺機能亢進症（バセドウ病）では症状が出やすいのに対し、機能低下症では、はっきりした症状が出にくいようです」
🅠「でも何らかの症状は出るのでは？」
🅐「あえて症状を言えば、①寒がり、②便秘、③手指が腫れぼったい、④何となく顔がむくんだ気がする、⑤あまり食べないのに体重が増える、⑥活気がなくなる、⑦筋力が低下する、等です」

甲状腺機能低下症の症状の多くは、体全体の不調を示す症状で、甲状腺に原因があると見破るのが難しいことが多いようです。症状がはっきりしない割には、この病気の場合は甲状腺の腫れがよく見られます。一方、症状がまったくなく、甲状腺が腫れているというだけのことも、よくあります。医師の注意深い診察が要求されるようです。

🅠「自己免疫疾患という難しい病気ですが、診断と治療はどうですか？」
🅐「診断も治療も難しくありません。診断は血液検査で容易にできます」
🅠「画像診断などは必要ないのですか？」

第5章　免疫システムの異常に伴って起こってくる病気

🅐「甲状腺全体を見るため、甲状腺超音波検査をします。バセドウ病では、甲状腺全体が腫れていること、橋本病では腫れとともに組織が荒らされていることがわかります。しかし機能亢進と機能低下の確定診断は血液検査によります」

🆀「治療も難しくないのですね？」

🅐「治療は、いずれの病気も内服薬があり、病気は速やかに改善しますので心配いりません」

　機能亢進でも機能低下でも、診断できる簡単な検査（血液検査）があります。血液検査では甲状腺ホルモン自体の量、それを作るように指令を出す脳下垂体からのホルモン（TSH）の量、加えて甲状腺に対する自己抗体（前述のTSHを感知する受容体に対する抗体など）ができているかどうか等を調べます。これらの検査をすれば診断は困難ではありません。

　ただし、機能低下では特有の症状がなく、なんとなく訴える体調不良の症状から機能低下を疑って血液検査をするかどうかを決めねばならないことになります。検査結果を見て、「ああ、やはり甲状腺ホルモンが少なかったための症状であったか」というように、結果が出て、はっきり診断できることが多いのです。つまり、機能低下症では、体調不良のような訴えの原因が、甲状腺ホルモン不足によるものかもしれないと疑って検査をするかどうかがキーポイントです。これは医者の腕次第ということになります。

　一方、甲状腺が全体的に腫れていても、甲状腺超音波検査で特別な所見がなく、また血液検査で機能異常もなく症状もなければ、治療を必要とせず、経過観察のみで十分です。

〔参考項〕「そもそも免疫とは？」（P. 103）　「自己免疫疾患」（P. 115）

〔5〕関節リウマチ

　関節リウマチとは、体のあちこちの関節に炎症が起こり、腫れて痛む病気です。関節でクッションの役割を果たしている軟骨、さらには骨が破壊され、進行すると関節の機能が損なわれ、変形して使えなくなります。手足の関節で起こりやすく、また1つの関節ではなく、複数の関節、多くは左右の関節に同時期に症状が出ます。

　関節リウマチは関節の痛みや骨の変形など、怖くて悪いイメージが強いため、関節リウマチという病名を知らない人はほとんどいないようです。そのため、1〜2週間も関節痛が続くと、「リウマチではないか」と心配して受診される人が多いようです。関節が痛む病気には、関節リウマチ以外にも、いろいろあります。実際に関節リウマチと診断されるのは、そのうちの一部です。しかし、一般の人にとっては病気のイメージが悪いために、不安になるのは当然です。そこで本項で関節リウマチとはどのような病気であるか、どのように対処してゆけばよいかについて述べてゆきます。

Q「関節リウマチの原因はわかっているのですか？」

A「怖い病気であり、そのため研究もよくされているにも関わらず、残念ながらこの病気の原因はよくわかっていません」

Q「何もわからないのですか？」

A「関節の腫れと痛みは、免疫の働きに異常が生じるために起こることはよく知られています。しかしなぜ、免疫系に異常が生じるのかはまだよくわからないのです」

Q「免疫とは本来、外界から体内に侵入してきた細菌やウイルスに対して、抗体を作るなどして、それらを排除する働きをしてくれるものではないですか？」

A「その通りです。しかし、免疫に異常が生じると、誤って自分自身の細胞や組織を攻撃する事態が発生します。いわゆる自己免疫疾患（P. 115）です。関節リウマチは典型的な自己免疫疾患の一つと考えられています」

自己免疫疾患は非常に難しい病気で、その理解は容易ではありませんが、一応P.115のキーワードの項にまとめてあります。本来ならば体のために働く免疫系が、暴走して体に不利益をもたらす2つの事態、つまりアレルギー反応と自己免疫反応のうちの1つです。自己免疫疾患は、体の何らかの成分、つまり自己成分に対して誤って免疫反応（抗体ができるなど）が起こります。例えば前項の甲状腺機能亢進症（バセドウ病）では、脳から甲状腺の働きを指令する刺激を感知する装置に対して抗体が自然にできるために、バセドウ病が発症することを述べました。ところが、関節リウマチでは、いかなる自己成分に対して決定的な抗体ができるのかがまだ不明な状況です。しかし原因となる自己標的成分は何であれ、関節内で免疫反応がスタートし、炎症がどんどん進行して、炎症反応のために軟骨や骨が壊されていくことには違いありません。

Q「症状ですが、いきなりどこかの関節に腫れと痛みが出るのですか？」

A「そういうケースもあるかもしれませんが、関節リウマチには典型的な初期症状があります。『朝のこわばり』です」

Q「なんですか？　その朝のこわばりとは？」

A「朝起床後、両手首や手指が腫れぼったく、こわばって動かしにくいと感じますが、1〜2時間ぐらいすると徐々に、この症状が軽くなってゆくというのが特徴的な初発症状です」

Q「朝のうちだけ手指がこわばるだけで、関節の腫れも痛みもないのですね。でもそのうち、どこかの関節に症状が出て固定してゆくのですね？」

A「そうです。その場合に初期に最も症状の出やすい関節は、手指および手首です。10本の手指または手首のどこかの関節が赤みを帯びて腫れて痛みが出る、これが典型的なリウマチの関節炎症状です」

Q「どこか一箇所というより、複数の関節に同時に症状が出るのですか？」

A「そうです。いくつもの関節に同時に出ます。また、普通は両側性で、片側だけというのはリウマチではないかもしれません。病気の進行とともに、手

指や手首の他に肘、足首、足の指の関節に症状が出ます」

　関節の炎症が持続性であれば、軟骨や骨が破壊され、痛みとともに関節は変形してゆきます。また、病気の進行とともに、関節以外の部位、皮膚や肺などにも病変が生じます。進行期の特別な状況ですから、ここで述べるのは適切ではなく省きます。

Q「関節リウマチであることの診断はどうするのですか？」
A「関節痛または関節の違和感を訴える病気のうち、関節リウマチであると診断するのは、症状と検査によって慎重に行います」
Q「症状は『朝のこわばり』や、両側性の複数の関節炎（腫れと痛み）ですね？」
A「そうです」
Q「検査は血液検査ですか？」
A「血液検査が重要です。主な検査項目は、RF、抗CCP抗体、CRP、MMP-3などです。何を調べるかについては難しすぎますので、リウマチの診断のための検査ということだけでよいでしょう」
Q「他には？」
A「必要に応じてX線検査で骨の状態を見ます」

　ある程度進行した関節リウマチの診断はさほど困難ではありません。しかし発症間もない早期の診断は非常に難しいと言えます。関節炎がどのような関節に起こっているか、また何箇所の関節に起こっているかという詳細な診察と血液検査を組み合わせて診断します。早期であれば、早期であるほど微妙な診断になりますので、リウマチ専門医に掛かるべきでしょう。

Q「関節リウマチの治療薬はあるのですか？」
A「ええ、治療薬は随分進歩しました。現在は、メソトレキセートというリウマチ薬が中心となって治療が行われています。非常に症状の軽い人は、もっ

と簡単な抗炎症剤でコントロールできるようです」

Q「痛みが強く、症状の重い人も何とかなりますか？」

A「炎症反応を抑える生物学的製剤（抗体療法）があり、メソトレキセートで効果が不充分の場合に使用を検討することになります」

　従来は関節の破壊は徐々に進行すると考えられていました。ところが最近の研究で、実は発症から1～2年の間に急速に進むことがわかってきました。したがって、できるだけ早く関節リウマチを診断して、適切な治療をスタートすることが非常に重要です。病気のとらえ方も薬物療法のあり方も、最近、劇的に変わりました。本質的には免疫病ですので、免疫に詳しいリウマチ専門医に診断、治療をお願いするのが良いでしょう。

　とは言いましても、一般の方々はリウマチ専門医は何科にいるのかよくわからないかもしれません。内科ですか？　または整形外科ですか？　という具合に疑問を持たれるかもしれません。「リウマチ科」「膠原病科」「免疫内科」のいずれか、または2つが1つになった科、例えば「リウマチ・膠原病科」や、「膠原病・免疫内科」などと標榜されている科が適当と思います。膠原病？　それなんですかという方のために、一口メモで膠原病を解説してあります。

〔参考項〕「自己免疫疾患」(P. 115)

一口メモ　膠原病とは？

　膠原病って、名前だけ見ても聞いても難しそうな病気です。実際、名前だけでなくこの病気の原因は不明なことが多い難病なのです。膠原病とは一つの病気ではなく、自己免疫という共通した免疫異常に基づく疾患群の総称です。この疾患群の中の最も代表的な病気が関節リウマチで、他に、皮膚や筋肉が障害される「皮膚筋炎」や、血管が障害される「結節性多発動脈炎」など、聞き慣れない様々な病気が含まれます。

　病気の真の原因は不明とはいえ、どのような病像が見られるのかはある程度わかっています。一つの臓器ではなく、皮膚、筋肉、靭帯、骨、血管といった全身に分布する組織の構成に、中心的な支持基盤となるコラーゲン蛋白質に炎症が起こり、組織が障害されるのです。コラーゲンは日本語で膠原ですのでコラーゲン病と呼びかえてもよいのですが、何十年も膠原病という名前が定着しています。コラーゲンは女性の皮膚に潤いを与える蛋白質として、美容との関係でなじみ深いことでしょう。このコラーゲン蛋白質は体の至る所にありますので、膠原病は全身どこにでも起こりえます。原因不明の自己免疫反応が、コラーゲンの炎症、つまり膠原病の起点となりますが、どこに自己免疫反応が起こるかにより、関節、皮膚、筋肉、または血管のいずれが主として障害されるか、少し違ってくるようです。

　多くの膠原病で、自己成分に対する抗体（自己抗体）が作られていることが検査ですぐわかります。しかしながらこの自己抗体が作られることが病気の第一歩の原因となっているか否かもまだわからない状況です。

　代表的な膠原病は、「関節リウマチ」「全身性エリテマトーデス」「強皮症」「多発性筋炎」「皮膚筋炎」「シェーグレン症候群」「ベーチェット病」「結節性多発動脈炎」などです。周囲の人がいずれかの病気に罹られるなどして、病名を聞かれたことがあるかもしれませんね。

◆ 健康医学コラム ◆ **健康のための運動のいろいろ**

〔⇒P. 210より続く〕

　支出のうちの基礎代謝は、年齢とともに変動します。10～20代では、60兆個の細胞が元気でピチピチ活動して新陳代謝が盛んなため、基礎代謝カロリーが高くなります。一方、中高年になると新陳代謝は減弱するため、基礎代謝カロリーがかなり低下します。それとともに、体の動きも10代より緩慢になり、肉体的活動カロリーも減少しています。そうしますと、収入、つまり食事摂取カロリーが少しぐらい減っても支出がそれ以上に落ちていますので、貯蓄カロリーが増えて肥満になるのは当然なのです。

　そこで肥満をきたさないためには、摂取カロリーを運動エネルギーに変えて消費し、貯蓄カロリーに回さないようにしなければならないのです。このための運動は、何も特別なことを必要としません。大事なことは毎日コツコツ体を動かすことです。例えば、電車通勤で家から最寄りの駅までは歩く、駅や社内ではできるだけ階段を昇降する等々、このような日々の地道な努力が摂取カロリーを消費する運動の第一歩となります。

　日々の努力に加え、週末は戸外での軽い有酸素運動をしましょう。このような努力を続けてゆかれますと、脂肪の溜まり過ぎはかなり防げるはずです。

(B) ロコモティブシンドロームやサルコペニアに対する運動

　ロコモティブシンドローム（略してロコモ、P. 245）は、加齢による運動機能の低下した状態です。腰椎（腰痛）や膝関節（膝痛）の障害に基づくことが多く、この点におけるロコモ対策体操は、P. 253に述べてあります。

　サルコペニアは老化に伴う異常な筋肉の減少です（P. 136）。サルコペニアに対しては、メタボ対策やロコモ対策の運動では充分でなく、筋トレで筋肉を鍛える必要があります。〔⇒P. 260へ続く〕

第6章
加齢とともに起こってくる病気

　仏語に「生老病死」という言葉があります。「生」と「死」の文字の間に、「老」と「病」の文字が入っています。人は40歳頃から老化が始まります。日本人の平均寿命は男で約80歳、女で約86歳ですから、人は約40年間の老化進行期間を経て、死を迎えることになります。ほとんどの病気は、この老化進行期間に起こってきます。「老」と「病」は、時期的に一緒という単純なものではありません。病気の原因と加齢のメカニズムの両者の間には、双方向への強い因果関係があります。

　主な加齢関連疾患を表6-1にリストアップしています。命を脅かす重大な病気、命にすぐに関わらないが周囲に多大の迷惑をかける病気、年のせいで仕方がないと多少の諦めのつく病気等、様々あります。

　まず生活習慣病ですが、生活習慣病は酸化ストレスを増大させることによって、加齢を促進します。また、加齢により増加する活性酸素により、生活習慣病が進展します。

　次にがんですが、がんは遺伝子に傷（変異）が生じて発生する病気です。加齢とともに、自然に遺伝子の傷が生じる機会が増えてゆきます。同時に老化とともに体内に活性酸素の蓄積が増大し、活性酸素による遺伝子の傷の発生頻度が増し、がんができやすくなります。このように老化とがんは一体的なものです。がんについては次章で述べることになります。

　この章では認知症とロコモティブシンドロームという2つの重要な加齢関連疾患と、白内障と前立腺肥大症という最もありふれた病気を取り上げています。とりわけ前二者は、高齢者人口の増加により、介護の人的、経済的負担の急増と関わる重大な疾患となっています。

表6-1　主な加齢関連疾患

① 生活習慣病
② がん
③ 認知症
④ ロコモティブシンドローム
⑤ 眼の病気（白内障）
⑥ 聴力低下
⑦ 前立腺肥大症と女性の尿漏れ
⑧ 便秘症

〔1〕認知症

急速に進む高齢化に伴い、認知症になる人が増え続けています。今や日本人の300万人が認知症、65歳以上の10人に1人という時代になっています。この頻度の高さと、病気の深刻さから「認知症」を知らない人はいないでしょう。また、自分の老後は認知症にならないかと不安を持っている人がほとんどでしょう。

認知症の根本的な病因は不明ですので、現時点では治せる薬はありません。しかし最近の研究では根本的に治せずとも、進行を抑える等、認知症に対処できる可能性も示唆されており、一つの光明も見えています。

(A) 認知症の原因

認知症には原因別にいくつかのタイプがあります。主なものは次の2つです。まず1つ目は脳梗塞などの脳血管障害が原因となり、認知機能に傷害が出てくる認知症です。もう1つはさしたる病気もなく健康に過ごしてきた人に、いつとはなく認知機能障害が現われ、着実に進行してゆく認知症で、アルツハイマー病と言われます。

Q「後者のアルツハイマー病は怖いですね。脳にどのような病的変化が起こるのかわかっているのですか？」

A「アルツハイマー病では、"β（ベータ）アミロイド"という蛋白質が大脳に溜まってゆきます。脳にシミのようなものが生じ、老人斑と呼ばれます」

Q「老人斑というシミができることがアルツハイマー病の原因ですか？」

A「10年ぐらいかかって大脳全体に老人斑ができてゆきますが、それでもその時点で認知症の症状は出ません」

Q「では老人斑とアルツハイマー病の因果関係は？」

A「老人斑ができ始めて10年ぐらい経ちますと、それが刺激となって、次に"タウ"という蛋白質が神経細胞の中に溜まり始め、神経細胞に傷害が出ます。

これが10年ほどかかって大脳全体に広がってゆくと症状が出てきます」

βアミロイドもタウも、いわば蛋白質のゴミで、このゴミが脳に溜まって神経細胞を死滅させ、脳が委縮して認知症になるのがアルツハイマー病です。このような脳の病変はわかっていますが、なぜ、βアミロイドやタウ蛋白質のゴミが脳に溜まるのか、つまり根本原因は不明です。ゴミのうち、タウ蛋白質の溜まりがより重要と考えられ、世界中でこのゴミ蛋白質の溜まりを抑える治療薬の開発が進んでいます。

Q「ところで、脳血管障害に起因する認知症もあるのでしたね？」
A「そうです。脳梗塞のあとに起こってくる認知症です。でも現在は、脳梗塞のようなイベントがなくとも脳血管障害の関与が考えられます」
Q「その脳血管障害は動脈硬化のことですか？」
A「ええ、最近は脳血管が動脈硬化になっている人が増えています。このような人にアルツハイマー病が出てくると、動脈硬化による血流障害とアルツハイマー病自体の神経病変が二重に脳障害に関わってくるのです」
Q「神経病変のみを持つ純粋なアルツハイマー病よりも、血管病変を持つ場合は進行が早くなったり、より悪い病態ということになりますか？」
A「そうです。最近はこの血管病変と神経病変の混合型が高齢者の認知症で非常に多くなっています。この点は重要で、ここに高齢者の認知症の治療戦略を練り直す要点があるのです（後述）」

（B）認知症の症状

認知症の基本的なと言いますか、中核的な症状は記憶力、注意力、計画力、判断力の低下です。これらが発症早期に現れます。病気が進行しますと、介護者に大きな負担となる徘徊や異常興奮・暴力等、行動異常や精神異常が出てきます。徘徊などの症状についてはここでは述べません。早期の症状をもう少し掘り下げるのが適当かと思います。

Q「認知症といえば記憶力低下としての、物忘れが気になります」

A「認知症のほとんどにみられるのは記憶力の低下で、いわゆる物忘れです。物忘れには心配のない物忘れと要注意の物忘れがあります」

Q「心配のない物忘れとは？」

A「例えばテレビに映った俳優の名前が思い出せない、文章を書いていて、漢字一文字が思い出せない、などです」

Q「では要注意の物忘れとは？」

A「要注意の物忘れは、1～2日前に体験したことを思い出せなかったり、忘れたりしてしまうことです。例えば、昨晩は誰とどこで何を食べたかという一つの出来事を忘れてしまう、思い出せないことです。また、昨日確認し合ったことを（本人は忘れているので）、何度も尋ねることなどです」

　心配のない物忘れは、ある物の一つの単語が出てこないようなことです。このような単純な物忘れは俗に「ど忘れ」とも言いますが、誰にでも見られる生理的な物忘れです。一方、要注意の物忘れは、一つの出来事（エピソード）全体を忘れたり思い出せなかったりします。それでも一般常識や古い記憶は大丈夫なので、要注意の物忘れを異常と感じるのは容易ではないことがしばしばあります。

一口メモ　記憶のいろいろ

意味記憶 （知識や一般的事実に関わる記憶）	手続き記憶 （動作的な記憶）
〔例　ワシントンは米国の首都〕	〔例　自転車に乗る〕
エピソード記憶 （体験・出来事に関わる記憶）	条件反射 （ある刺激での反射的反応）
〔例　昨日Ａさんと会った〕	〔例　梅干しを見ると唾液が出る〕

（認知症はエピソード記憶の障害で気付かれることが多い）

Q「物忘れ以外の初期症状を具体的に説明してください」

A「次に注意力ですが、注意力低下のために、これまでこなせていた仕事にミ

スが目立つようになります」
Q「これは本人よりも周囲がよくわかることですね」
A「そうです。また、計画力低下のために、仕事の段取りが悪くなったり、判断力の低下のために、物事をなかなか決められなくなったりします」
Q「やはり職場ではけっこう目立つことですね。主婦の場合はどうでしょう？」
A「夕食のおかずの献立がこれまでのようにスムースに決めていけないというようなところに出てきますね」

この他、性格が変わったように怒りっぽくなったり、頑固になったりします。また、これまで楽しんでいた趣味に興味を示さなくなったり、なんとなく活気がなくなったりすることもあります。この場合、うつ病と間違えるように見えます。以上が初期〜早期の症状です。

(C) 認知症の診断と治療

アルツハイマー病も、脳梗塞などの脳血管障害による認知症も、同じような症状が出ます。後者は脳梗塞などのあとから出てきますので、それなりのきっかけがありますので、見当がつきやすいようです。一方、ごく初期のアルツハイマー病を診断することは容易ではありません。

Q「やはり専門医の診察に頼らねばならないのでしょうか？」
A「とりわけ早期のアルツハイマー型認知症の場合はそうなりますね」
Q「専門医の診察の他に検査は？」
A「専門医が必要と認めた場合は、脳の萎縮の程度をみる脳MRIや、または脳血流をチェックするスペクトという検査を受けることになります」

なお、(A)で、βアミロイド蛋白質、引き続いてタウ蛋白質がゴミとして脳に溜まり、神経細胞が障害を受けることが認知症の原因と述べました。タウ蛋白質が溜まり始めて10年以上経てから症状が出てきます。発症前に

タウ蛋白質が溜まり始めているか否かを診断するためのPET様の検査が現在、開発されつつあります。

Q「次に認知症の治療はどうなんでしょうか？ 薬はあるようですが？」
A「はい、1999年にアリセプトという薬が初めて登場し、2016年現在ではさらに3つの薬があります。根本的に神経病変を治す薬ではありませんが、早期に服用を始めれば進行を遅らせることができる薬です」
Q「進行を遅らせる程度の薬ですか？」
A「『その程度か』といっても早期から治療を始めれば効果も高く、進行を遅らせていい状態を長く保つことができます」

神経病変を引き起こすβアミロイドやタウ蛋白質、いわゆるアルツハイマー病の原因となるゴミの蓄積を抑える根治薬の登場はまだ先になります。ところが最近ではアルツハイマー病の神経病変治療とは別に、認知症の症状を進行させない手立てがあるのではないかと、認知症の治療を総合的に見直す機運が高まっています。

Q「アルツハイマー病の神経病変そのものに対してではなく、認知症の進行を抑える手立てとはどういうことですか？」
A「最初の認知症の原因の項で、最近ではとりわけ高齢者の認知症は、アルツハイマー型神経病変と動脈硬化性脳血管病変の混合型が多いと述べました。この混合型の認知症の治療で注目すべき結果が発表されています」

すでに認知機能障害を認めている混合型認知症に対して、生活習慣病（高血圧症、糖尿病、脂質異常症と喫煙）を、まったく管理しなかった群とすべての生活習慣病を管理した群に分けて、2.5年間追跡調査をした研究報告です（図6-1）。前者は当然認知機能障害は進行しましたが、後者の進行はごくわずかで、2.5年間で両群で認知機能障害の進行に大きな

差が出ています。

この結果は、とりわけ高齢者で生活習慣病を併存した認知症に対して、単にアルツハイマー病の治療だけではなく、生活習慣病を適切に治療することが、認知症の進行阻止に大きな利益をもたらすことを示し、今後の認知症治療のあり方の指針になるものと考えられます。

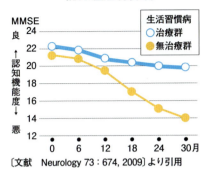

図6-1 生活習慣病治療による認知症進行抑制

〔文献 Neurology 73：674, 2009〕より引用

(D) 認知症の対処

Q「認知症は早期に見つけ、治療のスタートが早いほど、経過が良いようですが、どのようにして早く見つければよいのですか？」

A「初期には、自分で気付かないことが多いようです。そのため、家族が変化を見逃さないよう、注意の眼を向けてあげることです」

Q「家族が"おかしいのでは？"と思うことが大切なのですね？」

A「長年連れ添ってきた配偶者が異常に気付くことが多いようですね」

Q「どのようなことに気付くべきか、参考になることがありますか？」

A「『認知症の人と家族の会』の会員の方々が、日常の暮らしの中での経験からまとめられた"認知症チェックシート"があります。次のページに引用しています」

次ページの、家族が気付く「認知症かな？」チェックは医学的な診断基準にはなりませんが、認知症診断の目安となります。これにチェックを入れてみて、何項目か該当すれば、受診を考慮するのがよいでしょう。受診の際に、そのチェックシートを医師に見せれば、診断上非常に参考になります。

家族が気付く「認知症かな？」チェック

物忘れがひどい

- ☐1 今切ったばかりなのに、電話の相手の名前を忘れる
- ☐2 同じことを何度も言う・問う・する
- ☐3 しまい忘れ・置き忘れが増え、いつも探し物をしている
- ☐4 財布・通帳・衣類などを盗まれたと人を疑う

判断・理解力が衰える

- ☐5 料理・片付け・計算・運転などのミスが多くなった
- ☐6 新しいことが覚えられない
- ☐7 話のつじつまが合わない
- ☐8 テレビ番組の内容が理解できなくなった

時間・場所がわからない

- ☐9 約束の日時や場所を間違えるようになった
- ☐10 慣れた道でも迷うことがある

人柄が変わる

- ☐11 些細なことで怒りっぽくなった
- ☐12 周りへの気遣いがなくなり頑固になった
- ☐13 自分の失敗を人のせいにする
- ☐14 「このごろ様子がおかしい」と周囲から言われた

不安感が強い

- ☐15 ひとりになると怖がったり寂しがったりする
- ☐16 外出時、持ち物を何度も確かめる
- ☐17 「頭が変になった」と本人が訴える

意欲がなくなる

- ☐18 下着を替えず、身だしなみを構わなくなった
- ☐19 趣味や好きなテレビ番組に興味を示さなくなった
- ☐20 ふさぎ込んで何をするのも億劫がり嫌がる

出典：公益社団法人認知症の人と家族の会 作成

〔2〕ロコモティブシンドローム

　ロコモティブシンドロームという言葉はまだ一般社会には定着しておらず、「何ですか？」という方の方が多いかもしれません。メタボリックシンドロームがメタボとして言い慣れ、聞き慣れてきた昨今、また何やらシンドロームですかと面倒くさがられる方もおられるでしょう。でもロコモティブシンドロームがロコモとして定着するのはそう遠い先ではないのです。

　ロコモティブシンドロームを和文名で言いますと、運動器症候群となります。運動器とは、「身体を支え、運動を実施する器官」で、これには骨、関節、靭帯、筋肉とそれを動かす神経が含まれます。ロコモティブシンドローム（以下ロコモと略します）とは、運動器の障害で、「立つ」「歩く」「座る」といった運動機能が低下した状態です。ロコモになりますと、移動の自由や自立した生活が損なわれ、人間の尊厳が脅かされます。また、運動を必要とするメタボ・生活習慣病対策に取り組めなくなり、健康寿命を延ばす努力に影響が出ます。現在、日本人の平均寿命は約80歳（男）〜86歳（女）です。ところが、肉体的・精神的の両健康面にさしたる支障がなく日常生活を過ごせる期間となる「健康寿命」は、平均寿命より男女とも約10年少ないのです。今、厚労省は「第2次健康日本21」の目標として、「健康寿命の延伸」を掲げています。このためには、メタボ・生活習慣病やメンタル疾患の対策とともに、ロコモ対策が今後重要となってゆく状況にあります。

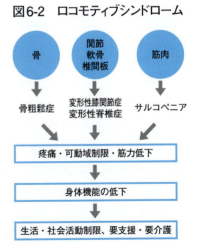

図6-2　ロコモティブシンドローム

（A）ロコモの原因と症状

　運動器は、骨、関節、靭帯と筋

肉を含みますので、それぞれの部位の障害で様々な病気が起こります。いずれも、立つ、歩く、座るなどの運動機能の低下をきたします。部位別の障害による病気を図6-2に示してあります。このうち、筋肉が衰え（筋肉減少）、筋力低下をきたし、身体機能が低下する病気がサルコペニアで、これについてはP. 136で詳しく述べました。ロコモの病気で最も多いのが、変形性脊椎症、変形性膝関節症、それと骨粗鬆症です。これらを3つとも持つ人は約540万人、2つ持つ人は2470万人、いずれか1つを持つ人は約4700万人と推計されています。驚くべき頻度です。ここではこの3つの病気を取り上げます。

① 変形性脊椎症（変形性腰椎症と変型性頸椎症）

　体幹を支える脊椎は、頸椎（7個）、胸椎（12個）、腰椎（5個）と仙骨・尾骨の24個の椎骨が上下に連なって1本の柱（脊柱または背骨）となったものです（図6-3左）。脊椎は元来四足歩行の動物に適した構造です。人類が二足歩行で生活するようになったため、脊柱に四足歩行の時には無かった負担がかかり、変形性脊椎症（腰椎や頸椎の変形）や椎間板ヘルニア等の様々な障害が現われることになりました。最も頻度の高い症状は腰痛で、腰椎（骨）の変性による変形や、椎間板ヘルニアが原因となります。

Q「腰痛をきたす病気で腰部脊柱管狭窄症という病名をよく見聞きしますが？脊柱管とはどこにあるのですか？」

A「各椎骨の中心部には丸い隙間があります（図6-3右）。脊柱は椎骨が上下に連結したものですが、この時、丸い隙間も上下につながり1本の管腔を形成します。これが脊柱管で、ここを脊髄（神経）が通っています」

Q「脊柱管が狭くなると脊髄が圧迫されて、腰痛が出るのですね？」

A「そうです。腰椎、つまり腰部椎骨が変形（加齢による変性）したり、腰椎と腰椎の間の椎間板が、慢性的にヘルニア（後方へ飛び出す）を起こして脊髄（神経）を圧迫するのが原因です」

図6-3　背骨の構造

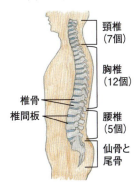
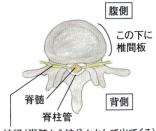

〔椎骨と椎間板の連結拡大図は図6-5左〕

　急性の椎間板ヘルニアは、重い物を持ち上げたり、咳やくしゃみをした時、突然椎間板が後方の脊柱管の方にはみ出し、神経を圧迫します。突然、猛烈な痛みが腰から脚にかけて起こり、立つことすらできない状態になります。一方、じわりじわりとヘルニアを起こして進行してゆく慢性的なヘルニアの場合は、椎間板ヘルニアというよりも脊柱管狭窄症としての慢性的な症状が出ます。

Q「脊柱管狭窄による腰痛の症状は？」

A「腰痛といっても腰部だけでなく、下肢の痛みやしびれ感も出ます。また、典型的な特有の症状として間欠性跛行もしばしばみられます」

Q「間欠性跛行とは？」

A「歩き出してしばらくすると下肢の痛みとしびれを感じて歩けなくなるが、少し休むと歩けるようになります。でもまた歩き出すと再び同じ症状が出る、この繰り返しが起こります」

　腰痛の原因はすべて脊柱管狭窄症によるわけではありません。腰椎が変形してすりへった骨端が、脊髄から分枝した神経を圧迫して軽い腰痛

症が出ることもあります。朝起床後の1～2時間、腰が張った感じがしたり、前屈みの姿勢での洗顔の際に腰を伸ばしにくい感じがしたりします。

頸椎にも同じような病的変化が起こりますが、頸椎の場合は、症状は首や肩から上肢、手指に出ます。痛みやしびれ、指先の細かい運動がしにくい等、様々な訴えがあります。

②変形性膝関節症

病名は一見難しそうですが、膝の痛みを訴える人のうちの最も一般的な病気です。2000万人以上の人に起こっており、特に高齢の女性に多くみられます。

一般に骨と骨が交接する関節では、骨の先端（交接面）が軟骨となっていて、軟骨がクッションの役目を果たしています（図6-4A）。これで骨と骨が直接ぶち当たっても、痛みが出ない仕組みになっているのです。膝の関節では太ももの骨とすねの骨が交接しますが、体重の数倍の荷重がかかるので、誰でも歳とともに膝関節の軟骨は摩耗してゆきます。軟骨がクッションの役目を果たせないほどすり減ると（図6-4B）、膝関節の痛みや変形が生じます。これが変形性膝関節症です。

Q「膝の痛みの原因はすべてこの病気ですか？」

A「いいえ、膝の痛みは他にもいろいろな原因で起こります。膝の怪我で関節内の半月板や関節外の靭帯を損傷したり、膝をねんざしたりして膝の痛みが出ることはよくあります」

Q「これらは膝の怪我みたいなものですね。それらは年齢に関係なく、またむしろ男性の方に多いのでは？」

A「その通りです。また、関節リウマチでも膝関節痛が起こりますが、それなりの病気です。外傷やリウマチなどの特別な原因がなく、中年以後にいつとはなく膝関節に痛みが出てくる場合は、変形性膝関節症が多いようです」

Q「原因は何ですか？」

図6-4 変形性膝関節症における膝関節の傷害

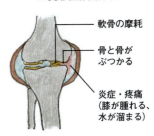

A. 正常膝関節 / B. 変形性膝関節症

🅐「いろいろな原因が絡み合って起こります。加齢、肥満、女性、筋肉の衰え、O脚変形、ヒールの高い靴、膝の負担の大きい過度のスポーツなどです」

🆀「女性の方に多いようですね？」

🅐「えぇ、女性は男性に比べ、膝を支える筋力が弱いため、膝関節の負担が大きくなること、またO脚が多いことや、ヒールの高い靴をはく習慣で、膝への負担が男性より大きくなることが原因となります」

　さらに中年以後、女性ホルモンの減少は骨密度の低下をきたし、骨が弱くなるため、膝関節の変形を進行させやすくなります。このように種々の要因の絡み合いを考えると、日頃運動をせず、脚の筋肉が衰えている肥満女性は、中年以後、要注意です。

🆀「膝痛の症状に特徴がありますか？」

🅐「怪我と違いますので、いつからかはっきりしないうちに膝痛が出て、ゆっくり始まり、徐々に進行してゆきます」

🆀「初期は症状は軽いのですね？」

🅐「初期には動作の始めに痛みが出ることが特徴です。起床時の歩き始めや、椅子から立ち上がった時に、膝のこわばり、違和感または軽い痛みを感じます。この痛みは長く続かず、しばらく休むと消えます」

第6章　加齢とともに起こってくる病気

Q「進行しますと？」

A「進行すると、歩行時に痛みが強くなり、また、持続します。階段の上り下り、特に下りがつらくなり、日常生活にも支障をきたすようになります。さらに進行すると、安静時にも痛みが出ます」

③骨粗鬆症(こつそしょうしょう)

　骨粗鬆症とは、骨の組織が粗く、薄くなって、鬆(す)が入ったように、スカスカになった状態のことです。骨密度が低い、もっと平たく言えば骨質が薄いということです。

Q「骨粗鬆症は女性の病気ですよね？」

A「エストロゲンという女性ホルモンの減少が原因となりますので、女性に多いことに違いありません」

Q「女性で、かつ高齢になって出てくるのですね？」

A「いいえ、そうではありません。骨粗鬆症は40代前半から始まっています。疑問を持つ人は、なぜ骨粗鬆症が起こるのかを知る必要があります」

　カルシウムは骨を構成する重要な成分ですが、カルシウムが骨に蓄えられるのにはエストロゲンが必要です。エストロゲンの分泌は閉経とともに急激に低下します。そのため、骨粗鬆症は閉経後に急速に進みます。ところが実際には、エストロゲンの分泌低下は、40歳頃から起こり始めるため、骨粗鬆症も40歳頃から始まります。エストロゲンだけで骨粗鬆症が説明されるのではないため、骨粗鬆症は男性にも起こります。エストロゲン以外の原因として、喫煙、飲酒、運動習慣の欠如などが考えられます。

Q「骨粗鬆症が進むとどのような症状が出てきますか？」

A「かつては、年老いて背中や腰が曲がって背が縮むのは、老化現象と思われていました。しかし実は、これが骨粗鬆症の症状の一つなのです」

図6-5　骨粗鬆症の骨

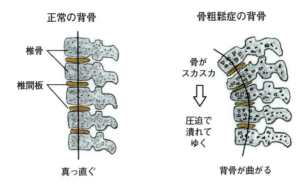

Q「腰椎の骨粗鬆症なのですね？」
A「そうです。背骨がスカスカになり、徐々に潰れていくために、そうなるのです（図6-5）。やがて『腰が痛い』『胸が圧迫されて苦しい』『おなかが圧迫されて食べられない』などの症状が出ます」

　骨粗鬆症で最も恐ろしいのは骨折です。骨がもろいため、日常生活のささいな動作で骨折を引き起こします。骨折しやすい場所は、背骨、脚の付け根（大腿骨骨頭）、手首です。とりわけ大腿骨骨頭骨折は、高齢で起こると、寝たきりにつながることが多いのです。これは大変なことです。
　骨折を起こして、骨の状態を調べて骨粗鬆症がわかっても、もう手遅れです。女性は40歳を過ぎたら、骨の状態（骨密度）を調べ始めるべきです。

④サルコペニア

　サルコペニアは筋肉量が減り、筋力が低下し、そのため身体機能の低下が起こる病気です。サルコペニアは腰や膝の病気と違い痛みがないため、気が付かず、筋力低下による高齢者の要支援・要介護に直結してゆくことが大問題です。この点につき、サルコペニアの項（P. 136）でしっかり認識を深めてください。

(B) ロコモの診断・治療と自分ですべき対処

①変形性脊椎症と変形性膝関節症は、症状と画像検査で診断できます。前者の画像検査はMRIが必要ですが、後者はX線検査でわかります。骨粗鬆症の検査には骨密度を調べる簡単な超音波検査があります。骨密度が数字で表され、骨粗鬆症、その予備軍である骨減少症がわかります。

変形性脊椎症では、まず日常生活の対処と運動療法（後述）が重要です。長時間にわたりデスクワークを続けたり、同一姿勢をとり続けたりすることを避けましょう。常に重い物を運んだり担いだりする仕事が長年続くと、いずれ腰の病気が起こってくるのは止むを得ません。自分の努力と鎮痛剤で腰痛や下肢症状が改善しなければ、手術を検討せざるを得ません。

②変形性膝関節症の日常生活の注意は、肥満の是正やヒールの高い靴をやめるなど、自分で改善できることを努力することが第一です。初期に自分で気付き、正しく診断してもらい、適切な運動療法（後述）を続ければ、治せる例が多いようです。痛みをがまんして長い年月放置すると、すり減ってしまった軟骨は元に戻らず、そうなれば簡単に症状は改善しません。

治療には消炎鎮痛剤の内服や、ヒアルロン酸製剤の関節内投与があります。軟骨がすり減ってしまえば、最終手段として人工関節置換となります。

③骨粗鬆症は予防と進行を阻止する日常生活が大切です。そのためには、まずカルシウムを豊富に含む食品（牛乳、乳製品、大豆、豆腐、小魚など）を十分に摂ることです。食事で摂ったカルシウムの腸からの吸収にはビタミンDが必要です。ビタミンDは魚介類やキノコに多く含まれますが、それ以外にも適度に太陽に当たると、太陽光のなかの紫外線によって皮膚で作られます。さらに、吸収されたカルシウムは、実際に骨に沈着してくれなければ意味がありません。適度な運動で骨に刺激を与えると、骨がカルシウムをよく取り込み、骨量が増えます。したがって、カルシウムが豊富な食品を常に摂取すること、適度な戸外の運動（ウォーキングなど）を続けることが、

図6-6　ロコモ対策体操の一例

①腰痛に対する体操

両膝をかかえて胸に近づける、または腕枕をして片膝を胸に近づける姿勢を10秒続ける。朝晩、5〜10回ぐらい行う

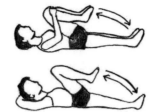

②膝痛に対する体操

片足ずつ、足を床の上で前後にゆっくりスライドさせる。1セット20往復で、朝晩3セット行う

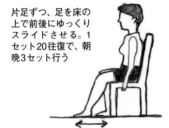

③下肢筋力強化体操

椅子につかまったまま、立つ、しゃがむ動作を繰り返し行う（腰痛にも膝痛にも良い）

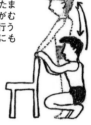

骨を丈夫にすることにつながります。この努力で骨密度の改善が得られなければ、骨量を増やす服薬治療になります。

Q「ロコモに対してはおしなべて運動が重要なのですね？」

A「そうです。いずれのロコモ疾患に対しても、歩行などの全身運動やそれぞれの病気に適した体操が一番重要ということになります」

Q「腰や膝に対してそれぞれ適切な予防体操がありますか？」

A「予防のみならず、初期症状を鎮める最も簡単な腰痛体操と膝痛のための体操の例を、図6-6に紹介しておきましょう」

〔参考項〕「サルコペニア」（P. 136）

(3) 加齢とともに起こってくるありふれた病気

　加齢は全身の細胞の老化で、すべての細胞の機能が低下するわけですから、体全体の機能が落ちるのは致し方ありません。大きな病気がなくとも、最後は心臓や肺の機能が低下して老衰死となるのはやむを得ません。しかし、苦しみがなく天寿を全うする老衰死は最高かもしれません。

　生命維持の根幹となる臓器、つまり心臓、肺、腎臓、肝臓などが、まだ十分健全に働いており、さらにがんなどの重大な病気がないにも関わらず、加齢によって日常生活に大きな支障をきたす病気があります。認知症とロコモティブシンドロームです。認知症については本章の第1項にまとめました。ロコモティブシンドロームは第2項に述べていますが、筋肉、骨、関節の老化による疾患です。誰でも年齢とともに、筋力が低下し、関節が痛んだりしてくるものです。ある程度の運動器の機能低下は仕方ありません。著しい筋力低下はサルコペニアとなり、また骨質密度の低下は骨折リスクの上昇を伴う骨粗鬆症となります。これらは加齢に伴う重大な運動器の病気となります。

　一方、上記のすべてが問題なく、加齢とともによくみられる病気があります。特に次の2つは程度の差はあれ、ほとんどの人が出会う加齢性の病気です。①前立腺肥大症と過活動膀胱、②白内障です。生命を脅かす病気ではありませんが、QOLを多少損ないます。ここでまとめておきます。

(A) 前立腺肥大症と過活動膀胱

Q「前立腺はどこにあるのですか？」

A「前立腺は栗ぐらいの大きさで、膀胱に接してその真下で尿道を取り囲むように存在しています（図6-7）」

Q「前立腺は何をしているのですか？」

A「精液の粘稠な液体成分である前立腺液を作っています」

Q「前立腺肥大症は、前立腺が腫れてくる病気ですか？」

図6-7　前立腺、膀胱、尿道の関係

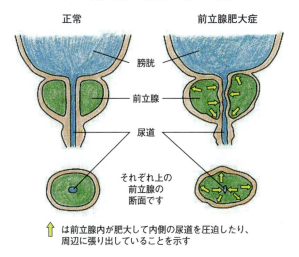

⬆ は前立腺内が肥大して内側の尿道を圧迫したり、周辺に張り出していることを示す

🅐「そうです。前立腺の内側が腫れてくる（肥大してくる）病気です」

　前立腺は構造上、内腺と外腺に分かれています。図6-7には内腺と外腺を区別していませんが、内腺とは尿道を取り囲む内側部分で、外腺は外側の部分です。尿道を取り囲む内腺は40歳を過ぎると増殖を始め肥大化し、尿道を圧迫し排尿困難をきたします。図6-7右に示すように、この状態が前立腺肥大症です。50代では5割、70代では7割の男性が前立腺肥大症になっていると言われます。高齢になるにつれ、遅かれ早かれ、ほとんどすべての男性が罹る病気と言えましょう。病気というより、老化現象の一面と思う方が適切かもしれません。一方、前立腺がんは外腺から発生します。前立腺がんについてはP. 305で述べますが、前立腺がんは前立腺肥大症を伴っていることが多く、ややこしくなります。

🅠「前立腺肥大症では尿道が圧迫されて細くなるので尿が出にくくなるのですね？」

A「そうです。尿が出にくいだけでなく、様々な自覚症状を訴えます」
Q「尿道が細くなるので尿が出にくくなるという単純なことではないのですね?」
A「排尿が刺激されるような症状も出るのです」

　前立腺肥大症の症状は、「尿の勢いが悪く、途中で途切れる」「尿の切れが悪く、残尿感がある」「昼間も夜間も排尿回数が多い」などです。「夜中にトイレに行く回数が増え、ぐっすり、すっきり眠れない」「会議中にトイレに行きたくなり、我慢できなくて困る」等の症状が出れば、生活に支障をきたします。さらに、肥大した前立腺は膀胱を刺激しやすく、「尿意を催すと我慢できず、漏らしそうになる」という症状を併発しやすくなります。これは「過活動膀胱」の症状です。

Q「過活動膀胱とは何ですか?」
A「膀胱が自分の意思とは別に勝手に収縮するため、排尿に関する不快な症状が出たり、精神的苦痛を感じる病気です」
Q「具体的にはどんな症状ですか?」
A「最も典型的な症状は、突然襲ってくる尿意切迫で、これに日中、または夜間の頻尿が伴っています」

　尿意切迫とは、「今すぐトイレに急行しないと尿が漏れてしまうという、突然の強い尿意が起こること」です。時には漏らしてしまうこともあります。このため、例えば、トイレのない特急電車に1時間乗車するのが恐ろしくてできなくなり、普通の日常活動が妨げられます。尿漏れがたびたび起こると、精神的に苦痛を感じます。

Q「過活動膀胱の原因は何ですか?」
A「過活動膀胱は、膀胱の神経が過敏に働くことによるものですが、その原

因は詳しくはわかっていません」

Q「前立腺肥大が何らかの関与をしているのではないのですか？」

A「その通りです。高齢男性の場合は、前立腺肥大症の合併症として発症することが多く、肥大した前立腺によって膀胱が刺激されやすくなっていることが一因のようです」

Q「女性には前立腺がありませんから、過活動膀胱は男性だけの病気ですか？」

A「いえ、女性にも過活動膀胱は起こります」

Q「前立腺のない女性ではどうして起こるのですか？」

A「女性の場合は、膀胱や子宮を骨盤の底から支えている筋肉の力が加齢とともに弱まり、骨盤の支えが緩くなっていることが原因の一つとして考えられます」

　前立腺肥大症は超音波検査で簡単に診断できます。一方、過活動膀胱は、ほとんど症状から診断できます。ただし、念のため、まず尿検査で他の病気でないことを確認します。次に排尿前後で膀胱を超音波検査で調べて、排尿後に膀胱内に尿が残っていないことも確認します。

　治療は前立腺肥大症と過活動膀胱のそれぞれに薬があります。ほとんどの場合、いくつかの薬の組み合わせで症状はコントロールされます。高度の前立腺肥大症の場合は手術です。手術技術は随分進歩しています。

(B) 白内障

　白内障を理解するためには、眼球の簡単な構造と、眼で物を見る仕組みを知っておく必要があります。図6-8に右眼球の水平断面を上から見たところのイラストを示します。眼球の一番外側には角膜があり、その奥に、カメラで言えばレンズに当たる水晶体があります。水晶体は凸レンズで、外界からの光は水晶体で屈折して、眼球の一番奥の網膜で映像を結び、その映像が脳へ伝えられます。

図6-8　眼球の構造

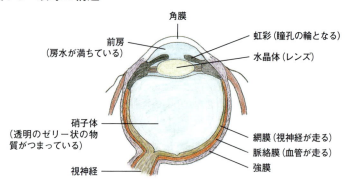

Q「白内障は目のどこが、どのように悪くなるのですか？」

A「白内障は、レンズの役割をしている水晶体が白く濁って光がきれいに入らなくなった状態です」

Q「加齢によるものなのですか？」

A「白内障は50代以降に出始めます。70代以上では視力に影響しないものを含めると、ほとんどの人に濁りが見られるようです。つまり、水晶体が濁ってくるのは老化現象の一つです」

Q「何らかの症状が出るのでしょうね？」

A「光が眼球の奥の網膜まで通りにくくなるわけですから、ある程度進んだ白内障では当然、ものが見づらくなります」

Q「初期では自分で気が付かないこともありますか？」

A「ええ、よくあることです。人間ドックで眼底検査をして、光が入りにくく眼底（網膜）が鮮明に写らず、白内障が始まりかけていることがわかることがあります。ごく初期では次のような症状が出ます」

白内障の初期では、「霧、または煙の中で物を見ているような感じ。白内障の手術をして部屋のほこりが見えるようになったが、後から思えば、手術前にはほこりに気付かなかった」「視界が全体に暗くなるので、明暗を区

別しにくく、色の識別も難しくなる」「光が入りにくいはずなのに、光をまぶしく感じる。例えば、夜間の車の運転で対向車のライトが異様にまぶしく感じて運転しにくい」「近視がやけに進むので、眼鏡を作り直したのに、視力が回復しない」というような、様々な症状を自覚します。

Q「白内障は、ゆっくり進行すると聞きましたが？」

A「はい。加齢とともに起こる白内障は、ゆっくり進行します。ところがある種の持病があると、進行がグンと早まり、要注意です」

Q「どのような持病ですか？」

A「糖尿病の人は、きちんと糖尿病の治療を受けていないと、健康な同世代の人より10年ぐらい進行が早まります。水晶体の中に糖が溜まるためです」

Q「他にはどうですか？」

A「アトピー性皮膚炎の人も、若い人ほど進行は急激で、10〜20代で手術が必要になる例も少なくありません。かゆみのために目をこすることが原因と考えられています。アトピー性皮膚炎の人は白内障のみならず、網膜剥離も起こしやすいので、要注意です」

Q「白内障は手術で治すことができますね？」

A「濁った水晶体を取り除き、代わりに眼内レンズを入れる手術が一般的です。安全で日帰り手術も普及しています」

　手術の時期は、自分で物が見づらく不満を感じるようになった時、受ければよいでしょう。白内障に関しては、手術が手遅れということはまずないようです。手術は短時間で済みますし、術後は世界が変わったかのように、見る物が皆美しく見えるそうです。患者の術後に詠まれた次の川柳に、喜びと感謝の気持ちがよく表れています。

　「美しき光をくれた神と人」

◆ 健康医学コラム ◆　**健康のための運動のいろいろ**

〔⇒P. 236より続く〕

(C) 筋肉の緊張をほぐすための運動

　特別な病気の症状ではなく、日々悩ましく感じる不快な症状として健診の問診で自覚症状を尋ねますと、圧倒的に多いのが、肩こりと手のしびれ感です。全体の約50％の頻度になります。これを病気と考えている人はいなくとも、何らかの健康障害と自覚している人は多いようです。でも症状を訴えられる方のほとんどは、X線検査やMRI検査で頚椎を調べても異常がありません。つまり多くは筋肉の過労が原因です。筋肉疲労の典型的な原因は、パソコン業務の多い事務仕事です。パソコン作業による頚、肩、腕、手の慢性疲労と、パソコン画面を見続けることによる目の疲労が互いに悪影響を及ぼし合って起こるのです。もちろん、パソコン業務に従事していない、日々家事仕事に追われている主婦にも起こります。特別な原因がなくとも、頚や肩に強い凝りが続きますと、胃腸やメンタル面での失調を招き健康障害をきたします。

　それでは肩や頚の凝り、手のしびれにどう対処すればよいのでしょうか？　その対処として勧められるのが、筋肉の緊張をほぐすストレッチです。ストレッチは、適正な呼吸のもとに筋肉の緊張をほぐすことが大切です（参考図書15）。昨今では、ストレッチを含む健康体操が大はやりです。できれば週1回の体操教室でのレッスンと、日々自分で体操を続けてゆく努力が望ましく、それにより、肩こりに限らず腰痛など、様々な症状の改善が期待できます。さらに長期に継続してゆきますと、姿勢がよくなり、体力と筋力が向上することが学会で報告されています。

　筋肉の過緊張を解き、肩こりなどの不快な症状を解消してゆけば、生活の質を高め、心身の健康増進につながってゆきます。

第7章
がん

　がんは1981年に、日本人の死因の第1位となり、現在に至っています。今では、一生のうちに2人に1人が何らかのがんになり、3人に1人ががんで亡くなる時代になっています。2011年は年間36万人の方ががんで亡くなっています。同じ怖い病気である心筋梗塞や脳梗塞はこのように頻度は高くありません。また、これら2つの血管の梗塞性疾患は生活習慣病を予防する、または当初よりきっちり治療・管理することによって、その発症を相当程度防ぐことができます。一方、がんについては早期診断や治療の進歩でがんの根治率は高まり、長期延命も達成できるようになってきました。しかしながら、がんは、発症自体は年々増え続け、2016年には約100万人の人が新たにがんと診断されると予測されています。

　なぜ、がんの発症は増え続けているのでしょうか？　一番大きな原因は、日本人の寿命が年々延び、高齢者が多くなったからです。第6章の老化のところでも述べましたが、がんの発症は老化と切っても切り離せない関係にあります。老化とともに体の中にがん細胞の発生が増えるのは生物の宿命なのです。しかし、一方では老化が進む前に出現するがんもあります。ウイルスや細菌が原因となるがんで、若い世代でもがんが起こります。また、親から受け継いだ遺伝子の中に、がんになりやすい遺伝子を持っているために年若く発生するがん、いわゆる遺伝性がんもあります。

　本書で、様々ながんを個別に解説することは致しません。それぞれのがんについては、今は情報化時代でいくらでも出版物があります。ここでは次の4つの見地から、本書の流れに沿ったがんの話をしてゆきたいと思います。
(1) 加齢とともに発生頻度が増す、一般的ながんの原因
(2) 病原体の感染が原因で、予防できるがん
(3) 遺伝性のがん
(4) 自己努力（がんの予防）とがん健診によるがん対策

〔1〕加齢とともに発生頻度が増す、一般的ながんの原因

　私達の体は約60兆個の細胞から成り立っています。その60兆個のうちの1個の細胞が、がん細胞になり、正常の細胞より相当早い分裂をくり返して何億個かのがん細胞に増え、1つの塊となったものがいわゆる"がん"なのです。したがって、がんは1個のがん細胞から出発していますが、最初の1個のがん細胞はどうして生まれるのでしょうか？

　がん細胞は、元は正常であった細胞の遺伝子に突然変異がいくつも積み重なった結果、正常ではなくなった細胞なのです。何が正常でなくなったかと言いますと、細胞分裂のスピードが正常の細胞より異様に速いのです。そのためがん細胞の集団が、早々とがん塊を形成して命を脅かすのです。では、遺伝子に突然変異が起こるとはどういうことなのでしょうか？ 突然変異が積み重なると、どうして正常であった細胞ががん細胞になるのでしょうか？ 遺伝子の突然変異はどのようにして起こる、または引き起こされるのでしょうか？ この3点について考えましょう。

(A) 遺伝子についての基礎知識

　遺伝子とはどのようなものかということについて、『遺伝子と蛋白質が細胞の生命活動の根幹です』(P. 17) の項で、大まかなことを説明しました。そこのイラスト(P. 20, 図1-5)にありますように、長い長い帯状のDNAの中に、人体の約3万種の蛋白質の設計図となる遺伝子があります。つまり遺伝子は長いDNA鎖の上に、とびとびにポツリポツリと存在します。

図7-1　DNAの基本構造（ヌクレオチド）

DNAの基本構造は塩基、糖、リン酸の3つの成分がつながったもので、これをヌクレオチドという

図7-2　4種類のヌクレオチド

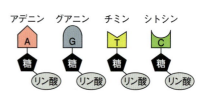

ヌクレオチドは塩基の違いで4種類ある

遺伝子（構造的にはDNA）の基本構造がヌクレオチドで、3つの成分から成り立っています（図7-1）。まず塩基という成分ですが、これはプリン体と同じような化学構造をしたものです。4種類ありますが、それぞれはアデニン（A）、グアニン（G）、チミン（T）、シトシン（C）です（図7-2）。P. 20のA、T、G、Cはこの塩基のことです。図7-1のヌクレオチドが横1列に数百個以上、鎖のように連なって（図7-3）、1つの蛋白質の設計図となる遺伝子となります。そして、横1列の遺伝子の鎖は1本でなく、2本の鎖が図7-4のように向かい合わせにドッキングしています（図7-4右）。この方が遺伝子が安定するため、この形になっています。

図7-3　DNAはヌクレオチドが横向きに連結したもの

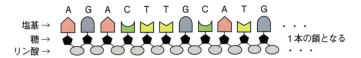

図7-4　DNAは2本鎖で存在

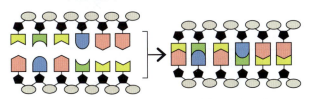

（A－T、G－Cのペアで、塩基部分で結合して2本鎖DNAとなる）

（B）がんの原因となる、遺伝子の突然変異とはどういうことですか？

Q「遺伝子（DNA）の構造は大体わかりましたが、遺伝子の突然変異とは？」

A「遺伝子の成分の塩基が他の塩基に置き替わること、つまり本来のAがGになったり、TがCに替わってしまうことなのです」

Q「突然変異を起こしたらどうなるのですか？」

A「遺伝子の塩基A、T、G、Cの並びは蛋白質の設計図でしたね。どれかが

第7章　がん

他のものに替わるということは設計図が替わることで、蛋白質が本来ではなく変異した蛋白質が作られることを意味します」

Q「それががん細胞が生まれることと、どのように関係するのですか？」

A「別項で"がん遺伝子"について説明しました。がん遺伝子に突然変異が起こると、変異した蛋白質が作られます。この変異した蛋白質が細胞の分裂を異常に速めるように作用するのです。それががん細胞なのです」

体の中には約3万種類の蛋白質があり、それぞれを作る設計図が遺伝子です。3万個のうちには、約200個のがん遺伝子（P. 90）が含まれています。がん遺伝子は、私達の体の60兆個すべての細胞に存在しています。がん遺伝子から作られる蛋白質は、普段は細胞が正常の分裂を一生続けるようにまっとうに働いています。つまり本来は、生命維持に必須の遺伝子であり、かつ蛋白質なのです。ところががん遺伝子に突然変異が起こりますと、変異した蛋白質が作られ、細胞の分裂が異常になるのです。元の正常細胞にあるのはがん原遺伝子、変異したものを、本物のがん遺伝子と呼ぶとわかりやすいですね。元々の200個のがん原遺伝子の何個かに変異が積み重なって、がん細胞が生まれることになります。

(C) 遺伝子に突然変異を引き起こすもの

Q「1個の正常の細胞にあるうちの、何個かのがん原遺伝子に突然変異が起これば、その細胞はがん細胞になるのですね。では、遺伝子の突然変異はどうして起こるのですか？」

A「大きく分けて2つの原因があります。まず1つは外界から働きかけられて起こる変異で、つまり外的原因による変異で、もう1つは遺伝子自体の問題による、つまり内的原因による変異です」

外的原因を表7-1にまとめています。最初の主な化学物質を一通り説明します。まずタバコの煙や排気ガスには、化学構造が充分わかっている発

がん物質が何種類もあります。代表的な発がん物質はベンズピレンです。工業製品にも問題となる化学物質は多々あります。その代表格はアスベストで、建築資材や車のブレーキパッドに使われていましたが、発がん性が問題になり、今は使用禁止になっています。また、工場や製造業現場には何万という化学物質が使用されています。2012年6月、大阪の印刷会社で、印刷業務に携わっていた多数の方に、胆管がんが集団的に発生しました。印刷業務で使われていた「ジクロロプロパン」という化学物質が、胆管がんの原因物質として考えられています。

表7-1　がんの発生につながる、またはつながる可能性のあるもの

1. 化学物質
   (1) タバコの煙や排気ガスに含まれる発がん性化学物質
   (2) 工業製品に含まれる、または製造業現場で使用される化学物質
   (3) 発がん性が疑われている食品添加物（詳細はP. 85）
2. 過度の放射線と紫外線
3. 感染性病原体
   （ウイルス、細菌）
4. 活性酸素

3つ目の化学物質は食品添加物です。食品に添加している化学物質に発がん性があれば大変なことです。規定量以上になると発がん性が動物実験で実証されているものから、疑わしいものまでたくさんあります。一般の方で、健康に関心の強い方のために、キーワードの章で食品添加物の項を設けてあります。

Q「ところで、化学物質はどのような仕組みでがん遺伝子に突然変異を引き起こすのですか？」

A「遺伝子の塩基、図7-1〜4で出てきた、あのA、G、T、Cという部分に化学物質が結合して突然変異を起こすのですが」

Q「ピンときません」

A「突然変異をイメージ的にもう少しわかるように説明しましょう。化学物質は遺伝子のDNA構造の塩基部分（図7-1）に結合します。例えば"G（グ

アニン)塩基"に結合しますと、GはA塩基のような構造に似てきます。G+α(化学物質)＝Aみたいに見間違えるようになるのです。しかし、これが突然変異ではありません」

　細胞は一生のうちで常に分裂を繰り返しています。細胞は分裂の前に、すべての遺伝子のコピーを作り、2等分します。このコピーを作る際、化学物質に結合されたG塩基はA塩基と見間違えられ、その部分は間違ったコピーを作ってしまうのです。一旦生じた間違ったコピーは突然変異として固定され、それ以後の細胞分裂では間違った塩基を持つ遺伝子が、代々続いてゆくことになります。大変ややこしい話ですが、きっちりわかりたい人は、参考図書(1)を参照してください。

Q「次は放射線と紫外線ですね」
A「大量の放射線や紫外線は、DNAを切断するなど、DNA構造に劇的な傷害を引き起こします。でもほとんどの人はそのような状況に遭遇することはありません。少量の放射線被曝の方が、現実的です」
Q「少量の放射線に被曝することはあるのですね？」
A「低線量の放射線に被曝することはよくあります。CT検査や東電原発事故の周辺地域で発生する低線量放射線です」
Q「人体に問題にならないのですか？」
A「線量がきちっと管理されていれば、まず問題ないと考えてよいと思います」
Q「次にウイルスや細菌でもがんができるのですね？」
A「そうです。これは予防できるがんで、次項でまとめます」
Q「がん発生に関わるものの最後に活性酸素が出てきていますね」
A「ええ、実はこれが大問題です。次はこれについて述べてゆきましょう」

　活性酸素とはどういうものであるか、どこでどのようにして発生するのかについては、キーワードの「活性酸素」の項(P.68)で詳しく述べていますが、

ここで復習します。すべての細胞は、それぞれの細胞の働きを遂行するためにエネルギーが必要で、このエネルギーはATPです。ATPエネルギーはミトコンドリア（P. 28）という細胞内小器官で作られます。ミトコンドリアがATPエネルギーを作るために、酸素が必要です。糖分として摂ったブドウ糖と、呼吸で得た酸素を使って、ATPエネルギーを作り、細胞の機能を営んでいます。そしてこのATPエネルギー産生の過程で、酸素の一部が変化して活性酸素が発生するのです。

Q「活性酸素はどのようにしてがん細胞の発生に関わるのですか？」
A「活性酸素はものすごく反応性が高い酸素なのです。反応性というのは結合性という意味で、何にでもすぐにくっついてしまいます。どんな蛋白質にもくっついて蛋白質を変性させて老化を促進します」
Q「ということは遺伝子にもくっつきやすいのですか？」
A「そうです。遺伝子の塩基成分にもすぐくっつきます。化学物質がDNA構造の塩基にくっついたのと同じように、活性酸素も塩基にくっつき遺伝子に突然変異を引き起こし、がん細胞の発生に関わってゆくのです」

（D）遺伝子に突然変異が起こる内的原因

　私達の体の60兆個の細胞は、それぞれ50回ぐらい分裂してその細胞の一生を終えます。細胞は分裂の前に、核内で遺伝子のコピーを作り、その後、核を含む細胞全体が分裂します。コピーを作る際にミスが生じてそれが突然変異となるのですが、その説明の前に遺伝子がコピーをつくる、つまりDNAの複製の仕組みをまず説明しましょう（図7-5）。

Q「DNAの複製は、まず2本鎖DNAが1本ずつに分かれるのですね？」
A「そうです。1本鎖に分かれて、それぞれの1本鎖が自分と同じ鎖を作るのではなく、元の相手鎖と同じ1本鎖を作るのです」
Q「それではコピーと言えないのでは？」

図7-5　DNAの複製

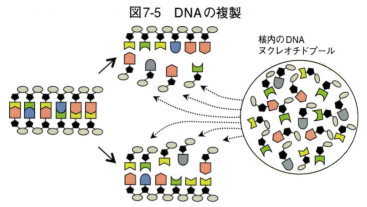

核内のDNA
ヌクレオチドプール

DNAはまず2本鎖が1本ずつに分かれる。それぞれの1本鎖DNAの塩基に対応した塩基を持つヌクレオチドが、核内ヌクレオチドプールから呼び集められる。ヌクレオチドが端から、順々に繋がれてゆき、2本鎖DNAが2本できあがる。

🅐「それぞれの1本鎖が、それぞれの元の相手鎖と同じ1本鎖を作り、新しく作った鎖と2本鎖になると……」

🆀「元の2本鎖DNAが、そっくりそのまま2つできますね。なるほど。これで2等分すれば、2つに分かれる細胞に遺伝子が1つずつ分かれてゆけることになりますね」

　さて次は2本に分かれたそれぞれのDNA鎖が、元の相手鎖のDNA鎖を合成する仕組みです。新しいDNA鎖は端からヌクレオチド1個ずつつなげられて作ってゆくのです。核内にはDNA合成を行う際に必要なヌクレオチドが、プールとして溜まっています。それぞれの1本鎖DNAの端から、各塩基に対応する塩基を持つヌクレオチドが、ヌクレオチドプールから選び出され、次々とつなげられてゆきます。選び出される塩基とは、Aに対してT、Gに対してC、というようにA‒T、G‒Cのペアリングで決められます。これは気の遠くなるような作業です。でも細胞は絶えず、この作業を繰り返してくれています。本当にご苦労様です。このようにして新しいDNA核酸配列が合成され、2本鎖のDNAが複製されるのです。

ではここから、DNA複製ミスによる遺伝子の突然変異の説明に入ります。

Q「DNAの複製ミスとはどういうことですか？」

A「図7-5に戻ってください。DNAを複製する際は端からヌクレオチドを1個ずつつなげてゆきます。この時、本来選ばれるべきヌクレオチドではなく、間違ったヌクレオチドをつなぐという単純なミスが起こることがあるのです」

Q「正しいヌクレオチドはAに対してT、Gに対してCというようにペアリングがあるのでしたね」

A「そうです。Aに対して本来Tをピックアップすべきところ、Cをピックアップするというようなミスマッチです。この単純な複製ミスがよく起きます」

Q「一旦ミスマッチが起こると、そのミスの状態はずっと続きますか？」

A「そうです。そのミスが固定して遺伝子の突然変異になります」

　遺伝子の突然変異は（C）で述べたように外界からの何らかの影響を受けて起こる場合と、内的に、つまりDNA複製という本来の作業中のミスとして起こる場合があります。後者の方が圧倒的に頻度は高いのです。
　いずれにしても年齢が進むほど、固定された突然変異の数は増えます。加齢とともにがん細胞が発生しやすくなるのは、ここに原因があるのです。

〔参考項〕「がん遺伝子とがん抑制遺伝子」（P. 90）
　　　　　「食品添加物」（P. 85）　　「活性酸素」（P. 68）

〔2〕病原体の感染が原因で発症するがん

　ウイルスや細菌が動物の体に感染して棲み続け、それが原因で発症するがんがあります。ヒトではがんを引き起こすことが証明されているウイルスと細菌は6種類あります。しかし、その発がんメカニズムは、ウイルスや細菌の所業が余りにも複雑なため、まだ明瞭ではありません。

表7-2　ヒトのがんに関わる主なウイルスと細菌

病原体	がん種
HBV（B型肝炎ウイルス）	肝がん
HCV（C型肝炎ウイルス）	肝がん
HPV（ヒトパピローマウイルス）	子宮頸がん
HTLV（ヒト成人T細胞白血病ウイルス）	成人T細胞白血病
HIV（エイズウイルス）	エイズに伴うカポジ肉腫
ピロリ菌（ヘリコバクターピロリ菌）	胃がん

　がんの原因となる発がんウイルスと細菌を表7-2にリストしています。この中には、肝がんや、子宮頸がんの原因となるウイルスと、胃がんの原因となるピロリ菌などが含まれます。ここではこれらのウイルスとピロリ菌による発がんについて、やさしく説明しましょう。

（A）肝炎ウイルスによる肝がんの発症

Q「発がんウイルスと聞けば、そのウイルスに感染した細胞はすぐがん細胞になる怖いイメージがありますが、そう単純ではないのですか？」

A「そうです。例えばC型肝炎ウイルスの場合には、感染して20～30年後に肝がんを発症してきます」

Q「それだけの年月でがんができるということは、発がんウイルスによってがんができるプロセスは複雑で、一筋縄ではいかないということですね」

A「そうです。発がんウイルスでがんができるメカニズムはかなり複雑です」

　この章の前項〔1〕で、がんは細胞の分裂・増殖に関わるがん遺伝子に突然変異が生じて、異常な蛋白質、つまり変異蛋白質ができること、その蛋白質によって、細胞の分裂が正常速度を逸脱して、暴走する結果起こる病気であると書きました。がん遺伝子に突然変異を起こすものが発がん物質であったり、活性酸素であることも説明してきました。ところが、発がん性のウイルスやピロリ菌が、直接的に、細胞のがん遺伝子に突然変異を

引き起こすことは認められていません。ではどうやって発がんウイルスやピロリ菌は、感染した細胞をがん細胞に変化させるのでしょうか。

　発がん性の化学物質や放射線と違い、ウイルスや細菌は"生き物"なのです。ヒトの細胞がいろいろな蛋白質を作るための遺伝情報をDNAに持っているように、ウイルスも細菌も自分自身の蛋白質を作るのに必要な遺伝情報を自分のDNAの中に持っています。例えばB型肝炎ウイルス（HBV）ですが、図7-6に示しますように、感染して侵入したヒトの細胞の中で、自分のDNAの遺伝情報によって、元々ヒトの細胞が作らなかった特殊な蛋白質を作ります。この特殊な蛋白質が"悪さ"をするのです。

Q「肝炎ウイルスのDNAからも蛋白質ができるのですか？」
A「そうです。感染した細胞の中で、肝炎ウイルスは細胞の蛋白質合成マシーンを使って、ウイルス自身のDNA情報からの蛋白質を作るのです」
Q「いやらしいというか、厚かましい生き物ですね」
A「それだけでなく、肝炎ウイルスの遺伝子から作られる蛋白質によって、感

図7-6　HBV（B型肝炎ウイルス）による肝がん発症の一つの仕組み

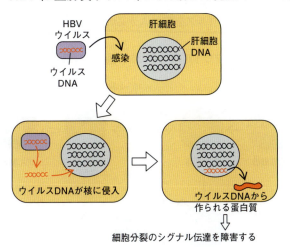

染した肝細胞がいつしかがん細胞に変化させられるのです」

Q「肝炎ウイルスの遺伝子から作られる蛋白質が、どのようにして感染した細胞をがん細胞に変えてしまうのですか?」

A「肝炎ウイルスは、細胞の遺伝子に直接傷をつけなくても、ウイルス遺伝子からできてくる蛋白質によって、細胞の分裂・増殖シグナルに異常を起こしてがんにする仕組みがあるらしいのです(図7-6右下)」

Q「肝炎ウイルスが、がん細胞を作る仕組みは相当複雑なのですね」

A「肝炎ウイルスはもっといろいろな悪行を積み重ねてがん細胞を発生させているようです。だから感染して何十年も経ってからがんができるのです」

(B) ヒトパピローマウイルスによる子宮頸がんの発症

肝炎ウイルスによる肝がんと並んで大きな問題となっているのが、ヒトパピローマウイルス(HPV)によって引き起こされる子宮頸がんです。

このウイルスは肝炎ウイルスと違って、どこにでも存在するウイルスですが、普段はヒトの細胞に感染しません。粘膜の細胞に小さな傷が生じるとそこから粘膜細胞に侵入し、感染します。したがって、まったく普通の性交渉で誰でも感染することになります。エイズウイルスやB型肝炎ウイルスの性器感染が、これらのウイルスを持つ人からのみ引き起こされるのと異なり、

図7-7 ヒトパピローマウイルス(HPV)の感染による子宮頸がんの発症

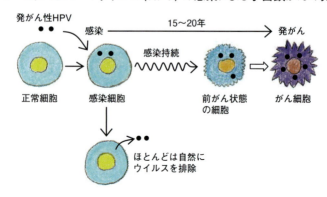

健全な男女の間の性交渉でヒトパピローマウイルスの感染が成立します。したがって8割の女性が一生のうち一度は感染すると言われています。しかし、感染イコール発がんではなく、ほとんどの場合、ウイルスは感染細胞から排除されます（図7-7）。不幸にして排除されず、長い年月感染が持続して前がん状態の細胞に変化し、さらに年月を重ねてがん細胞になります。

Q「このがんウイルスが、どのようにしてがん細胞を発生させるのかということはわかっているのですか？」

A「肝炎ウイルス同様、このウイルスの場合も相当複雑です。何しろ、ヒトパピローマウイルスの場合も、感染して子宮頸がんの発がんに至るまで15〜20年かかると言われています」

Q「わかっていることもあるのですか？」

A「ええあります。このウイルスは一つの作用としてがん抑制遺伝子の働きを駄目にすることで発がんさせると考えられています」

Q「がん抑制遺伝子なんて、また難しいことが出てくるのですね」

A「がん抑制遺伝子は、P. 90のキーワード説明に出ています。やはりキーワードになるぐらい重要なのです。その仕組みを次にやさしく説明します」

　P. 90に説明しました「がん遺伝子」と「がん抑制遺伝子」をここでかなり簡略化して再度説明します。60兆個のいずれの細胞も持っている約200個ぐらいのがん遺伝子のうち、何個かに突然変異が起こりますと、その細胞の分裂は異様に速くなります。そしてがん細胞になる素地ができます。それでもがん抑制遺伝子が健全であると、その細胞のがん化は食い止められます。しかし同時にがん抑制遺伝子に変異が起こり、その機能が失活すると、その細胞のがん化への進行は防げず、がん細胞の発生となります。

　ヒトパピローマウイルスは、がん抑制遺伝子の作用を妨害するのです。しかしそれだけががんの原因ではありません。他にも長期に渡るいろいろな作用によって、がん遺伝子の突然変異が引き起こされ、止めの一撃とし

てがん抑制遺伝子の働きが妨害され、がん細胞が発生します。

(C) ピロリ菌による胃がんの発症

1982年、胃の中に棲息している細菌としてピロリ菌が発見されました。胃の中は消化のため、強い酸（胃酸）が作られていますので、飲食物に混入して胃に入ってきた細菌は胃酸で死んでしまい、胃の中では棲めないというのが常識でした。その常識がピロリ菌の発見により覆されたのです。

胃の中で棲み続けているピロリ菌が出す毒素によって胃の表面の粘膜は常に荒らされ、それが胃潰瘍・十二指腸潰瘍の原因となることがわかりました。そこで、薬でピロリ菌を除去するようになった結果、胃・十二指腸潰瘍の発症は激減しています。ところがその後、胃がんはピロリ菌により引き起こされるという研究結果が報告されるようになりました。現在では胃がんの多くはピロリ菌の感染が原因と考えられています。

Q「ピロリ菌は、どのようにしてヒトの胃の中に侵入するのですか？」

A「ピロリ菌は乳幼児期に不衛生な食べ物や水、またはピロリ菌陽性の母親から口移しされた食物を介して口から胃の中に入り込みます。そしてそのあとずっと、胃の中に棲み続けるのです」

Q「胃にピロリ菌がいる人はけっこう多いと聞きましたが」

A「その通りです。現在、日本人のピロリ菌感染率は50歳以上では70〜80％です。ただし、若年者では感染率は低く、10％ぐらいです」

Q「なぜ、世代の違いで感染率がそのように著しく違うのですか？」

A「50歳以上の人は、日本がまだ衛生環境の良くない時代に乳幼児期を過ごしたため、感染者が多いのです」

かつては米国でも胃がんは死亡率のトップでした。ところが、衛生環境の改善により、ピロリ菌が環境からなくなりました。その結果、ピロリ菌感染者がなくなり、胃がんが激減し、今では珍しいがんになっています。現在

では日本人も、年齢が低下するほど陽性率は低くなっています。50年もすれば、現在の米国同様、日本でも胃がんは珍しいがんになるかもしれません。でもそれは何十年も先のことです。今はやはり、胃がん発症を防ぐため、ピロリ菌対策（後述）を考えねばなりません。

Q「ピロリ菌が胃がんを引き起こすメカニズムはわかっているのですか？」
A「全体的な発がんシナリオはまだ不明です。ピロリ菌が子供の頃に胃に棲み込むようになって、50年もかかって胃がんができるのですから、その間にどうして発がんするかの解明はかなり難しいことなのです」

ピロリ菌の悪行を図7-8にまとめてあります。ピロリ菌は尻尾から数本のべん毛を出して胃の表面を泳ぎまわっています。ピロリ菌はいろいろな物質を産生して、菌体外へ放出します。つまり胃袋に出すことになります。まずアンモニアです。胃の中は胃酸で強い酸性になっていますので、そのままでは面の皮の厚いピロリ菌といえども酸にやられてしまいますので、アンモニアを自分の周りに放出して酸を中和して生きています。

次に様々な細胞傷害物質（図7-8のサイトトキシン）を出して、胃粘膜を絶えず傷つけ続けています。また、アンモニアと胃酸からモノクロラミンとい

図7-8 ピロリ菌の種々の障害作用

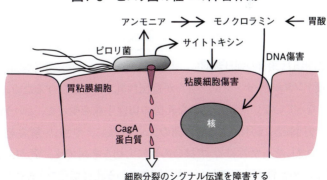

うDNA傷害物質ができます。これだけの説明では、がん細胞発生の仕組みの全過程はわかりませんが、最近では次のような、「ヒェー、そんなことまでしているの」というような悪さがあります。それを紹介しておきましょう。

ピロリ菌は自分で作った針を胃の細胞に突き刺して、針から悪い物質を胃の細胞の中に注入します（図7-8）。あの一見してか弱い蚊も、針をヒトの皮膚に刺してヒトの血を吸いますね。その光景を想像してください。

Q「自分の針で、胃の細胞を刺して、そこから悪い物質を細胞に注入するなんて、芸の細かい悪行ですね。どんな物質が注入されるのですか？」
A「CagAという蛋白質であることがわかっています」
Q「その蛋白質ががん細胞発生に関与しますか？」
A「関与します。詳しくは超専門的になりますので述べませんが、細胞の本来の分裂増殖を狂わすことがわかっています」

以上、肝がん、子宮頸がん、胃がんという日本で頻度の高いがんの発症を引き起こすウイルス、または細菌について述べてきました。病原体がわかっていますので、これらの病原体の感染を予防したり、感染しても発がんまでの間にそれを除去することにより、がんの発生を防ぐことができます。この点については、本章の〔4〕項で述べることにします。

〔3〕遺伝するがん（遺伝性がん、家族性がん）

2013年5月20日の朝日新聞に、実にセンセーショナルな記事が載りました。米女優アンジェリーナ・ジョリーさんが遺伝性乳がんを予防するため、まだがんになっていない両側の健康な乳房の切除手術を受けた、という報道です。引き続き、6月8日にも同新聞のジュニア版に、やさしい解説記事が掲載されました。女性にとっては命の次に大切な乳房です。乳がんで乳房切除の必要性が生じても、一度は躊躇される乳房切除を、まだがんに

なっていない健康な乳房に対して行ったのですから、ビックリです。でもそれにはそれなりの理由があったのです。その理由が本項で説明する遺伝性がん（ジョリーさんの場合は遺伝性乳がん）なのです。

（A）遺伝性がんとはどういうものですか？

Q「本章の〔1〕項で、がんは遺伝子に傷がついて（突然変異が起こって）発生すると説明されています。それと遺伝性がんとは別事なのですか？」

A「いい質問です。図7-9で説明しましょう。普通のがんは正常の細胞の遺伝子に、出生後後天的に傷がつく、つまり遺伝子が突然に変異して、それまで正常であった細胞ががん細胞になるのです（図の上段）」

Q「生まれた時は遺伝子に変異はなかった、つまり健常だったのですね？」

A「そうです。一方遺伝性がん（図の下段）では、生まれた時からすでに遺伝子に変異があるのです。染色体（DNA）は1本ずつ両親からもらって一対（2

図7-9　遺伝性がんの発生

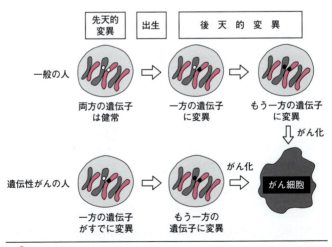

本)になっています。どちらか一方の染色体の遺伝子に、すでに変異がある状態のものをもらうのです」

Q「その人が生きている間に起こる遺伝子の変異ではなく、変異のある遺伝子を生まれつき持っている、つまり変異した遺伝子を受け継いでいて、それが原因で発生するがんを遺伝性がんと言うのですね」

A「その通りです。遺伝子の変異は代々遺伝してゆきますので、その人の家族に同じ変異がしばしば見られます。遺伝性、イコール家族性です」

　生まれつき遺伝子に変異があるため遺伝性がんになりやすいといっても、どの遺伝子に変異があっても、なりやすいわけではありません。遺伝性がんのほとんどは、がん抑制遺伝子における生まれつきの変異が原因です。がん抑制遺伝子って、また難しい用語が登場することになります。難しいですが、重要な言葉ですので"キーワード"の章で取り上げ解説しています。ここで平たく、やさしく、超簡単に一言で説明しますと、がん抑制遺伝子とは細胞ががんになるのを防ぐ、つまり抑制する働きを持つ遺伝子です。

Q「がんの発生を抑制する遺伝子が、生まれつき異常(変異)があれば、生後いつからがんの発生の危険性があるのですか?」

A「生後すぐにがんが発生するのではありません。しかしがん年齢と言われる40代以降ではなく、もっと早い20〜30代で発症することが多いようです」

Q「遺伝子の変異が積み重なって生じる普通のがんの発症年齢よりかなり早いので怖いです。どうして、その頃の発症になるのですか?」

A「すべての遺伝子は1個ではなく、2個ずつ、つまり一対ずつあるということから理解してゆきましょう」

　1本のDNA鎖にそれぞれの遺伝子が1個あります。父親から1本、母親から1本、合わせて2本のDNAとなりますので、すべての遺伝子は一対(2個ずつ)あります。当然2個のがん抑制遺伝子も、父親と母親から1個

ずつ受け継ぎます。普通の人は2個の健常ながん抑制遺伝子を持って生まれますが、遺伝性がんになる人の場合は、どちらか一方にすでに変異がある遺伝子をもらって生まれるのです（図7-9）。2個の遺伝子のうちの一方が健常の間は遺伝子は正常に機能します。したがって一方に変異があっても大丈夫です。もう一方に後天的に変異が引き起こされ2個とも変異した時点で、その遺伝子の本来の機能がなくなります。後天的に変異が引き起こされるのは、本項の〔1〕で述べた、化学物質や活性酸素などの種々の原因によります。

Q「普通の人では、1つのタイプのがん抑制遺伝子の2個に後天的に異常が起こって、そのがん抑制遺伝子の機能がなくなるのに対し、遺伝性がんになる人では、出生時に片方の遺伝子に異常があるので、もう一方の健常な遺伝子が変異すれば、そこで、機能がダメになるのですね？」

A「そうです。車のブレーキが前輪と後輪にある場合に置き換えてください。2個あれば一方が壊れても、もう一方のブレーキでOKです。ところが初めから一方が壊れていれば残りの一方が壊れると、即、大変なことになります」

Q「つまり、2個の遺伝子が駄目になるのは、時間もかかるし、また確率的に低いが、1個が駄目になる確率ははるかに高い。ですから、1個が健常でも、もう一方が異常の遺伝子であれば、生まれた時はまだ健常でも、生後早くがんが発生するということなのですね」

A「その通りです」

(B) 遺伝性がんにはどのようながんがありますか？

前述のように、ジョリーさんの報道で遺伝性乳がんが一躍有名になりました。遺伝性乳がん以外に、遺伝性大腸がんや遺伝性骨軟部肉腫などがあります。それぞれの遺伝性がんでは、どのようながん抑制遺伝子に生まれつきの変異があるのかがわかっています。

例えば遺伝性乳がんは、BRCA1とBRCA2という2つのがん抑制遺伝

子が原因遺伝子となります。このうちの一方のがん抑制遺伝子に生まれつきの変異を持っている人は、全員が乳がんを発症するとは限らず、生涯で発症する人は約50〜80％ぐらいとされています。しかし、日本人女性の乳がん発症の生涯リスクは8.2％ですから、遺伝性がんの50〜80％の発症率は、100％でないとしても相当な高率になります。また、遺伝性乳がんは全乳がんの数パーセント程度と考えられ、次のような特徴があります。

①発症年齢が低い（40歳未満）
②両側の乳房に発症する頻度が高い
③卵巣がんを併発する
④家系内に、複数の乳がんや卵巣がん患者がいる

　大腸がんと骨軟部肉腫の原因となるがん抑制遺伝子も明らかになっています。それぞれの生まれつきの変異を持つ人の生涯がん発症率は、遺伝性乳がん同様にやはり高率です。

Q「あるがん抑制遺伝子の変異で、乳がんが発症したり、別のがん抑制遺伝子の変異で大腸がんが発症したりするようですが、どうして乳がん、または大腸がんになるのですか？」

A「がん抑制遺伝子の生まれつきの変異は、体のすべての細胞に起こっています。ですから体のどこの部位にもがんが発生する可能性があります」

Q「そうすれば、乳がんとか大腸がんと決まらず、一つのがん抑制遺伝子の変異はいろいろながんを発生させるような気がしますが」

A「理論的にはその通りです。実際、上述のBRCA1、またはBRCA2遺伝子に変異があれば、乳がんだけでなく、卵巣がん、膵がんや前立腺がん（男性のみ）の発生も見られます。しかし乳がんが特に多いのは事実です」

Q「他のがん抑制遺伝子の変異でも、同じですか？」

A「そうです。遺伝性骨軟部肉腫では、他に乳がん、白血病、脳腫瘍も見られるようです。でも結局は、1つのがん抑制遺伝子の変異は、その遺伝子に何か1つのがんを特に発生させやすいようです」

(C) 遺伝子診断について

　生まれつきがんの発生抑制を司る遺伝子に異常（変異）がありますので、生後いつでも遺伝子異常（変異）を血液検査で検出することは理論的には可能です。この短い文章を読めば、誰でも一度検査を受けたいという気になるかもしれません。しかし、理論的に可能ということは、医学的に検出はできるということで、即、推奨するという意味ではありません。いろいろな複雑な問題があります。

　遺伝子診断は同じ血液検査でも、肝がんの原因となる肝炎ウイルスに感染しているか否かを調べるような簡単なものではありません。現時点では相当の時間と多額の検査費用（全額自己負担）がかかります。一般的な人間ドックの追加項目に組み入れるような簡単な検査ではありません。

　また、検査の結果が、患者さんを取り巻く家族の中に心理的な問題を生み出すことにもなり得ます。一人の乳がん患者さんが発生して、その人が若年者で、かつ（B）項の4つのうちの複数項目を満たした場合を考えてみましょう。担当医師は遺伝性乳がんの可能性を考え、患者さんと充分相談の上、遺伝子検査をすることになる場合があります。もしその患者さんが遺伝性乳がんであると診断されれば、その患者さんだけの問題では済まされません。その人の姉妹兄弟、子供はもとより、血縁者に診断結果を伝えるべきか否かを含め、どう対処してゆくか、大きな問題が生まれます。

　今の時点では医学会も、日本国民全体も、この点のコンセンサスが得られていません。今後どうしてゆくべきか、これから考えてゆく状況です。

(D) DTC 遺伝子検査

　"唾液などを業者に送れば、それで病気のリスクや体質がわかる"というふれこみの遺伝子検査サービスが近年広まってきています。医師や病院を介さない、消費者直接販売型（DTC）遺伝子検査サービスです。

Q「DTC遺伝子検査では、何がわかるのですか？」

表7-3　DTC遺伝子検査

調べられる項目	内　容
一般的な病気にかかるリスク	がん、心筋梗塞、脳梗塞、生活習慣病、花粉症など
体質	肥満、寿命、肌や髪のタイプなどの傾向
性格	忍耐力、好奇心、ギャンブル性癖などの傾向
学習・運動能力	言語能力、記憶力、筋力などの傾向

Ⓐ「表7-3にリストしているような項目についての検査結果が報告されます」

Ⓠ「一般的な病気にかかるリスクとはどういうことですか？」

Ⓐ「例えば、糖尿病ですが、"あなたの遺伝子型は、糖尿病になるリスクが日本人の平均と比べて、1.2倍（2割高い）とか、0.9倍（1割低い）とかいう結果が届きます」

Ⓠ「今、糖尿病になっているかどうかの診断ではないのですね？」

Ⓐ「もちろんです。糖尿病の診断は血液検査でもっと簡単にわかります。遺伝子診断は、平均より糖尿病にどの程度なりやすい、またはなりにくい遺伝子を持っているかが調べられるだけのことです」

Ⓠ「がんもそれと同じですね。今、どこかのがんになっていることがわかるわけではないですね？」

Ⓐ「当然です。そんなに簡単にわかるのなら苦労はしません」

　遺伝子検査と聞けばすごいことまでわかるのではと思うかもしれません。でもDTC遺伝子検査でわかることは、病気になるリスク（危険度）です。決して病気の診断ではありません。生活習慣病などのリスクが平均より少し高いことを知り、日々の生活習慣を正したり、治療を早く受けるきっかけにされれば意味があります。過度の期待はあとで失望が残ります。

Ⓠ「遺伝性がんの遺伝子診断では、もっと決定的な重大なことが診断されるのではなかったですか？」

Ⓐ「両者は遺伝子検査の対象と目的が根本的に異なります」

Q「どのように違うのか、今一つよくわかりません」

A「遺伝性がんの遺伝子検査は、がん発生に関与するがん抑制遺伝子に焦点を当て、それに変異があるかどうかを見るものです。DTC遺伝子検査は個々の病気に関与する可能性のある、いろんな遺伝子の差を見ています」

遺伝子の中には、ただ一つの遺伝子の変異で高率に病気を起こすものがあります。遺伝性乳がんや遺伝性大腸がんなどがそれに当たり、『単一遺伝子疾患』です。この場合の検査は医師の診断として行います。一方DTCで調べる対象の病気は複数の遺伝子や環境要因で発生する、つまり『多因子疾患』です。結果は、病気になりやすさの程度しかわかりません。

〔参考項〕「がん遺伝子とがん抑制遺伝子」(P. 90)

〔4〕がんの予防

がんにならないことを願わない人はまずいませんが、願うだけではがんを免れることは到底できません。しかし、「こうすれば、がんになりません」という対策は、ありません。でも、どうせがんを防ぐ確実な手段はないからといって、何の注意も払わない生活を送るのは賢明ではありません。

それではがんにどのように向き合ってゆけばよいのでしょうか？　それは、日々の生活におけるありふれた2本立ての対処の他ありません。「できるだけ、がんにならないための日々の生活上の対処」と、仮にがんになっても、「治癒可能な早期のステージでがんを発見するための対処」です。前者は「がんの予防」で、後者は「適切な検診によるがんの早期発見」です。この章では、前者のがんの予防について述べてゆきます。

Q「がんの予防のために自分自身で注意すべきことは、ありますか？」

A「ええ、食事と運動などの日常生活において多々あります」

Q「この食品はがんの予防になるとか、あれは良い、これも良いとか、新聞や雑誌の記事でよく見かけますが」

A「食品だけでなく、日々の生活の中にいろいろあります。がんの予防に役立つことを表7-4にまとめます」

表7-4 がん予防に役立つとされること

1. 遺伝子変異を起こす物質を避ける
2. 過度の放射線を避ける
3. 過度の紫外線を避ける
4. 感染性病原体の除去と感染予防
5. 活性酸素に対する対策
6. 免疫力を高める

Q「本章の第1項で、"遺伝子に傷をつけるもの"に対して、がんの予防はそれの裏返しですよね」

A「そうです。それに日常生活の注意が加わることになります」

（A）遺伝子変異を引き起こす物質を避ける

　細胞のがん遺伝子やがん抑制遺伝子に変異が積み重なって、その細胞ががん細胞に変身します。ですからまず、遺伝子の変異を引き起こすものを避ける、除くなどの対処が必要です。遺伝子のDNAに変異を引き起こしてがん細胞を発生させる様々な因子・物質については第1項で述べました。ここで改めて復習しますと、①～③のようなものが挙げられます。

①タバコの煙や排気ガスの発がん性物質
②発がん性が疑われている食品添加物
③食品の加熱により生まれる物質

Q「遺伝子変異を引き起こすもののうち、最も悪い、危険なものはタバコですね。ですからまず喫煙者は禁煙ですね」

A「その通りです。でも喫煙者だけがタバコの毒を吸っているのではなく、副流煙による受動喫煙も問題です。喫煙者本人はフィルターを通した主流煙を吸いますが、受動喫煙で吸う副流煙はフィルターを通らずに大気に溶け込むので、主流煙より副流煙の方が発がん物質の濃度は高くて危険です」

Q「喫煙によってがんができやすくなるデータはありますか？」
A「もちろんあります。体の中のほとんどの臓器のがんのリスクを高めます。煙の通路となるのどや終着点の肺だけではありません。発がん物質が血液中に取り込まれ、体全体に行き渡りますので、遠く離れた膀胱までがんができやすくなります」

タバコの煙は、吸う人（喫煙者と受動喫煙者）に対して、吸わない人に比べ1.5〜30倍も、がん死亡の危険性を高めます。また、個々のがんのうち、タバコが原因となる割合は約3割と考えられています。

Q「食品添加物は、キーワードの章（P. 85）で詳しく述べられていますね。日常のありふれた食品に含まれるので怖いですね」
A「そうですね。P. 85の表2-3を見ると気が重くなりますね」
Q「ソーセージやハムにも有害添加物が含まれているようですが？」
A「亜硝酸ナトリウムですね。この化学物質自体は発がん性はないのですが、胃の中でニトロソアミンという強力な発がん物質を作るのです」

人工的に合成された化学物質でなくとも、肉や魚の蛋白質を焼き過ぎて生じる黒コゲは、蛋白質が変性してヘテロサイクリックアミンという発がん物質が含まれる可能性が大です。また、トーストを焼き過ぎますと、アクリルアミドという有害物質が生じることが最近言われています。がん予防のためには、食品の調理のし過ぎにも気をつける必要があります。

(B) 過度の放射線や紫外線を避ける

私達が日々の生活の中で受けるのは、低線量の放射線です。すべての人が受ける自然被曝、それに病気の診断や治療に際して起こる医療被曝などが、この低線量被曝に当たります。過度の放射線被曝には当たりませんが、問題視されるのが医療被曝です。放射線のリスクと病気の診療

上のベネフィットを天秤にかけて、放射線の問題が常に取り沙汰されます。

Q「医療被曝はほとんど問題ないと考えてよいのでしょうか？」
A「胃のX線検査、乳がん検診のマンモグラフィー、肺の低線量CT検査、これらはいずれも数ミリシーベルトで、健康に影響が出始めるかもしれないとされる年間100ミリシーベルトの放射線量に比べると、年1回のそれぞれの検査の被曝線量はかなり少ないのです」

Q「でも、被曝しないより、少しでもする方が悪いのでは？」
A「それはそうです。でも検査のメリットの方が大きいので、健診でもX線検査が行われるのです。例えば、乳がん検診のマンモグラフィーは、国レベルで推進しています。早期肺がんは肺CTで確実に検出されますし、低線量肺CTはマンモグラフィーより被曝量が少ないのです」

Q「医療被曝、例えば肺CT検査の被曝とタバコの煙による発がんリスクを比較できますか？」
A「いい質問です。喫煙によるがんリスクは放射線被曝に当てはめると、軽く100ミリシーベルトを超します。だからタバコを喫っている人が、肺CT検査の被曝が怖いと言って検査を敬遠するのは理屈に合っていません」

紫外線の浴び過ぎが皮膚がんの原因になることは、ネズミに大量の紫外線を照射すると皮膚がんができるという実験結果より証明されています。

ホテルのプールサイドや砂浜で、一時的なファッション的センスで日光浴をするのは止めた方がよいでしょう。皮膚がんにならずとも、活性酸素による皮膚のシミや老化は確実に起こっています。

(C) 感染性病原体の除去、または感染予防

感染することによってがんを引き起こすウイルスや細菌は、本章の第2項で述べましたように、6種類あります。これらの感染性病原体に対する感染の予防、または感染後の除去でそれぞれによって引き起こされるがんの

表7-5　がんを起こす病原体の除去または感染予防

がん	病原体	除去	感染予防
肝がん	B型肝炎ウイルス(HBV)	インターフェロンと抗HBV薬	抗HBVワクチン
肝がん	C型肝炎ウイルス(HCV)	直接作用型抗ウイルス薬	なし
子宮頸がん	ヒトパピローマウイルス(HPV)	なし	抗HPVワクチン
胃がん	ピロリ菌	ピロリ菌除菌薬	なし

発症が予防できることになります。6種類のうちの4種類の感染性病原体について、ワクチンでの感染予防、または治療薬での病原体除去が可能になっています（表7-5）。

まず肝がん対策です。肝がんを引き起こすウイルスにはB型肝炎ウイルス（HBV）とC型肝炎ウイルス（HCV）があります。これらのウイルスに感染して、ウイルスが肝臓に持続的に居座っていると肝がんができる可能性が高くなります。したがって、肝炎ウイルスに感染しない対処、感染していればウイルスを除去する対処が望まれます。

Q「肝炎ウイルスに感染しているか、いないかはどうしてわかるのですか？」

A「人間ドックの血液検査に、肝炎ウイルス検査の項目があります。また、一般診療で肝機能検査が異常値のため、いずれかの肝炎ウイルス感染が疑われ、検査を受けた場合も、すぐわかります」

Q「症状が何もなくて、肝炎ウイルスに感染していることはあるのですか？」

A「ええ、B型、C型を問わずよくあります」

B型肝炎ウイルス感染から説明します。検査を受けて陽性なら、「あなたはB型肝炎ウイルス（HBV）に感染しています。症状のない、いわゆるHBVのキャリアーです」と告げられることになります。キャリアーとは保有者のことで、HBVを体の中に持っているという意味です。ほとんどの場合、出産時にHBVキャリアーの母親から感染したのです。

1986年から、妊婦がキャリアーの場合は、生まれた子供にすぐにHBVに対するワクチンを接種するようになりました。さらに、2016年10月からは、生後2ヵ月のすべての子供にB型肝炎ワクチンを定期接種することになりました。これにより、今後、接種後の子供が新規キャリアーになったり、成長後HBVに感染することはなくなることが期待されます。

Q「成人になってからHBVに新たに感染することはないのですか？」
A「もちろんあります。HBVはHBVキャリアーの人の血液または体液（性行為）を介して感染します」
Q「微妙な問題ですね。でもよく認識しておくべきことでもありますね」
A「そうです。次の2つのケースをわかっておいてください」

　1つ目は、日本人夫婦間で一方がHBVキャリアーの場合、配偶者が感染しますが、症状が現われずに自然治癒することが一般的です。しかし100パーセント安全とは言えないので、結婚前にわかっていればHBVワクチンで健常許婚者に免疫を作っておくことが望まれます。

　2つ目は、性感染によるB型肝炎が増えています。性風俗関係者から感染、あるいは海外で感染する場合は、発熱、倦怠感、黄疸を伴う急性肝炎を発症します。HBVにもいろいろな株があり、こちらは「欧米・東南アジア」型のHBVによるためです。従来、日本人に多いタイプのHBVと異なり、これらのHBVは、たちが悪いため慢性化しやすいようです。こちらの方の対策は、言わずもがなでしょう。

Q「HBVキャリアーの人はウイルスを除く方法がありますか？」
A「あります。インターフェロンの注射とHBVを除くための薬を併用します」
Q「肝炎ウイルスの除去は完全にできるのですか？」
A「残念ながら、それぞれのウイルスに細かい型の違いがあって、すべての患者さんにウイルス除去ができません。それでもウイルス除去治療法は年々

改良され、めざましい進歩をとげています」

　次にC型肝炎ウイルス感染について述べます。1989年にC型肝炎ウイルス（HCVと略します）が見つかりました。1990年頃からの輸血は、HCVがないかどうかをチェックして、HCV陽性の血液は使わなくなりました。それ以前の輸血はHCVの実体が不明であったため、HCVに感染している人の血液も使われていました。そのため、知らないうちにHCVに感染したのです。しかし輸血の経験がないのに、どうして、いつ感染したのかが不明の人もいます。B型肝炎ウイルスと異なり、出産時に母体から感染したり、性交によって感染したりすることは少ないといえます。

Q「普通の日常生活でHCV保有者から感染することはないのですか？」
A「ほとんど問題にならないと思ってよいでしょう」
Q「でも万が一を考え、ワクチンで予防することはできるのですか？」
A「C型肝炎ウイルスははっきりわかっているのに、この型のウイルスの感染を予防するワクチンは少なくとも今のところないのです」

　HCVはHBVよりも、肝臓に慢性炎症を持続させ、肝硬変を経て肝がんを起こしやすいウイルスです。残念ながら、予防ワクチンはありません。でも幸いなことに、普通の日常生活でHCV陽性者から感染することは非常に稀です。感染した人の肝臓からHCVを除去する処置が、肝がん予防の重要な対策になります。最近、HCVを除去できる新しい薬が開発されました。しかもインターフェロンの注射を必要としないことから画期的な薬です。2016年から使用開始となっていますので、HCVによる肝がんの発症は激減してゆくことが期待されます。

　次は子宮頸がん対策です。子宮がんには、2つのがんがあります。子宮の入口、つまり頸部に発生する子宮頸がんと、子宮の中心部（体部）に

生じる子宮体がんです。前者はヒトパピローマウイルス（HPV）の感染によって発生します。性風俗関係者との接触でなくても、普通の男女間の性交渉によってこのウイルスに感染します。したがってHPVに対するワクチンを接種して、このウイルスに対する免疫（抗体）を作り、感染しないようにすることが、子宮頸がんの予防になります。実際、欧米ではこのワクチンの接種が普及し、子宮頸がんは「過去のがん」になりつつあります。日本では、2009年にHPVワクチンが認可され、中学生、高校生に対する接種が推奨されるようになりました。〔註：日本では、ワクチン接種を開始した当初、副作用の出現という問題が起こり、残念ながら2014年現在で、接種の普及は足踏み状態となっています。〕

　最後は、ピロリ菌を除菌して胃がんをなくすという対策です。ピロリ菌が感染した胃から胃がんができても、ピロリ菌のない胃から胃がんができるのは稀です。アメリカは50年ぐらい前までは胃がんが多かったのですが、いまは珍しいというぐらい減りました。それは環境がよくなってピロリ菌がなくなったからです。残念ながら、日本は50歳代以上の世代の6、7割の人にピロリ菌が感染しています。しかし、日本も衛生環境が良くなり、若い世代はピロリ菌に感染している人が少なくなりました。あと50年もすれば日本でも胃がんが激減する見通しがあります。ピロリ菌感染の予防は、不衛生な飲料水や食べ物を避けることです。ピロリ菌の感染者はピロリ菌を除去することが胃がんの予防対策になります。ピロリ菌の除菌は、3種類の内服薬を1週間飲むという簡単な方法で可能になっています。

（D）活性酸素に対する対策

　体内で発生してがんの原因となる物質である活性酸素に対する対策、これが日々の対処の中で一番重要なことになります。これには2つの対策があります。(a)活性酸素の過剰な産生を避けること、(b)活性酸素を消去する物質を摂取することです。まず前者の対策から話を進めます。

表7-6 活性酸素が溜まりやすい、または過剰に産生される状況

1. 活性酸素の消去能の低下
　40歳以後は活性酸素を消去する酵素の産生が低下するため、活性酸素が溜まりやすくなる (P. 72)

2. 活性酸素の過剰産生をきたす生活習慣や生活スタイル
　a. 喫煙　b. 深酒　c. ストレス　d. 過度の運動　e. 紫外線

(a) 活性酸素の過剰な産生を避けること

　活性酸素は酸素を吸う呼吸をしている以上、必ずできますが、これは仕方がありません。表7-6にまとめますが、活性酸素が溜まりやすい条件が2つあります。1つは、40歳を過ぎれば、聖人みたいな生活をしていても、活性酸素を消去する力が落ちてきますから、必ず活性酸素が溜まりやすくなります。2つ目はそれと関係なしに、タバコを喫って深酒して、好き放題むちゃくちゃなことをやっていたら、40歳過ぎて自然に生じるレベルどころではない、非常にたくさんの活性酸素ができるのです。加齢による活性酸素の過剰産生はどうしようもありません。加齢以外で過剰産生をきたす状況は、私達が日々の努力で対処できるものです。

(b) 活性酸素を消去する物質を摂取する

　健全な生活をしていても、40歳を過ぎると溜まりやすくなる活性酸素をどう処理するか、これが問題です。ここで、外から何かを取り入れて活性酸素の害をなくしてくれる、減らしてくれるようなものはないだろうかという期待が生まれます。体の中の溜まり過ぎの活性酸素を処理することができるもの、それが健康食品の中の抗酸化物質、抗酸化食品です。

　抗酸化物質の代表がポリフェノールです。ほとんどの植物は様々なポリフェノールを含んでいますので、どのような植物からでも何らかのポリフェノールを摂ることができます。例えば、赤ワインのエニン、緑茶のカテキンは代表的なポリフェノールです。ポリフェノールについてはキーワードの項 (P. 73) でまとめてあります。

(E) 免疫力を高める

免疫力が強いと、風邪やインフルエンザに罹りにくくなるなど、様々な病気に対する抵抗力が高くなります。免疫の力は、体外から侵入してくるウイルスや細菌を排除するために働くだけでなく、体内で生じた異物の除去にも一役担ってくれます。体内異物の一つにがん細胞があり、がん細胞が生まれると、白血球の一種類であるナチュラルキラー細胞（NK細胞）がそれを見つけて殺傷してくれます。

私達の体の中では、日々約5000個ものがん細胞が生まれると言われています。毎日そのように多くのがん細胞ができても、そのほとんどはNK細胞が殺傷し、がんの芽を摘み取っていると考えられています。

Q「NK細胞が、生まれたばかりのがん細胞を殺傷して、取り除いてくれているというのは本当ですか？」

A「体内でのNK細胞の働きの実証は不可能ですが、まったく根拠のないことでもないのです。例えば多数の人のNK細胞の機能を調べて、機能の高い人と低い人に分けて10年間追跡調査をすると、NK細胞機能の低い集団は高い集団に比べ、がんの発症率が高かったという統計的なデータがあります」

Q「どのようなことが免疫力を高めることにつながるのですか？」

A「多くの医師や研究者により、免疫力を高める方法が活字になっています。そのコンセンサスを表7-7にまとめます」

表7-7 免疫力を高めるための日常生活

1. 規則正しい生活を送る
2. 肥満を避ける
3. 充分な睡眠を心掛ける
4. 適度な運動を続ける
5. よく笑う。くよくよしない
6. ストレスを溜め込まない
7. 野菜・果物を充分摂る
8. ビタミンを摂り入れる

過度の運動は活性酸素の産生過剰をもたらし、かえって免疫力の低下だけでなくがんの発生を高めると考えられます。一方、適度な運動では

NK細胞活性で見られる免疫力の亢進が確認されています。がんの発生抑制では、大腸がんの予防にはほぼ確実に効果ありと報告されています。

それから、気持ちの持ち方も免疫力のレベルに関係します。幸せな気持ちで、何事にもありがたいと感謝する前向きの気持ちで過ごすことです。物事を悪いようにくよくよ考えるのではなくて、良いように前向きに考えることです。ストレスを溜め込まないということは同じことの別の表現でしょう。さらに、積極的に一歩進めますと、「笑うこと」がよいのです。がん患者さんを吉本興業の「なんばグランド花月」に連れてゆき、大笑いした前後にNK細胞活性を測定すると、大笑いした後ではNK細胞活性が上昇したというデータがあります。

(F) 日常生活におけるがんの予防についてのまとめ

本項はがん対策の一つの柱、"できるだけがんにならないための日々の対処"についてまとめました。予防として、確実なもの、ほぼ確実なもの、可能性のあるもの、データ不充分でまだ確実とは言えないものまでいろいろあります。本当に信じてよいのでしょうか？　この素朴な質問に対しては、❶2007年の世界がん研究基金と米国がん研究所からの膨大なレビューに基づく報告書と、❷2012年に国立がん研究センターがん予防・検診研究センターから提示された「日本人のためのがん予防法」を紹介しておきます。

---

❶報告書の概要

①肥満について：適正な体重の維持
②身体活動：定期的な運動の継続と、日常生活を活動的に過ごすこと
③体重に影響する飲食物：高カロリー食品や甘い飲み物を制限すること
④植物性の食事：植物からできた食品を中心に摂ること
⑤動物性の食事：牛、豚、羊などの肉を制限するとともに、加工肉(ソーセージ、サラミ、ベーコン、ハムなど)を避けること
⑥アルコールについて：飲酒を制限すること

⑦塩分について：塩分を制限すること
⑧サプリメントについて：食事だけで必要な栄養が摂れるようにすること

❷「日本人のためのがん予防法」提言

①**喫煙**：タバコを吸わない、他人のタバコの煙をできるだけ避けること
②**飲酒**：節度のある飲酒をすること
③**食事について**：偏らず、バランスよく摂る、食塩は最小限にする、野菜や果物不足にならない、飲食物を熱い状態で摂らないことなど
④**身体活動**：日常生活を活動的に過ごす（運動不足にならない）こと
⑤**体形**：体重を適正な範囲に維持する（肥満にならない）こと
⑥**感染**：肝炎ウイルスに感染している場合は適切な処置をとること

〔5〕がんの健診（検診）

 がんの第2の対策は、定期的な健診で、根治治療可能な早期のステージで、がんを発見することです。しかし、それぞれのがんはどのような検査で見つかるのか、どのような健診（検診）を受ければよいのかについては、一般の方には充分理解できていないことが多々あります。本項ではこの点について述べてゆきます。

（A）人間ドックで行われる健診（検診）

 がんの健診（検診）ですが、健診と書きますと、「あれ、検診と書くのではなかったのかな？」と思われるかもしれません。どちらの漢字でもよいようですが、2つの漢字の違いについては一口メモを参照してください。

 さて、健診はどの程度の範囲までの検査を含むかは、健診ごとに違い、カバーされる検査項目に大きな差があります。例えばメタボ健診と総称される特定健診はメタボの健診ですので、がんを見つける検診項目は何ら含みません。一方、充実した人間ドックを受診されますと、ほとんどすべてのが

> ### 一口メモ 「健診」と「検診」はどう違うのですか?
>
> 　健診は、(1)何らかの病気に罹っていないか、健康かどうかを確認するとともに、(2)将来何らかの疾病を発症する可能性を含めた異常を診断するものです。
>
> 　例えば健診で空腹時の血糖値が115となった場合、この数値では糖尿病と診断されませんが、将来糖尿病になる可能性があります。そのため検査成績表には糖尿病検査は異常として記され、日常生活の注意と経過観察の指示が示されます。
>
> 　検診とは、一般的にはがんや、かつての結核を発見するための検査に用いられることが多いようです。今では主に、がんの早期発見を目指して、地方自治体の相応の負担によって施行される、①胃がん検診、②大腸がん検診、③肺がん検診、④乳がん検診、⑤子宮がん検診がこれに当たります。
>
> 　人間ドックでは、生活習慣病の健診とがん検診を同時に行うのが一般的です。

んの検出の第一歩となる検査が含まれているのが一般的です。

　標準的な人間ドックを受けられた際、各種のがんはどのような検査で発見されるのか、もし何らかのがんの疑いの所見が得られた際、次にどのような二次精密検査へ進むのかをまとめたのが表7-8です。でもこれだけでは、一般の方々にとっては個々の一次、二次検査はどのようにするのか、本当にそれでがんが見つかるのか等がよくわからないことでしょう。

　そこで次項より頻度の高い胃がん、大腸がん、肺がん、乳がん、前立腺がん、子宮頸がんの6つのがんの発見のための検査の実情を述べてゆきます。

(B) 胃がんの検診

　最近の10年間でがん全体としては増えているのに、胃がんはそれほど

表7-8 各臓器がんはどのような検査で発見されるか

がん種	一次検査	二次(精密)検査
1 大腸がん	便潜血反応・CEA	大腸カメラ生検
2 胃がん	X線撮影・胃カメラ	胃カメラ生検
3 肺がん	X線撮影・CEA・CT	CT・気管支ファイバー
4 食道がん	X線撮影・食道カメラ	食道カメラ生検
5 前立腺がん	PSA	MRI・生検
6 甲状腺がん	超音波検査	生検
7 腎がん	超音波検査	造影CT
8 膀胱がん	超音波検査	膀胱鏡生検
9 肝がん・胆のうがん	超音波検査・AFP・CEA	造影CT／MRI
10 膵がん	超音波検査・CA19-9	造影CT／MRI
11 喉頭がん	喉頭カメラ	生検
12 血液腫瘍	血液検査	骨髄穿刺
13 脳腫瘍	MRI	
14 乳がん	超音波検査・マンモグラフィー	生検
15 子宮頸がん	膣細胞診	婦人科診療
16 子宮体がん	超音波検査	婦人科診療
17 卵巣がん	超音波検査・CA125	婦人科診療

(注) CEA、AFP、CA19-9、CA125は腫瘍マーカー(血液検査)です

増えていません。その理由として、胃がんの原因の大半は胃に棲みついているピロリ菌にあるのですが、最近は若年者を中心にピロリ菌の感染者が減ってきていることと、ピロリ菌の除菌が普及してきたことが考えられます。それでも現時点ではまだまだ頻度の高いがんであり、再発や転移の点からも大変怖いがんであることに変わりはありません。では胃がんの早期発見を目指してどのように対処してゆけばよいのでしょうか？

Q「人間ドックや健診で胃の検査といえば、バリウムを飲んでX線で胃を写す検査と胃内視鏡検査がありますが、どちらがよいのですか？」

A「全員が毎年胃内視鏡検査を受けるのは理想的ですが、施設の問題とか医者の人数の問題とか、そういうことで現実的には不可能です」

Q「では、一般的には胃X線検査で要精密検査となって、胃内視鏡検査(胃カメラ)をすることになるのですね」

A「そうです。胃X線検査で、少しでも疑わしい箇所があれば胃カメラを二次精密検査として受けるのが、一般的な胃がん検診の流れです」

Q「最初から胃カメラを受ける人もいるようですが?」

A「実は一時検診から胃カメラを受けた方がよい人もいます」

Q「それはどのような場合ですか?」

A「2つの場合があります。まず1つ目は、胃炎がひどく、胃の粘膜が荒れて汚い人の胃です。このような胃では、初期の胃がんの粘膜病変はX線検査ではわかりにくく、胃カメラで表面を直接見た方がよいのです」

Q「ところで胃炎がひどくなるのには何か原因があるのですか?」

A「ピロリ菌が原因となっていることが多いようです。胃にピロリ菌が棲み続けると、胃の粘膜はピロリ菌が作る毒素で常に炎症が引き起こされます。粘膜が荒らされ、徐々に薄く、萎縮してゆく萎縮性胃炎になります」

Q「そうこうしているうちに、そこに胃がんが発生するのですか?」

A「そうです。カメラで直接見ても、がんができていることはすぐにはわからず、粘膜があまりにも荒れているので、組織を採って調べてがんができていることが初めてわかることもあります」

　早期になればなるほど、がんの発見は難しいものです。X線検査では早期胃がんの発見に限界があります。胃X線検査での判定よりは胃カメラの方が、がんの検出の精度が高くなります。とりわけ、ピロリ菌が感染して、胃の粘膜が荒らされている場合は、胃がんの検診は胃カメラが望ましいと言えます。

　ピロリ菌が感染していることを証明するのには、血液か便で調べる方法や、尿素呼気テストといって、試薬を1錠服用した後に、息を吐いて呼気を採取して調べる方法があります。

　また、胃の粘膜の萎縮程度は、ペプシノーゲン検査という血液検査で調

べることができます。ピロリ菌が感染していて、胃の粘膜に萎縮性胃炎が起こり、胃X線検査で胃が汚く荒らされている場合は、程度により毎年、または少なくとも3年に1度は胃X線検査の代わりに胃カメラ検査を受けることが早期の胃がん検出に役立ちます。

Q「胃X線検査より、胃カメラ検査が一次検査で望まれる2つ目の場合は？」
A「食道の病変を見る場合です。最近は日本人でも逆流性食道炎が非常に増えてきていますが、この食道病変の検出は内視鏡検査が勝ります」
Q「食道がんの検出にも内視鏡検査の方が適しているのでしょうか？」
A「もちろんそうですね。逆流性食道炎、あるいはそれがひどくなった食道潰瘍とともに、食道がんのチェックも内視鏡検査が望まれます。つまり、胃または食道に何らかの変化を起こしている場合は、できれば3年に1度、食道と胃の内視鏡検査をするのがよいということになります」

(C) 大腸がんの検診

Q「便の潜血反応検査は、大腸がんを見つけるために行うのですね？」
A「そうです。大腸がん発見のための、重要な一次スクリーニング検査です」
Q「大腸がん検診として大腸カメラをしないでよいのですか？」
A「大腸カメラをするに越したことはありません。でも大腸カメラは、受診者にとっても医療機関にとっても大変な検査です。手間のかかる大腸カメラを、全受診者に毎年行うことは、ほとんど不可能です」
Q「便検査をしていなかったために、後悔した事例はあるのですね？」
A「あります。毎年健診を受けているのに、何年も便検査だけをしていなかった人が、①たまたま受けた便潜血検査で便潜血反応陽性となり、大腸カメラを受けたところ、大腸の進行がんが見つかったが、もはや手術ができない状態だったとか、②胸部X線検査で肺にいくつか異常な影が見つかり、肺CT検査をしたところ、転移性の肺がんとわかった。どこからの転移かを調べると、元は大腸がんであったというような怖いケースが多々あります」

便潜血反応検査とは、便の中に眼には見えない、超微量に含まれる血液を検出する検査です。便に潜む血液を検出する検査ですから、消化管のどこからかの出血を検出します。消化管とは、口から食道、胃、十二指腸、小腸、大腸（結腸—直腸）、肛門までの一本の管のことです。

胃や十二指腸潰瘍からの大量の出血は、便が黒くなり、潜血反応検査をしなくても消化管出血であることは、すぐにわかります。便潜血反応検査とは、便が普段通りの色で、一見して血液など混じっていないと思われる便に対して行う検査です。ほとんどの場合、大腸からの目に見えない微量出血が検査の対象となります。

よくある質問として、「前日に食べたビフテキの牛の血では？」、または「歯磨きで歯肉出血したので、その血では？」などがあります。現在の便潜血反応検査は人の血液のみを検出し、牛、豚、魚に含まれる血液を検出しない優れ物です。また、口からの少しぐらいの出血は、大腸に達する前に長い小腸で吸収されてしまいますので、この点も考慮しないでよいのです。

Q「便潜血が陽性になれば、大腸がんができていると言えるのですか？　大腸がん以外の腸の病変で便潜血が陽性になることはないのですか？」

A「もちろん大腸がん以外で便潜血反応が陽性になることはあります。最も頻度の高いのが大腸ポリープです」

Q「大腸ポリープはがんではないですよね？」

A「大腸ポリープはがんではないですが、次に述べる知識を持ってください」

大腸ポリープとは大腸の粘膜が盛り上がって、イボ状になった良性の腫瘍のことで、がんではありません。しかし、その大部分は放置しておけば将来、がんになる可能性があるので、要注意なのです。胃にもよくポリープができます。大部分の胃ポリープががんになるおそれがないのとは対照的に、大腸ポリープはがんになる確率が高いのです。

直径1cmを超えた大腸ポリープの3つに1つはがんになると言われます。

また、直径2cmを超えた大腸ポリープの約半数は、ポリープ内のどこかにすでにがん細胞が生まれている可能性があります。したがって、5～10mmぐらいの大腸ポリープが大腸カメラで見つかると、ほとんどの場合、ポリープを切除します。このような大腸ポリープからの微量の出血が便潜血反応陽性になることが多く、将来がんになる可能性の高い大腸ポリープの発見の端緒となるのです。

　大腸ポリープがなくとも、大腸憩室(けいしつ)や痔の場合も便潜血反応陽性になる場合があります。大腸憩室とは、大腸のどこかに生じるポケットのようなくぼみです。このくぼみに炎症が起こって便潜血反応陽性になることがしばしばあります。以上のように、大腸がんでなくとも、大腸ポリープ、大腸憩室、痔などで便潜血反応検査が陽性になることがあります。でも大腸カメラをした結果、大腸がんでないことや、大腸ポリープ（大腸がん予備軍）すらできていないことがわかるのです。

（D）肺がんの健診

　肺がんは胃がんとともに死亡率の高い、怖いがんです。健診では一般的に、肺の検査として胸部Ｘ線写真を撮りますが、果たしてこれで肺がんの検診として充分でしょうか？　この点について考えてみましょう。

Q「肺がんは、どのくらいの大きさならＸ線検査の写真に写るのですか？」
A「できる部位によって少し変わりますが、腫瘍の直径が大体2cm以上で写ると考えてよいでしょう」
Q「2～3cmぐらいの大きさの肺がんは早期、それとも進行期なのですか？」
A「早期がんは一般に直径で1cmぐらい、大きくても2cm以内の塊までですね」

　ここでがんの成長速度、がん塊の大きくなる年次的変化を理解しておく必要がありますので、一口メモにまとめます。ポイントはがん塊は早期と言われる直径1cmぐらいまではゆっくり成長し、そこから成長速度が増すとい

> **一口メモ　がんの年次的成長速度**
>
> いくつかのがん遺伝子とがん抑制遺伝子（P.90）に変異が積み重なって、一つのがん細胞が生まれます。最初の遺伝子変異が起こってからこの時点までに相当の年数がかかっています。
>
> 次に一つのがん細胞が生まれて、それが生き延びて分裂・増殖を続けて10～20年経ち、直径1cmぐらいで10億個ぐらいのがん細胞の塊に成長します。一般的には1cmぐらいまでが早期です。しかしそれからわずか1～2年で2～3cmぐらいの大きさの進行期のがんになります。1cmまで成長する間は長いのに、早期から進行期までの期間は何と短いことでしょう。
>
> このことからも、早期がんを健診で見つける、言い換えれば早期のステージを見逃さないようにするためには毎年がん検診を受ける必要性があるのです。
>
>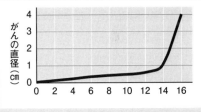
>
> 一個のがん細胞からがん塊が生じるまでの年数

うことです。早期以前のがん塊をX線検査で見つけるのが困難で、見つけられるサイズの早期の時期が非常に短く、すぐに進行期に移ります。

Q「そうしますと、肺がんの場合はX線検査では早期がんを見つけられないことが多いのではないですか？」

A「そうです。1cmぐらいならまずほとんど写らないでしょうし、1～2cmぐらいなら写らなくても仕方がないのです。ですから胸部X線検査で早期肺がんを見つけるのに限界があるのは間違いありません」

Q「では早期の肺がんを見つけるにはどのような検診があるのですか？」

A「そこで登場するのが肺CT検査です。肺がんを見つける上で、肺CT検査がいかに威力があるかを示しておきましょう」

肺がんの検診において、肺のCT検査では4〜5mmぐらいの、肺がんを疑わせる陰影が見つかります。1cmになると十分にわかります。ところが、X線検査ではこの程度のサイズのがんは写りません。図7-10に示しているのがその一つの例です。右が肺のCT画像、左が肺のX線写真です。CT画像では1.5cmぐらいの腫瘍が白い影として写っているのがわかります。これは1.5cmの肺がんです。X線写真では、該当部位に腫瘍陰影は見えません。1.5cmの肺がんは、この時点からの成長が速くなります。この方がもし肺CTを受けていなかったら、成長速度から考えますと、1年後にX線検査で腫瘍陰影が写ったとしても、危うかったかもしれません。

Q「胃カメラも何年かに1回でよいのではと言われましたね。肺CTも毎年するか、あるいは何年かに1回でよいか、そのあたりはどうなのですか？」

A「非常によい質問です。ほとんどのがんは1cmぐらいになるまでは長い年月がかかっています。ですから、3〜5年に1回、肺CT検査を受け続けてゆけば、肺がんができても1cm以内で見つけることができるはずです」

Q「3年ごとに、長くて5年ごとに肺CTをするのは費用的にも大変ではないし、

図7-10　肺がん検出における胸部X線と肺CT検査の差

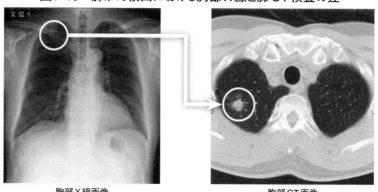

胸部X線画像　　　　　　　　　　　　胸部CT画像

左の胸部X線では写らない肺がんが、右のCT検査で矢印に示した部分に腫瘍として明瞭に写っている

それで早期に肺がんを見つけられるのなら、すばらしいですね」

A「進行がはなはだしく速い、よほど特殊ながんなら別ですが、3年ごとに肺CTをしてゆけば早期での肺がんの検出は大幅にアップするはずです。この点については、今、国内外の然るべき機関で検討されています」

(E) 乳がんの検診

最近女性で最も増えているのは、乳がんです。そのため、厚労省をはじめ、民間の健康増進法人、または団体も、乳がん対策に非常に積極的に取り組み、乳がん検診の普及に務めている状況です。乳がん検診にはマンモグラフィーという乳房X線検査と、乳房エコー（超音波検査）があります。地方自治体ではマンモグラフィーによる住民検診を行っています。人間ドックや一般健診のオプション検査としては、マンモグラフィー以外にも乳房エコー検査を手軽に受けることができます。

Q「乳がん検診のマンモグラフィーとエコー検査はどちらが良いのですか？」
A「それぞれの検査には特性があり、一長一短的なところがあります」
Q「それぞれの検査の特性とはどうなのですか？」
A「あえていえば、40〜50歳までの乳腺組織がまだ充分発達している女性では、超音波検査の方ががんのしこりが見やすいようです。一方、ホルモンが減少してきた50歳以上ではマンモグラフィーの方が良いかもしれません」

マンモグラフィーと乳房エコーの両方を毎年受けずとも、1年毎にマンモグラフィーとエコー検査を交互に受けてゆけば、乳がんの早期発見の確率が高くなるはずです。問題は乳がん検診の受診率が極めて低いことです。職場では年1回の生活習慣病健診がありますが、乳がん検診が組み込まれているところは少ないようです。生活習慣病健診に、せめてより簡単な乳房エコーを組み込むことなど、積極的な取り組みを自身で考えましょう。

また、家庭の主婦には、地方自治体の乳がん検診があります。でもそ

れだけを受けに行くのはどうも足が重いと言われる方が多いようです。乳がんだけが問題ではないのですから、年1回のご主人の健診の際、ご自分も健診（乳がん検診を組み込む）を受ける習慣を身につけてはいかがでしょうか。

Q「ところで、乳房のしこりはがんでなくとも手で触れたり、しばしば画像検査で見つかったりすることがあるようですが？」

A「その通りです。がんでなくて、乳腺の良性の病気または生理的な乳腺の変化として、3つの状態でしこりを触れることがしばしばあります」

　乳房にしこりを形成する良性の病気としては、「乳腺症」「乳腺のう胞」「乳腺線維腺腫」の3つがよく見られます。まず乳腺症とは、乳腺の病気の中でも最も多い良性の病気です。病気というより、女性ホルモンの分泌変化に伴う生理的な変化という方がいいかもしれません。生理前に乳房が張って痛みを感じたり、乳頭から分泌物が見られたり、ごりごりしたしこりとして触れたりすることがあります。

　次に乳腺のう胞ですが、乳腺末端から乳頭へ向かって乳汁を流す乳管が、途中で1ヵ所膨らんで、中に水が溜まった袋（のう）となります。これをしこりとして触れることがありますが、これが乳腺のう胞です。

　3つ目の乳腺線維腺腫とは、乳腺の細胞が局所的に増えて、一種の腫瘍塊を形成しますが、この腫瘍は良性です。思春期以後、若い女性に見られることが多い、乳房の良性腫瘍の中で最も頻度の高いものです。

Q「自分で乳房を触って、しこりを見つけられるものですか？」

A「けっこう自分で見つけられるものです。自分で感じて受診する人も少なくありません。月に1度、生理が終わって1週間目ぐらいに、閉経後の人は毎月定めた日に、自己触診を行う習慣を身につけるのがよいと思います」

Q「自己触診も役に立つのですね？」

Ⓐ「医師の1回だけの触診よりも、自分で毎月乳房を触っていて、しこりや違和感に気付くことの方が確かかもしれないぐらい、役立ちます」

(F) 前立腺がんの検診

　前立腺は栗ぐらいの大きさで、男性の膀胱の真下にあります（P. 255、図6-7）。前立腺は、精液の粘稠（ねんちょう）な液体成分である前立腺液を作っています。前立腺がんは他のがんと異なり、血液検査で容易に見つけられます。それはPSAという優れた血液検査があるからです。PSAを理解する前に、前立腺と前立腺肥大についての予備知識を持っておくことが大切です。

Ⓠ「前立腺といえば、前立腺がんの他に前立腺肥大症という病名をよく聞きますが、両者は何か関係がありますか？」

Ⓐ「両者はまったく別個の病気ですが、前立腺がんは前立腺肥大症を伴っていることが多いのです」

Ⓠ「それぞれに特有の症状はありますか？」

Ⓐ「前立腺肥大症の症状は、①尿の勢いが悪く、途中で途切れる、②尿の切れが悪く、残尿感がある、③昼間も夜間も排尿回数が多いなど、ほとんどの高齢男性が程度の差こそあれ体験するようになる、ありふれた症状です」

Ⓠ「前立腺がんの症状はどうですか？」

Ⓐ「前立腺がん自体では何ら症状が出ません。そのためPSAという血液検査をするのです」

Ⓠ「ところでPSAとはどういう意味の言葉ですか？」

Ⓐ「PSAとは前立腺でのみ作られる特異的な蛋白質のことです」

Ⓠ「前立腺の細胞ががん細胞になれば、この蛋白質をたくさん作るのですね」

Ⓐ「そうです。前立腺の細胞ががん細胞になると、PSAという蛋白質をたくさん作るため、PSAが高値になり、前立腺がんがわかります。本質的にはそうなのですが、少しややこしいことが起きるのです」

PSAは正常の前立腺の細胞も少しだけ作っています。ですから、正常健常人のPSA値は0ではありません。PSA値4（単位は血液1ml中のナノグラム）までは一応は正常範囲とされています。しかし実際には、大多数の健常者のPSA値は2以下です。2.5を超えている場合は、半年～1年後に数値の大きな上昇がないか、経過観察をする方がよいでしょう。PSAが基準値の4を超えた場合は、前立腺がんを念頭に入れ、対処を考えます。

　ややこしいことに、前立腺がんになっていなくても、PSAが高くなることがあります。前立腺肥大症になっている人で、がん細胞ができていないのに、PSAを正常の人より多めに作る場合があるのです。限界値の4を超え、高い人では10ぐらいになる人もいます。PSA高値は前立腺がんなのか、がんはなくて単なる肥大症の高値なのかを区別しなければなりません。ここは泌尿器科専門医の腕の見せどころです。まず、MRI検査を受けることになりますが、最終的な検査は前立腺の生検です。採取した前立腺組織にがん細胞が見つかれば確定診断になります。

（G）子宮がんの検診

　子宮がんには、頸部（膣から子宮の入り口付近）に発生する子宮頸がんと、子宮体部に発生する子宮体がんの2つがあります。同じ子宮がんでも、頸がんと体がんでは、がんの原因、症状の現れ方、検査法が異なります。

　子宮頸がんは、ヒトパピローマウイルス（HPV）の感染によって発症することは前項（P. 272）で述べました。図7-7を再度見てください。感染後何年も経てから細胞の形状に変化が現われ異型性の細胞となります。まだがん細胞ではなく、前がん状態の細胞です。ここからさらに何年も経てがん細胞の発生となります。

Q「不正出血などの自覚症状のない人の子宮頸がん検診は、前がん状態の細胞も検出できるのですか？」

A「そうです。子宮頸部をブラシか綿棒などでこすって細胞を採取し、その細

胞を顕微鏡で観察して異常な細胞がないかどうかをチェックします」

Q「実際にがんになっていれば、局所を見るだけでがんがわかりますね？」

A「もちろん婦人科医の視診でおおよそわかります。またそのような場合は不正出血などの自覚症状があるのが一般的です。検診はそのような状態以前の異常状態を検出するのが目的です」

Q「前がん状態から発がんまで数年かかるのなら、毎年検診を受けていれば前がん状態の安全なステージで見つかる可能性が高いですね」

A「そうです。ここに毎年受ける検診の意義がありますね」

　子宮頸がんの原因はHPVの感染ですから、HPVに感染しているか否かを調べることも意味があります。実際、上述の検査で採取した細胞で調べられます。HPVのウイルスDNAと細胞の異型性の両方を調べると、がん細胞になっていなくても子宮頸がんのリスクもわかります。

　最近、20代、30代の子宮頸がんが非常に増えています。初体験の低年齢化によって、HPV感染の低年齢化が原因と考えられます。一般のがん年齢と異なり、子宮頸がんは若い女性に多いということを認識してください。

　もう一つの子宮がん、子宮体がんは検診が難しいのです。実際、体がん用の検診はそれほど普及していませんし、検査も簡単ではありません。

　子宮体がんは不正出血で婦人科を受診して発見されることが多いようです。40代以後の女性で不正出血があれば、まず体がんが疑われます。子宮頸がんだけでなく、体がんの検査も受けることになります。

(H) その他の主ながんの検診

　一つひとつ述べればきりがないですが、残された主ながんは肝がん、食道がん、腎がんと膀胱がんあたりになるかと思われます。これらのがんの検診について、簡単にまとめておきます。

　まず肝がんですが、肝がんのほとんどは、B型またはC型肝炎ウイルス

に感染した肝臓に発生します。したがって、B型またはC型肝炎ウイルスに感染しており、慢性肝炎や肝硬変になっている肝臓を肝機能検査や肝臓超音波検査で認めた場合、注意して検診をこまめにしてゆけば、超音波検査で腫瘍を検出することはさほど困難ではありません。

食道がんは、3年に1度の頻度で上部消化管内視鏡検査を受けていれば、胃の検査とともに食道もチェックされるので、早期に検出可能です。

腎がんの場合は、人間ドックや健診で腹部超音波検査が普及しているため、腎臓エコーで検出されることが増えてきています。早期では血尿などが出ることは稀ですので、負担の少ない、また低経費の腹部超音波検査は毎年受けることが望ましいと言えます。

膀胱がんは下腹部超音波検査で膀胱内面の変化として疑いが持たれることが発見の端緒となることもありますが、最も多いのは自覚症状からの発見です。膀胱がんでは、痛みを伴わない血尿が出ます。尿管結石の血尿は激しい痛みを伴うのが一般的です。一方、膀胱がんの血尿は痛みがありません。また、この場合は、突然の華々しい出血の割に、血尿はすぐに嘘のように止まります。たとえ一回きりの血尿、しかし痛みはないが、まぎれもないはっきりした血尿の場合、掛かりつけ医、または泌尿器科医に相談する必要があります。

健診を毎年きちんと受けておられても、見つけにくいがんがいくつかあります。その代表的ながんが膵がんです。このがんは、見つけることが大変難しく、検診での検出の難易度が一番高いと言えます。

超音波検査では、膵臓内に腫瘍がないかどうかを見ます。早期の膵がんはがん塊の直径は1cmぐらいとなるでしょう。しかし2cmでもがんを超音波で見つけるのは至難の業です。膵臓は内臓の奥まったところ、ちょうど胃の後ろに位置しています。腹部の表面から行う超音波検査では、厚い腹壁や内臓の脂肪と胃腸のガスで、邪魔されて写りにくいのです。

しかし、がんそのものを見つけられなくとも、がん塊が生じた場合、その

影響による膵臓の変化が、次のように、見つかることがあります。膵臓の中は膵液を流すための膵管が走っています。がんができると、この膵管の圧迫されたところは細くなって流れが悪くなり、その上流の膵管が太くなります。この膵管拡張が一つのサインとなることがあり、これを契機に膵がんが見つかることがあります。

〔6〕がんの治療

　がんの治療には4つの道があることはよく知られたことです。つまり、①外科的治療、②化学療法、③放射線治療、④免疫療法の4つです。家庭医学書的な本書では、がんの治療を詳しく述べることは致しません。しかし、今世紀に入り、いずれの治療法にもすばらしい進歩がみられ、一昔前とはがんの治療全体が様変わりをしており、治療効果も格段に上昇していますので、その進んだところのみをクローズアップしたいと思います。

①**外科的治療**：早期のがんでは、がん塊を手術で切除する外科的治療を選択するのが一般的です。転移を起こしていない早期がんでは、がん塊を除去することは、最も確実な根治療法となります。近年、がん塊の切除も、その手技は進歩しています。例えば早期胃がんでは、開腹して胃の半分、または3分の2を切除するという古来の手術と違い、胃カメラで、がん局所を剥離する方法が主流となってきました。また、前立腺がんを中心に、ロボット手術が行われるようになり、手術の技術が上がっています。さらに、進行がんでは、手術前に、化学療法である程度がんを縮小させておいてから外科的治療を加える方法も進んでいます。

②**化学療法**：いわゆる抗がん剤を用いる治療です。前世紀までの抗がん剤は細胞分裂を抑える薬で、細胞分裂の激しいがん細胞が薬に一番障害を受けることを期待した上での治療でした。ところが、今世紀に入り、分子

標的治療薬なるものが開発され、化学療法の概念も治療効果も一変しました。分子標的治療薬を平たく一言で表現しますと、がん細胞狙い撃ちの薬ということになります。理論的にも、実際の効果面でも非常に優れていますので、これについてはキーワードの項 (P. 98) で詳しく述べてあります。

③**放射線治療**：専門的な話になりますが、放射線にはいろいろな種類があります。肺や胃のレントゲン検査で使うX線、がんの治療で使う粒子線、この粒子線にもまた、何種類もあります。最近は新聞記事にも、「重粒子線」や「陽子線」と呼ばれる放射線を使った治療の成果が載っています。これら2つは、現在の最も進んだ放射線治療です。従来のX線を使った放射線治療より、がん組織への放射線集約度が高い、つまりがん局所狙い撃ち的効果のある放射線治療です。

④**免疫療法**：前世期の免疫療法は、個体の免疫能全体を賦活するという方法でした。続いて前世紀後半から今世紀に入って、がんワクチンでがんに対する免疫能を選択的に向上させるアプローチが検討されるようになりました。さらに、2016年から、まったく新しい免疫療法が世に出てきました。それまでは免疫能を増強させることに主眼がありました。新しい免疫療法の概念を簡単に説明しますと、次のようになります。本来、個体の免疫細胞は、がん細胞をやっつけようとして働いている。ところががん細胞は、やっつけられないようにするため、免疫細胞の攻撃を抑える蛋白質を細胞の表面に出している。この蛋白質が免疫細胞に負のシグナル、つまり働かないようにさせるシグナルを送っている。そこで、がん細胞からの抑制シグナルをブロックすることにより、免疫細胞本来のがん細胞殺傷能を強くするという理論です。新しい薬は、がん細胞からの抑制作用を阻止させるべく作用するもので、2015～2016年に登場して、成果を挙げています。

参考図書と文献・記事

(1) 『がんの原因と対処法がよくわかる本』（藤原大美著）　現代書林、2015年

(2) 『長生きしたければミトコンドリアの声を聞け』（大谷肇著）　風詠社、2013年

(3) 『細胞の中の分子生物学』（森和俊著）講談社、2016年

(4) 『タンパク質の一生』（永田和宏著）岩波書店、2008年

(5) 『細胞が自分を食べるオートファジーの謎』（水島昇著）PHP研究所、2011年

(6) 『高血圧・糖尿病－生活習慣病（第2版）』（荻原俊男監修）メディカルレビュー社、2006年

(7) 『メタボリックシンドロームにおける高尿酸血症の意義とその管理』（細谷龍男・下村伊一郎編）　フジメディカル出版、2010年

(8) 『新・高トリグリセライド血症ハンドブック』（秦葭哉編）医薬ジャーナル社、1998年

(9) 『脂質異常症治療ガイド（2013年版）』（日本動脈硬化学会編）一般社団法人日本動脈硬化学会、2013年

(10) 『がんのひみつ』（中川恵一著）　朝日出版社、2013年

(11) 『科学的根拠にもとづく最新がん予防法』（津金昌一郎著）祥伝社、2015年

(12) 『加工食品の危険度調べました』（渡辺雄二著）　三才ブックス、2012年

(13) 『アンチエイジング医学の基礎と臨床（第3版）』（日本抗加齢医学会専門医・指導士認定委員会編）　メジカルビュー社、2015年

(14) 『老化・寿命のサイエンス』（今井眞一郎・吉野純編）　羊土社、2013年

(15) 『医療体操』（大原寿美監修）アントレックス、2016年

(16) 各種学術雑誌より多数の論文、各新聞ヘルス面より多数の記事

あとがき

　脱稿後、全原稿をもう一度読み返し、深い感慨に浸りました。現在は一介の町医者である身で、ほとんどの病気を網羅する「本」を、よくも身のほどをわきまえず書いたものだという、「自分で呆れた感じ」と、多少の満足感が混じった複雑な感慨です。私は一昨年、古稀を越え、医者人生の終盤にさしかかっています。本書は、今までの医者としての経験を踏まえ、「終活」のような気持ちで書きたかった本なのだと、今、自分自身で納得しています。ここで私の来し方を自己紹介して、本書の執筆に至った背景をご理解いただければ有難く存じます。

　私は1969年、大阪大学医学部を卒業し、3年半の間、大阪大学医学部附属病院と市立豊中病院に於いて、内科診療に携わりました。この間、ほとんどの内科疾患を経験することができました。大学入学時には、一定期間、医学の基礎研究をする希望を持っていましたので、3年半の臨床経験後、大阪大学医学部で「免疫学」と「腫瘍医学」の研究をすることに致しました。「腫瘍免疫」の研究で学位もいただき、指導教授の勧めで米国国立がん研究所への3年間の留学も経験させていただきました。帰国後、それまでのご恩に報いるべく、後輩学生の指導に当たっている間に研究がますます面白くなり、1年、また1年と研究生活が延伸しておりました。

　1995年に、神戸市の自宅で阪神大震災を体験したことが、おぼろげではありますが、自分の人生を見つめ直す機会になりました。大学の教官は60歳過ぎでの定年があります。還暦後は、別の新たな医者人生を、人生の最後まで歩みたいと思っていました。長年多くの臨床医の先生と、研究から離れた別の交流を重ねておりました。2004年に、その中の一人の先生から、その先生が創設された診療所を、ほぼ親子同然の形でお譲りいただくという特別の好遇を得ました。それが現在勤務しています大織診療所（大阪市中央区）です。この診療所は健診センターとして、委託された近隣企業の従業員約1万人の健診・人間ドックを請け負い、か

つ内科診療所として、一般内科疾患や健診で指摘された生活習慣病などを治療する業務を担っています。町の小さな診療所の町医者とはいえ、年間1万人の人間ドック・健診を請け負っていますので、内科以外の各科の疾患、例えば眼科（眼底写真）、婦人科（下腹部エコー）、泌尿器科（腎・尿路系エコー）などにも日々関与しています。また、腰や膝の整形外科的症状や、家族の方の認知症や乳腺疾患の相談を受けたりすることは、日々の診療の中で常にあります。

したがいまして、本書に記載しましたほとんどすべての疾患は、日常診療の中で私自身が実際に体験を積み重ねてきた病気です。内科外来に来院してくださる患者様や、人間ドック・健診の受診者の方々は、私に何と多くの経験を与え続けてくださったことでしょう。

医者になってから今日まで、診療や研究の場で、実に多くの先生、先輩、後輩の医師に支えられていました。そのすべての温かいご指導とご支援により、今の私があり、かつ本書の執筆につながりました。まさに感謝、感謝で、本書の執筆、刊行は私にとって、これまでの医者・研究者としての集大成です。その上で本書が、読者諸氏の日頃の健康医学や病気の知識を得るささやかな助けになれば、この上ない喜びでございます。

最後に出版に関してお世話になった関係各位に、お礼の言葉を贈りたいと思います。学校の先生が生徒との交わりで成長されるように、患者の皆様、あるいは健診受診者のお一人お一人が、大学の教師であった社会的に未熟な私を、それなりの町医者に育ててくれました。そのお陰で本書の執筆が可能になったことを、深くお礼を申し上げたいと思います。また、私の手書き原稿と手描きイラストをパソコンに入力してくれた当診療所職員の安田真美さんのご助力と、本書の発刊にあたり、きめ細やかな編集作業を成し遂げてくださいました現代書林のご尽力に深謝します。

2017年2月

藤原大美

病気を知る、防ぐ、治す 新・家庭の医学

2017年3月30日　初版第1刷

著　者	藤原大美（ふじわらひろみ）
発行者	坂本桂一
発行所	現代書林

〒162-0053　東京都新宿区原町3-61 桂ビル
TEL／代表　03 (3205) 8384
振替 00140-7-42905
http://www.gendaishorin.co.jp/

カバーデザイン ── 中曽根デザイン
イラスト ── 藤原大美

印刷・製本：(株)シナノパブリッシングプレス
乱丁・落丁はお取り替えいたします。

定価はカバーに表示してあります。

本書の無断複写は著作権法上での例外を除き禁じられています。購入者以外の第三者による本書のいかなる電子複製も一切認められておりません。

ISBN978-4-7745-1624-0 C0047